经方方证传真

—— 胡希恕『以方类证』理论与实践

主编　冯世纶　张长恩

编委　朱梦龙　张舒君

　　　李惠治　胡　耀

　　　樊正伦

中国中医药出版社

·北京·

图书在版编目（CIP）数据

经方方证传真：——胡希恕"以方类证"理论与实践/冯世纶，张长恩
主编 . —北京：中国中医药出版社，2018.3（2022.8 重印）
ISBN 978 - 7 - 5132 - 4429 - 9

Ⅰ . ①经…　　Ⅱ . ①冯…　②张…　　Ⅲ . ①经方 - 研究　　Ⅳ . ①R289.2

中国版本图书馆 CIP 数据核字（2017）第 223251 号

中国中医药出版社出版
北京经济技术开发区科创十三街 31 号院二区 8 号楼
邮政编码　100176
传真　010 - 64405721
山东新华印务有限公司印刷
各地新华书店经销

开本 710 × 1000　1/16　印张 20　字数 284 千字
2018 年 3 月第 1 版　2022 年 8 月第 3 次印刷
书号　ISBN 978 - 7 - 5132 - 4429 - 9

定价　79.00 元
网址　www.cptcm.com

服 务 热 线　010 - 64405510
购 书 热 线　010 - 89535836
维 权 打 假　010 - 64405753

微信服务号　zgzyycbs
微商城网址　https://kdt.im/LIdUGr
官 方 微 博　http://e.weibo.com/cptcm
天猫旗舰店网址　https://zgzyycbs.tmall.com

如有印装质量问题请与本社出版部联系（010 - 64405510）

著名的经方家胡希恕

　　胡希恕生于 1898 年，卒于 1984 年，沈阳市人。早年学医于当地名医王祥徵先生，尽得其传。新中国成立前，在北京行医，疗效卓著，活人无数。他热爱党和人民，热爱中医事业。新中国成立后，曾自己举办中医讲习班，主讲仲景学说，填补了我国中医教学的空白。1958 年，受聘于北京中医学院（现为北京中医药大学）附属医院任教授、学术委员会顾问。胡老对仲景学说研讨较深，著有《伤寒论解说》《金匮要略解说》《经方理论与实践》《经方实践录》等书。晚年，曾指导日本留学生考察团，颇受日本朋友的欢迎。日本汉方医学界赞誉胡老是"中国具有独特理论体系的、著名的《伤寒论》研究者和经方家"。

内容提要

  本书是整理胡希恕先生研究《伤寒杂病论》方证的经验。胡老一生潜心研究仲景著作，临床擅用经方，近于出神入化，并对中医辨证有高度的概括，刘渡舟教授尊称其为"经方学派的大师"。该书由其门人整理胡希恕以方类证的笔记及治病验案而成，1994 年即形成初稿并面世，原名为《经方传真》，今再版定名为《经方方证传真》，意在让读者了解胡希恕对经方方证研究的阶段性成果。胡希恕提出辨方证是辨证的尖端，认识方证是辨证的关键。同时胡老指出经方治病的方式方法，是先辨六经，继辨方证，求得方证对应诊治疾病。因此胡老又继续探讨了病位类方证，弟子据其笔记整理出版了《胡希恕病位类方解》。由胡老生前笔记可知，胡老探讨了病位类方证，尚未来得及探讨六经类方证，故其弟子在"病位类方证"的基础上，进一步探讨了"经方六经类方证"。读者可互参，以便更加系统地了解胡希恕先生的经方方证及六经理论体系。

  本书可供从事医疗、教学、科研的工作者以及初学、自学中医者参考阅读。

《胡希恕医学全集》总序

胡希恕先生（1898—1984）是现代经方大家，我们学习和整理其著作已走过40余年历程。值此胡老诞辰120周年前夕，我们编辑、刊出《胡希恕医学全集》以飨读者。

想当初，跟随先生抄方、聆听先生讲课、抄录先生笔记一段时间后，我们似感已了解老师学术的全部内涵。但随着学习的深入，我们才渐渐感悟到，自己对老师学术思想的认识、对经方医学的认识，尚只"登堂"，并未"入室"这在我们已整理出版的胡老系列著作上有所体现。

早期，我们整理了胡希恕先生的临床验案及主要学术思想，发表于国内外期刊；并整理了胡老对《伤寒论》研究的笔记、胡老讲课录音等，出版了《经方传真》（初版）、《中国百年百名中医临床家·胡希恕》等，初步认识到胡希恕先生提出的"《伤寒论》的六经来自八纲"学术思想，理解了为何日本学者经考察后做出"胡希恕先生是有独特理论的、著名的《伤寒论》研究者、经方家"的高度评价。

胡希恕先生的著作刊出后，受到国内外医界的关注和热评，尤其是他提出"《伤寒论》的六经来自八纲"的思想，震撼了国内外医界，甚至被盛赞为"开启了读懂《伤寒论》的新时代"！随着医界同仁对胡老学说的重视，我们也进一步深入学习和探讨胡老学说的"学术轨迹"。2006年，我们看到了胡老更多的手稿笔记，并惊奇地发现：胡老于1982年讲完《伤寒论》《金匮要略》原文后，在病重期间还继续修改其"经方笔记"（如对《伤寒论》第214条进行了重新注解）。最值得注意的是，胡老对《伤寒论》第147条、148条的注解，不同时期的差别很大：1983年胡老对这两条的认识，与1982年的认识有明显不同。随后，我们再翻看胡老其他年代的相关笔记，竟然发现胡老对这两条的认识，大约 10 年就有一个变化！

对手稿笔记不厌其烦地反复修改，突显了胡希恕先生治学态度的严谨、对经方研究的执着，亦使我们通过胡老的"修改痕迹"，看到了经方医学发展的"学术轨迹"。《伤寒论》的每一条文、每一方证，均来自于临床的反复实践，是几代人、几十代人诊疗历史的循证结果。后来，我们通过对相关医史文献的学习，更加明确了胡希恕先生所倡导的经方体系、被赞誉的"独特理论"，是与以《内经》为代表的医经理论体系不同的经方医学。因此，我们又重新整理了先生的有关著作，出版了《经方医学：六经八纲读懂伤寒论》《胡希恕伤寒论讲座》《胡希恕金匮要略讲座》等多部著作。

通过几十年的整理、学习胡希恕先生的学术思想，我们明确了"《伤寒论》的六经来自八纲"的核心观点，理解了"六经是如何形成的"这个疑难谜题。通过进一步的学习和临床，我们在学术观念上有了重大突破，更加明确地提出：中医自古就存在两大医学理论体系，即以《内经》为代表的医经体系和以《伤寒论》为代表的经方体系。

值此胡希恕先生诞辰 120 周年前夕，我们经过反复研讨、精心编辑，终于推出《胡希恕医学全集》。全集重在整理胡希恕先生对经方医学的理论阐述和临床应用（含医案解析），尤其侧重胡老对《伤寒论》《金匮要略》条文的注解、对经方方证的研究。全集包罗万象、精彩纷呈：有以胡老讲课录音为主者，有以胡老手稿笔记为主者，还有录音笔记结合、胡老弟子整理的"精华版"，从各角度、各方面系统完整地反映了胡老对经方的研究成果和临床经验。需要说明的是，全集所刊内容，原则上以胡老笔记和授课的原始记录为主，以便体现胡老原原本本的学术风貌。至于我们作为胡老亲授弟子对胡希恕学术思想的理解和注释，则以"解读"或"编者按"的方式进行附加说明。

全集试图展现胡希恕先生长期研究经方的思想历程，体现不同时期、不同阶段胡老对经方的认识。当然，全集之中的"解读"篇章，亦体现了胡老弟子继承和弘扬经方医学的心路历程。我们在继承胡老学说的基础上，也做了一些新的学术探讨：如在《胡希恕病位类方解》的基础上，我们探讨了如何把胡老对经方按照"表、里、半表半里"分类，进一步全部按照"六经"分类。后来，以"经方六经类方证"为特色的《经方传真（修订版）》出版后，受到了国内外经方同仁的青睐与好评，这使我们倍受鼓舞，促使我们更加精细地对《伤寒杂病论》的六经和方证进行新探讨。当然，我们对胡老学说所做的整理工作还有很多不足之处，对经方医学的研究尚待进一步深入。每当我们因工作疲劳，稍显倦怠之时，胡希恕先生严谨治学之语就在耳边响起——每每有人劝说胡老出书时，胡老总是说："我还没考虑好，等考虑好后再说吧！"

此次，我们编辑出版《胡希恕医学全集》，其目的除了让我们能够系统、完整地学习胡希恕"六经－八纲－方证"经方医学体系外，还希望广大读者能够通过全集有所感悟：胡希恕先生研究经方的成果，只是经方医学发展过程中的一小部分。对《伤寒杂病论》乃至"经方医学"的深度研究，需要下大力气进行继承和弘扬。"经方医学"仍然存在许多问题亟待研究、探讨和突破，需要一代又一代医家进行理论思考和临床实践！

让我们努力做一代经方传人吧！

冯世纶

2016 年中秋

刘　序

　　胡希恕先生为全国名医之一，系经方学派的大师。先生生前与陈慎吾先生为挚友，棋酒吟咏之余，则以研究仲景之学而共相劝勉。所阅之书既多，则反滋困惑而茫然不解。先生乃喟然叹曰：医学之理在于治病，至于弄文舞墨之士，岂能窥仲景之项背。后得《皇汉医学》对汤本求真氏之论，则大相赞赏而有相见恨晚之情。于是朝夕研读，竟豁然开悟。而临床疗效从此则大为提高。每当在病房会诊，群贤齐集，高手如云，惟先生能独排众议，不但辨证准确无误，而且立方遣药，虽寥寥几味，看之无奇，但效果非凡，常出人意料，此皆得力于仲景之学也。先生虽年届八旬，然对来诊群众，无不热情接待，在为人民服务上做出不可磨灭的贡献。

　　为了继承先生的医绩、传播先生的经验，其门人冯世纶、张长恩、胡耀、李惠治等整理了先生的医轶。几经寒暑，几经周折，终于写成了《经方传真》一书，全书共分为27章，分析了223首方剂的方证特点，并且有例有案，结合实践，而使治病的思想方法深入浅出跃于纸上，这不但为学习仲景学说开阔了眼界，同时也发展了经方治疗的经验，为研究胡老医学提供了有利条件。余不敏，与先生为忘年交，在医学遇有疑难之处，每向先生请教，而先生必侃侃而谈，毫无保留，令我深感敬佩。

　　胡老虽然离开了人世，然此书若能风行于世，则胡老之学术思想可青春常在，永传人间。

刘渡舟

一九八七年三月　写于北京中医学院

谢 序

　　胡希恕老大夫于新中国成立初期与陈慎吾老大夫共同约我参与办学，传授中医学术，1952 年经市卫生局批准作为中医教育试点，直至 1956 年北京中医学院成立，先后培养学员近千人，填补了中医教育这一阶段的空白。我在此期间与胡、陈二老朝夕与共，耳濡目染，受益良多，堪称良师益友。胡老理论基础坚深，临床经验丰富，对仲景之学研究有素，有个人独到的见解。擅用经方，尤其对桂枝汤、小柴胡汤等的临床运用更有独到之处，除应用于伤寒温病外，尚用于内、外、妇、儿各科杂病，每用必效，人所公认，堪称一绝。

　　冯世纶医师等于胡老亲炙襄诊多年，深得其三昧，可谓胡老之传人，使胡老多年积累的经验与临床心得体会得以发挥传播，亦仲景之功臣也。

　　胡老一生"含辛茹苦，潜心育才；喜得春风，桃李飘香"。胡老夙愿以偿，可以瞑目，含笑于九泉矣。

中国中医研究院教授　谢海洲

一九八七年三月二十五日

《伤寒论》原是张仲景于东汉时期整理《汤液经法》的经方著作，原名为《论广汤液》，后经王叔和整理定名为《伤寒杂病论》，又经辗转传抄，至宋时分为《伤寒论》和《金匮要略方论》两部分。该书集我国汉代以前医学之大成，在中医学发展史上具有划时代的意义和承先启后的作用。历代医学家均尊为经典，备受中外医学界的珍视和赞颂。

《伤寒杂病论》是中医经方的主要代表著作，其理论特点是以六经与八纲辨证，临床治病，根据症状反应辨证，以八纲分析症状，先辨六经，继辨方证，求得方证对应以治愈疾病。《伤寒杂病论》来自于临床实践，信而有征，皆合乎科学。其六经辨证理论和方证理论可指导治疗临床常见病，不但能治疗急性病、传染病，亦能治疗慢性病、内伤杂病。所以一千七百多年以来，一直成为学习中医的必读之书。

已故著名中医师胡希恕先生，在博览众医书后，深感《伤寒论》在中医学术史上有着重要的地位，因此不论是在五十年代自办中医学校时，还是在1958年调入北京中医学院后，皆全力研究和教授《伤寒论》《金匮要略方论》。在四十余年里，自己编写讲义，对仲景学术造诣颇深。他编写讲义、讲课或做学术报告时，理论联系实际，能够学得来用得上，深受广大学员及读者的欢迎。

为了适应我国中医教育事业的发展、科研的需要以及读者的要求，我们把胡老生前对《伤寒杂病论》的方证研究及部分医案进行了整理，1994年出版，定名为《经方传真》，今修订再版改名为《经方方证传真》。

本书分为绪论和各论。绪论主要论述了经方的概念、来源发展及指导理论。

主要介绍胡老对《伤寒论》《金匮要略方论》多年的研究，以及对六经辨证和八纲辨证的高度概括，使读者学习时能得其要领，为进一步融会贯通地正确运用经方奠定基础。各论详细地介绍各个方证，多是依据胡老的笔记及部分医案，依方证分章，共分为 27 章。对每个方证的论述，皆参考经文，结合临床经验，具体病例阐明观点、突出实践，以求学以致用。

　　本书以理论密切联系实际为特色，所以，无论对初学、自学中医者，还是对从事医疗、教学、科研的工作者，都有一定的参考价值。

冯世纶

2017 年春

目录

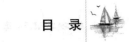

绪　论

一、何谓经方

经方，近代一般多指经典名方，又多指《伤寒论》《金匮要略》所载之方剂，是与唐宋以后出现的方剂称之"时方"（医经、黄帝内经）的相对之谓。但确切来说，经方，是指一个医学体系，是指以仲景学说指导辨证论治的医学体系，即《汉书·艺文志·方技略》所记载的定义："经方者，本草石之寒温，量疾病之浅深，假药味之滋，因气感之宜，辨五苦六辛，致水火之齐，以通闭解结，反之于平。"是说以八纲辨证论治的医学体系叫经方。其体系的形成源于上古神农时代用药治病经验的总结，先以单味药治病，后以复方治病，始用八纲辨证，后发展为用六经辨证，渐渐形成以方证理论治病的理论体系。其主要理论是八纲、六经，其特点是先辨六经，继辨方证，求得方证对应以治愈疾病。是有别于《黄帝内经》（医经、时方）的医学体系，其代表著作是《神农本草经》《汤液经法》《伤寒论》。

二、张仲景是经方杰出之传人

考《汉书·艺文志》载"经方十一家"，记述了有关以方证理论治病的典籍，如《汤液经法》第 32 卷。这些书虽皆亡佚，但据考证，如杨绍伊所著《伊尹汤液经》认为：《伊尹汤液经》的内容一字无遗的保留在了《伤寒论》当中。

高保衡、林亿等在《伤寒论序》谓："晋皇甫谧序甲乙针经云：伊尹以元圣之才撰用神农本草以为汤液，汉张仲景论广汤液为十数卷用之多验……是仲景本伊尹之法，伊尹本神农之经。"可知张仲景是经方医学的杰出传人。经方医学在上古神农时代即用单方治病，用八纲辨证，用八纲辨药，后来用复方治病亦是用八纲辨证，随着用方证治病经验的积累，不但经验越来越丰富，并且促进了理论的提高，在八纲辨证的基础上，发展成为六经辨证，形成了完善的六经辨证理论体系。

三、经方运用的指导理论是辨证施治

要想正确地使用经方，就必须掌握中医的辨证施治。何谓辨证施治？张仲景所著《伤寒杂病论》（即《伤寒论》与《金匮要略方论》）就是辨证施治的典范。在《伤寒论》中，既有对疾病辨证施治的一般规律，又有对疾病辨证施治具体实施之方法。

先说辨证施治的一般规律：

《伤寒论》既以六经分篇，如"辨太阳病脉证并治上""辨太阳病脉证并治中""辨太阳病脉证并治下""辨阳明病脉证并治""辨少阳病脉证并治""辨太阴病脉证并治""辨少阴病脉证并治""辨厥阴病脉证并治"等。而条文中又不断出现八纲之辨。如论中第7条（条文序号均依宋本《伤寒论》。下同），"病有发热恶寒者，发于阳也；无热恶寒者，发于阴也……"是阴阳之辨；第70条"发汗后，恶寒者，虚故也；不恶寒，但热者，实也……"是虚实之辨；第91条"伤寒，医下之，续得下利清谷不止，身疼痛者，急当救里；后身疼痛，清便自调者，急当救表……"是表里之辨；第122条"病人脉数，数为热，当消谷引食，而反吐者，此以发汗，令阳气微，膈气虚，脉乃数也。数为客热，不能消谷，以胃中虚冷，故吐也。"是寒热之辨，诸如此类。由此可见，六经和八纲是辨证的一般规律。

何谓八纲？八纲即指表、里、阴、阳、寒、热、虚、实而言。其实，在表里中间，还有一个半表半里，按数而论，应该是九纲。由于言表里，而半表半里即寓其中，所以习惯上仍简称为八纲。

表和里及半表半里：表指体表，即由皮肤、肌肉、筋骨所组成的外在躯壳。若病邪集中地反应于此体部时，便称为表证。里是指人体的里面，即由食道、胃、小肠、大肠等所组成的消化道。若病邪集中地反应于此体部时，便称为里证。半表半里，是指表之内，里之外，即胸腹两大腔间，为诸脏器所在之地。若病邪集中地反应于此体部时，便称为半表半里证。以上表、里、半表半里三者，是固定病位的反应。也就是说，不论什么病，病位的反应或为表，或为里，或为半表半里，虽然，有时二者或三者同时出现，但绝对不会超越此三者的范围。

阴和阳：阴即阴性，阳即阳性。人体得了病，必定影响人体机能的改变。首先是代谢机能的改变。这种改变不是较正常太过，就是较正常不及。如其太过，则病体也必相应地有亢进的、发扬的、兴奋的……太过的病证反映出来，这类太过的病证，即称为阳证。如其不及，则病体也必相应地有衰退的、消沉的、抑制的……不及的病证反映出来，这类不及的病证，便称为阴证。所以，疾病虽然复杂多变，但概言其为证，不属于阴，便属于阳。

寒和热：寒即寒性，热即热性。如果病体反映为寒象者，即称为寒证。反之，反映为热象者，即称为热证。寒热与阴阳的关系是：寒为不及，当系阴之属，故寒者也必阴；而热为太过，当系阳之属，故热者也必阳。请注意：寒与热是具有一定特性的阴阳。所以，泛言阴不一定必寒；泛言阳，更不一定必热。由此可知，病有不寒不热者，但绝无不阴不阳者。

虚和实：虚指人虚，实指病实。如病体未愈，而人的精力已有所不支，病体反映出一派虚衰之象者，即称为虚证。若病势在发展，而人的精力未衰，病体反映出一派充实之象者，便称为实证。如上所述，虚实和寒热一样，也是阴阳中的一种特性。不过，寒热有常，而虚实无常。所谓寒热有常者，是指寒者必阴，热者必阳，在任何情况下，永不改变。但虚实则不然，当其与寒热交错互见时，而竟反其阴阳，故谓为无常。如虚而寒者，当然为阴，但虚而热者，反而为阳；实而热者，当然为阳，但实而寒者，反而为阴。如此，所谓阳证，可有或热、或实、或亦热亦实、或不热不实或热而虚者。所谓阴证，则可有或寒、或虚、或亦寒亦虚、或不寒不虚或寒而实者。以上为八纲之梗概，必须辨认清楚。

何谓六经？六经是指太阳、阳明、少阳之三阳，太阴、少阴、厥阴之三阴而言。《伤寒论》之六经，虽称之为"病"，其实质是证，而且是来自八纲。这是个不容混淆的关键问题。因为表、里、半表半里三者，都是病位的反应，而阴、阳、寒、热、虚、实六者，都是病情的反应。这样，表阳热实即是太阳，表阴寒虚则为少阴，里阳热实即是阳明，里阴寒虚则为太阴；半表半里之阳热实即是少阳，半表半里之阴寒虚则为厥阴。此为病情必反映于病位，而病位也必反映于病情。所以，无病情则无所谓病位，而无病位则也无所谓病情。如此，所谓表、里、半表半里等证，同时必伴有阴、阳、寒、热、虚、实的为证反应。同理，所谓阴、阳、寒、热、虚、实等证，同时也都必伴有表、里、半表半里的为证反应。应该注意，由于寒、热、虚、实是从属于阴阳的。这样，无论表、里、半表半里皆具有阴阳两类不同为证的反应，三而二之为六，即病之见于证者的六种基本类型。此即《伤寒论》所谓的"六经病"。由此可见，六经来自八纲，是毋庸置疑的。

六经与八纲的关系已如上述。其临床运用是：病见之证，必有病位，复有病情。故八纲只有抽象，而六经乃具实型。正因为如此，临床辨证宜先从六经开始。《伤寒论》以六经分篇，就是这个道理。六经既辨，则表里别（定位），而阴阳判（定性）。然后，再进行寒热虚实之分析（进一步定性），以明确阴阳为证。至此，则六经、八纲已俱无隐情，依此就可以制定治疗准则了。如病在表，治之以汗法；病在里，治之以清、下、消、温、补；病在半表半里，治之以和法。

再说辨证施治的具体措施：

辨证施治的具体措施体现在方证的运用上。什么是方证呢？方证，即方剂的适应证，某方的适应证，就称为某方证。论中有桂枝汤证、柴胡汤证，是以方名证的范例。因此，辨方证是在辨六经八纲一般规律指导下的具体运用。例如，太阳病是病邪反应于表位的阳性证，依法当发其汗。但是，发汗的方剂很多，是否任取一种发汗方剂就能获效呢？当然不行。此时，还应当仔细地辨认方证，给以适宜的方剂才能取得预期的疗效。譬如太阳病，若见发热，汗出，恶风，脉缓者，是桂枝汤证，则用桂枝汤即可治愈；若见发热，无汗，身体疼痛，恶风而喘，脉紧者，是麻黄汤证，则用麻黄汤即可治愈；若见项背强急，无汗，恶风者，是葛根汤证，则用葛根汤即可治愈；若见恶寒，发热，身疼痛，不汗出而烦躁者，是大青龙汤证，则用大青龙汤便能治愈……以上诸方，虽然都是太阳病的发汗方剂，但各有一定的适应证，如果用得其反，不但无益，而且有害，轻者变证蜂起，重者坏证丛生，此即论中所谓的"常须识此，勿令误也"。由此可见，辨方证是六经、八纲辨证的继续，它既是辨证的具体实施，也是辨证的基本功。因此，方证是辨证的尖端。因为中医治病有无疗效，虽然影响因素较多，但其中最重要的因素之一，就在于方证辨得是否正确。方证为数繁多，均见于《伤寒论》和《金匮要略方论》中的有关条文，潜心玩索，自有所得。

四、如何掌握经方方证

如何掌握经方方证呢？这个问题涉及经方方证如何分类。经方方证的分类形式繁多，约之不越三种。一是原著分类法，均见于《伤寒论》和《金匮要略方论》两书，这里毋庸多赘。二是据证分类法。三是按方分类法。由于后两种分类简便易行，颇为实用，故简介于下。

（一）据证分类

这里所谓之证，不是个别的证，而是固定病位的反应之证。也即表证、里证和半表半里证。对此，依次说明如下：

1. 表证类

表证，是指《伤寒论》中的太阳病证和少阴病证。这两类病证，为何称为表证呢？分析一下论中有关这方面的条文，答案自然明确。

如《伤寒论》第1条："太阳之为病，脉浮，头项强痛而恶寒。"这是说，太阳病，不是指的一种个别的病，而是指以脉浮、头项强痛而恶寒为特征的一般的证。即是说无论什么病，若有脉浮、头项强痛而恶寒等一系列症状者，即称太阳病。

第2条："太阳病，发热，汗出，恶风，脉缓者，名为中风。"这是说，上述的太阳病，若同时更见有发热汗出，恶风而脉按之缓弱者，则名之为中风。

第3条："太阳病，或已发热，或未发热，必恶寒，体痛、呕逆，脉阴阳俱紧者，名为伤寒。"这是说，上述的太阳病，无论是见已经发热，或还未发热，但必恶寒，若同时更见有身体疼痛，呕逆，脉寸关尺三部俱紧者，则名之为伤寒。由此可见，中风和伤寒为太阳病两类不同的病证。前者由于汗出而敏于恶风，因名之为中风；后者由于无汗而不恶风，或少恶风，但重于恶寒，因名之为伤寒。不过于风曰中，而于寒曰伤，实亦不无深意。太阳病，原是机体欲借发汗的机转，自体表以解除其病，但限于自身的机能，或虽得汗出而邪反乘汗出之虚深入于肌腠。中者中于内，名曰中风者，以示在表之邪深也。或不得汗出，病邪郁集于肤表，只是不得其汗而出。伤者伤于外，名为伤寒者，以示在表之邪浅也。中风、伤寒均属证名，不要以为中风，即真的中于风，伤寒即真的伤于寒。至于"风伤卫""寒伤营"之说，是值得商讨的，不足为凭。

第4条："伤寒一日，太阳受之。脉若静者，为不传。颇欲吐，若躁烦，脉数急者，为传也。"这是说，初患伤寒病时，大都出现太阳病证，故谓伤寒一日，太阳受之，若脉安静而不数急，此为较轻的证，则不至于传里，或传半表半里。少阳病则欲呕，阳明病则烦躁，故若其颇有欲吐之情，或躁烦不安，病已有传入少阳和阳明的征兆。而脉数急，更是邪盛，病势正在发展变化，故肯定为必传之证。

第 7 条："病有发热恶寒者，发于阳也，无热恶寒者。发于阴也。"这是说，在表阳病，有发热而恶寒者，此为发于太阳病；若在表阴病，也有不发热而恶寒者，此为发于少阴病。

请注意。这里的发热恶寒和无热恶寒为太阳病、少阴病的主要鉴别点。故首先着重提出，以示区别。

第 281 条："少阴之为病，脉微细，但欲寐也。"这是说，少阴病除无热恶寒与太阳病发热恶寒显然不同外，并由于多虚，而且精神不振，故其人但欲寐也，脉浮之中而有微细之象。由此不难看出少阴病属于表证的阴性病。此观点前人没有明确地指出，故有加以说明的必要。

依据八纲分析，同一病位均有阴阳两种不同的病证，表证当然也不例外。验之实践，老年或体质素虚之人，若患外感，往往见到少阴病这样的表证，而且《伤寒论》的少阴病篇，自证治论述开始，即首先提出麻黄附子细辛汤证和麻黄附子甘草汤证等发汗证。尤其于麻黄附子甘草汤条，更明确指出："以二三日无里证，故微发汗也。"可见少阴病，二三日之前，纯属表证甚明。唯以少阴病本虚，维持在表的时间甚暂，二三日之后即常传里，而并发呕吐下利的太阴病。篇中有关四逆辈诸证治，大都属于并病和合病之类，而非单纯的少阴病。凡诸病死，概在胃气衰败之后，亦即太阴病的末期阶段。少阴死证诸条，亦多系二阴的并病，仲景不于太阴病篇提出，而特出之于少阴病篇者，实亦大有深意。病之初作，即见少阴这种表证，万不可等闲视之。因其二三日之间即有并发太阴死证的风险，必须抓紧时机及时治疗乃可救凶险于未萌。太阳与少阴均属表证，故均有传里或传半表半里的变化。但太阳以传阳明、少阳为常，而间有传太阴、厥阴者，故少阴病篇亦夹有大承气汤和四逆散等证治的出现。少阴病篇本就难读，如用八纲分析之，尚易明了，因此，略加阐述以供参考。

总之，《伤寒论》所谓太阳病和少阴病，实即同在表位的阳与阴二类不同的证。病在表，法当汗解，但少阴病因虚，发汗不得太过，而且必须配以附子、细辛等温性亢奋药。太阳病则不然，若阳热亢盛，当宜配以沉寒性的石膏，此即二者证治的概要区别。不过，无论太阳或少阴均有自汗和无汗显然不同的两种证型，虽依法均当汗解，但自汗者必须用桂枝汤法，无汗者必须用麻黄汤法。随证候的出入变化，而行药物的加减化裁。因而形成了桂枝剂类和麻黄剂类两大系列的解表方剂。

2. 里证类

里证亦有阴阳两类，《伤寒论》所说的阳明病，实即里阳证，所说的太阴病，实即里阴证。由于里证的治疗阴阳异法，方药各殊，故应分别讨论。

（1）里阳证类：《伤寒论》第180条："阳明之为病，胃家实是也。"是说病邪充实于胃肠之里，按之硬满有抵抗者，即为胃家实。凡病胃家实者，概称之为阳明病。

第182条："问曰：阳明病外证云何？答曰：身热，汗自出，不恶寒，反恶热也。"是说阳明病的外证为何？外证，是针对胃家实的腹证说的。身热，汗自出，不恶寒反恶热的证候，即为阳明病的外证；凡病见此外证者，亦可确诊为阳明病。

对此，应当注意：热极于里者，势必迫于外，故阳明病则身蒸蒸而热。此与太阳病热郁于体表而翕翕发热者有别。热蒸于里，因使汗自出，汗量多而臭味重；与太阳中风证的自汗出，汗量少而臭味轻者不同，由于里热的强烈刺激，则恶寒感受到抑制，故不恶寒而反恶热，此亦与太阳病之必恶寒者更有不同。

第185条："本太阳初得病时，发其汗，汗先出不彻，因转属阳明也。伤寒发热无汗，呕不能食，而反汗出濈濈然者，是转属阳明也。"是说，本是太阳病，于初发时虽已发其汗，但病并未因先汗出而彻除，因又传里而转属阳明病。又"伤寒发热，无汗，呕不能食"者，为太阳伤寒已内传少阳的柴胡证，"而反汗出濈濈然者"，是又转属阳明病了。按：阳明病，有从太阳病直接传里而发者，亦有太阳病传入少阳，再从少阳传里而发者。

第204条："伤寒呕多，虽有阳明证，不可攻之。"伤寒呕多，则柴胡汤证还未罢，虽已传里，而有阳明证亦不可以承气汤以攻里。

第205条："阳明病，心下硬满者，不可攻之。攻之利遂不止者死；利止者愈。"心下硬满，即指心下痞硬言，为胃气极虚之候，治宜人参的配剂，故阳明病，若心下硬满者，则不可攻之，若误攻之，致利遂不止而死；幸而利止者，还可救治使愈。

第210条："夫实则谵语，虚则郑声。郑声者，重语也，直视谵语，喘满者死，下利者亦死。"是说，病气实则谵语，精气夺则郑声。郑声即重语不休之谓。精气竭于上则直视，谵语而又直视，已属病实正虚之恶候，若再见喘满或下利者，则已成虚脱败象，故主死。

第211条："发汗多，若重发汗者，亡其阳，谵语。脉短者死；脉自和者不死。"是说，发汗已多，若更发汗亡其阳，则胃中燥必谵语。脉短为津液虚竭之候，病实正虚，故主死；脉不短而自和者，则正气未衰，故不至于死。按：热实于里的阳明病最易耗伤津液，也最怕津液虚竭。以上两条，皆是因此所致的邪实正虚的死证。

第218条："伤寒四五日，脉沉而喘满，沉为在里，而反发其汗，津液越出，大便为难，表虚里实，久则谵语。"脉沉主里，脉沉而喘满，当为里热壅逆所致，医者竟误为表不解的麻黄汤证，而反发其汗，因使津液大量外越，以至大便难，表因汗出而虚，里因燥结而实，久则邪毒上犯头脑，因必致谵语。

基于上述，则所谓阳明病，即热结于里的阳性证。若热结成实，则有胃家实的腹证反应，若热而不实则只可见之于身热，汗自出，不恶寒反恶热的外证。此病常由太阳证或少阳证转化而来，然亦有自发者。里热最耗津液，热实津竭则死，故阳明病最忌发汗。宜下不下亦可致邪实正虚的险恶证候。以上只是有关阳明病的概要说明，具体证治详见白虎汤证、承气汤证等方证。

（2）里阴证类：《伤寒论》第273条："太阴之为病，腹满而吐，食不下，自利益甚，时腹自痛。若下之，必胸下结硬。"是说胃虚饮聚，故腹满而吐。食不下，胃中不但有寒饮，而且不能收持之，故自利益甚。寒气下趋少腹则腹自痛，寒气不下行则痛自止。太阴病宜温不宜下，若不慎而误下之，必使胃益虚而饮益聚，甚则恶化出现胸下结硬。这里提出太阴病的概括特征，凡病见此特征者，即可断定为太阴病，依治太阴病的方法治之便不会错。

第 277 条："自利不渴者，属太阴，以其脏有寒故也，当温之，宜服四逆辈。"是说凡病自下利而不渴者，均属太阴病的下利证。其所以不渴者，即因其胃中有寒饮的关系。治以四逆汤这一类的温中逐寒剂。

总之，阳明和太阴，病位都是在里，为在同一病位的阳证和阴证。阳明多热多实，太阴多寒多虚，是阴阳相对的证。下利为阳明太阴共有的证，热则必渴，寒则不渴，故特提出以示区别。四逆辈温中逐寒，不只治太阴病的下利，亦是太阴病的治疗准则，合上条即为太阴病的总纲，至于具体细节则详见于以下诸方证条。

3. 半表半里证类

半表半里证亦和表、里证一样，都有阴阳两类。《伤寒论》所谓少阳病，即其阳证的一类。而所谓厥阴病，即其阴证的一类，今择其有关论述，简介如下：

先说阳性的半表半里证。如《伤寒论》第 263 条："少阳之为病，口苦，咽干，目眩也。"是说热郁于半表半里，既不得出表，又不得入里，势必上迫头脑，则口苦、咽干、目眩，乃是自然的反应，故凡病见有口苦、咽干、目眩者，即可断定为少阳病。

第 264 条："少阳中风，两耳无所闻，目赤，胸中满而烦者，不可吐下，吐下则悸而惊。"少阳中风，即指太阳中风而转属少阳病的意思。两耳无所闻、目赤，亦同口苦、咽干、目眩，由于热邪上迫头脑所致，热壅于上故胸满而心烦。少阳病不可吐下，若误吐下之，则正虚邪陷，进而悸且惊。

第 265 条："伤寒，脉弦细，头痛发热者，属少阳。少阳不可发汗，发汗则谵语，此属胃。胃和则愈，胃不和，烦而悸。"弦细为少阳脉，太阳伤寒脉当浮紧，今脉弦细而头痛发热，则已转属少阳柴胡证了。少阳病不可发汗，若发汗则胃中燥，必谵语，此宜调胃承气汤以和其胃即愈，若不使胃和，不但谵语不已，且必更使烦而悸。

再说阴性的半表半里证。如《伤寒论》第 326 条："厥阴之为病，消渴，气上撞心，心中疼热，饥而不欲食，食则吐蛔，下之利不止。"消渴为热证，阴不应有热，可能有错简，以下大意是说，厥阴病上虚下寒，寒乘虚以上迫，因自感气上撞心、心中疼热，蛔虫迫于寒而上于膈，故饥而不欲食，食则吐蛔。寒在半表半里，本不下利，与寒在里的太阴病自利益甚者不同，但若下之，则并于太阴而下利不止。

第 329 条："厥阴病，渴欲饮水者，少少与之愈。"阴证一般多不渴，但虚则引水自救，故厥阴病亦有渴者，若渴欲饮水者，可少少与之即愈。

按：这里少少与水即愈的渴，当然不是消渴。以是可见，上述提纲证必无消渴甚明。历代各家对厥阴病提纲虽做了多方面的探讨，但至今仍存在不少的疑问。现结合篇中的具体证治，对此加以探讨，略述如下。

纵观《伤寒论》厥阴病篇只有四条（除上述两条外还有两条，因无关紧要，故从略），均有"厥阴病"三字提首，但未出证治。以下虽出证治，但无一条题以"厥阴病"的字样。《金匮玉函经》别为一篇，题曰"辨厥利呕哕病"，按其内容，表里阴阳俱备，亦确是泛论上述四病的证和治，而非专论厥阴甚明。可知叔和当日以六经病后，出此杂病一篇甚属不类，而厥阴病篇只寥寥四条，且无证治，以为即是厥阴续文，乃合为一篇。不过，叔和未尝无疑，故于《金匮玉函经》仍按原文命题，以供后人参考。惜《金匮玉函经》在元代已少流传，故后世一些人便认为厥阴篇后都是论述的厥阴病，此又非叔和初意所料及。其实仲景此篇另有深义，约言之可有三点：①胃为水谷之海，气血之源，胃气和则治，胃气衰则死，凡病之治，必须重视胃气，因取此与胃气有关的四种常见病，辨其生死缓急，和寒热虚实之治，为三阳、三阴诸篇做一总结。②同时亦正告医家，表里阴阳概括万病，伤寒杂病大法无殊，故称《伤寒杂病论》。试看白虎汤、承气汤、瓜蒂散、四逆汤、大小柴胡汤、桂枝汤等伤寒治方，适证用之亦治杂病。③此外乌梅丸、当归四逆汤等条，虽论治厥，但证属厥阴，又不无暗为厥阴病的证治略示其范也。

关于《伤寒论》的论述，暂即介绍至此。以下再对于辨证问题略加说明。

由于半表半里为诸脏器所在，病邪郁积此体部则往往影响某一脏器，或导致某些脏器发生异常的反应，以是证情复杂多变，不似表里的为证单纯，较易提出简明的概括特征。如上述少阳病的口苦、咽干、目眩亦只说明阳热证的必然反应，故对于半表半里的阳证来说，这是不够概括的。至于厥阴病的提法，就更成问题了，惟其如是，则半表半里阳证、阴证之辨，便不可专凭《伤寒论》所谓少阳和厥阴的提纲为依据。不过，其辨别之法，亦很简易。因为表里易知，阴阳易判，凡阳性的除外表里者，当然即属半表半里的阳证。凡阴证除外表里者，当然即属半表半里的阴证。《伤寒论》于三阳病篇先太阳、次阳明而后少阳。于三阴病篇，先太阴、次少阴而后厥阴，均把半表半里证置于最末，或即暗示人以此意。有人认为其排列次序与《黄帝内经》同，因附会《黄帝内经》按日主气之说，谓病依次递传，周而复始。不但仲景书中无此证治实例，而实践证明，亦绝没有阳明再传少阳之病。尤其六经传遍又复回传太阳，可真称得起怪哉病了。至于三阳先表而后里，三阴先里而后表，要之，不外以外者为阳，里者为阴。故阳证之辨，当从表始；阴证之辨，当从里始，别无深义。以上所述均属有关半表半里证的一些原则性问题。关于具体证治，详见以下小柴胡汤、乌梅丸等方类。

（二）按方证分类

方证即方剂的组成及其适应证，方证包括单方方证和复方方证，考《伤寒论》共计有114条方证，《金匮要略方论》共有205条方证。其中两书重复方共计62首，除去重复者，共计257条方证，此257条方证中据其组织结构及配伍原则，皆有主方，其加减轻重，又各有法度，不可分毫假借，细分之不外26类。每类先定主方证，即以同类诸方证附之以成系列。此乃掌握经方的较好方法，故本书采用之。

第一章　桂枝汤类方证

一、桂枝汤方证

【方剂组成】桂枝（去皮）三两，芍药三两，甘草（炙）二两，生姜（切）三两，大枣（擘）十二枚。

【用法】上五味，咬咀，以水七升，微火煮取三升，去滓，适寒温，服一升。服已须臾，啜热稀粥一升余，以助药力。温覆令一时许，遍身漐漐微似有汗者益佳；不可令如水流漓，病必不除。若一服汗出病差，停后服，不必尽剂。若不汗，更服依前法。又不汗，后服小促其间，半日许令三服尽。若病重者，一日一夜服，周时观之。服一剂尽，病证犹在者，更作服。若汗不出，乃服至二、三剂。禁生冷、黏滑、肉面、五辛、酒酪、臭恶等物。

【参考处方】桂枝10克，白芍10克，炙甘草6克，生姜15克，大枣（擘）4枚。

上5味，以冷水600毫升浸泡1小时，煮沸后改小火再煎15～20分钟，取汤150毫升，温服，之后喝一碗热稀粥，并覆盖棉被而卧，觉身有微汗则去被，在室内活动或坐卧休息，注意避风保暖。证解，停后服。不解，煎第二煎服。

【方解】桂枝、生姜均属辛温发汗药，但桂枝降气冲，生姜治呕逆，可见二药都有下达性能，升发之力不强，虽合用之，不至大汗。并且二者均有健胃作用，更伍以大枣、甘草纯甘之品，益胃而滋津液。芍药微寒而敛，既用以制桂姜的辛散，又用以助枣草的滋津。尤其药后少食稀粥，更有益精祛邪之妙。所以本方既是发汗解热汤剂，又是安中养液方药，也就是后世医家所谓的"甘温除热。"

甘温除热之热不是一般的热，是胃气不振，津血有伤所致之热。有关汗出身热的机理，《内经》有类似的论述。如《素问·评热病论》曰："有病温者，汗出辄复热而脉躁疾，不为汗衰，狂言不能食，病名为何？岐伯对曰：病名阴阳交，交者死也。帝曰：愿闻其说。岐伯曰：人所以汗出者，皆生于谷，谷生于精。今邪气交争于骨肉而得汗者，是邪却而精胜也。精胜则当能食而不复热；复热者，邪气也。汗者，精气也，今汗出而辄复热者，是邪胜也。不能食者，精无俾也。"这里主要是说：汗出身热是邪气盛，精气虚。汗出为精液外溢，此时邪乘虚入于肌表。正气为阳，邪气为阴，正气与邪气交争于肌表故称阴阳交。此时精气流于外，邪气入于里，故病死。桂枝汤证虽不全同于《内经》所说的阴阳交之证，但正邪交争于肌表，汗出身热的病机是相同的。桂枝汤的主要性能是甘温健胃，通过调和营卫使精气胜而表固，邪气不再入侵，故使汗止而热除。也即甘温除热的道理。

【仲景对此方证的论述】

《伤寒论》第12条："太阳中风，阳浮而阴弱，阳浮者，热自发；阴弱者，汗自出。啬啬恶寒，淅淅恶风，翕翕发热，鼻鸣干呕者，桂枝汤主之。"

注解：外为阳，内为阴。阳浮而阴弱者，谓脉有浮于外而弱于内的形象，即轻取则浮，重按则弱也。阳浮者热自发，谓脉阳浮，为发热的脉应。阴弱者汗自出，谓脉阴弱，为汗出的脉应。啬啬恶寒，谓缩缩而恶寒也；淅淅恶风，谓淅淅然而恶风如身被冷水也。翕翕，为合而不开状，翕翕发热，渭邪热郁集于体表，翕翕然而难开也。鼻鸣干呕者，表不解，气上冲也。此为太阳中风证，桂枝汤主之。

《伤寒论》第13条："太阳病，头痛，发热，汗出，恶风，桂枝汤主之。"

注解：太阳病，若头痛发热，汗出恶风者，即宜桂枝汤主之。言外之意即不要以为它是中风证的专用方。

按：头痛发热，汗出恶风，为桂枝汤正证，凡病见之，即宜桂枝汤主之，则无不验。

《伤寒论》第 15 条："太阳病，下之后，其气上冲者，可与桂枝汤，方用前法。若不上冲者，不得与之。"

注解：气上冲，为气自小腹上冲胸的一种自觉证。太阳病为在表，宜汗不宜下，误下后，其气上冲者，知病未因误下而内陷，还在表也，故可与桂枝汤，用前食稀粥，以温覆取微汗的方法解之。若不气上冲者，即病已去表内陷，不能给服桂枝汤。

《伤寒论》第 16 条："桂枝本为解肌。若其人脉浮紧，发热汗不出者，不可与之也。常须识此，勿令误也。"

注解：桂枝汤本为和解肌腠而设，与麻黄汤专为发表致汗者有别。若脉浮紧，发热，汗不出者，为表实，则宜麻黄汤发其汗解表。若误与桂枝汤，则必致实实之祸。医者常须识此，慎勿误施也。

按：精气虚则不足以祛邪，虽得汗出，邪反乘汗出之虚，而深入肌肉之内。桂枝汤促进胃气，加强精气，使盘踞肌腠之邪，不得复留，乃得因汗而解。邪在肌，则肌不和，桂枝汤益气祛邪，而使之变和，故谓桂枝本为解肌。若精气实于表，只宜麻黄汤发其汗，则邪共汗出即治，若误与桂枝汤，再益其气，则实上加实，祸变立至矣。

《伤寒论》第 24 条："太阳病，初服桂枝汤，反烦不解者，先刺风池、风府，却与桂枝汤则愈。"

按：初服桂枝汤反烦不解，有刺风池、风府辅助的方法，不可不知。

《伤寒论》第 25 条："服桂枝汤，大汗出，脉洪大者，与桂枝汤，如前法。若形似疟，一日再发者，汗出必解，宜桂枝二麻黄一汤。"

注解：脉洪大，当是脉浮。脉洪大为热盛于里，如何可与桂枝汤，必是传抄有误，宜改之。服桂枝汤不合法，而致大汗出，故病不解。脉浮者，病仍在表，宜与桂枝汤和前法服之。若其人形似疟状，一日再发寒热者，让其小汗出则解，宜桂枝二麻黄一汤。

《伤寒论》第44条："太阳病，外证未解，不可下也，下之为逆。欲解外者，宜桂枝汤。"

注解：太阳病，外证未解者，意同上。外不解，法当汗解，慎不可下之，下之为逆，解外宜桂枝汤。

《伤寒论》第45条："太阳病，先发汗不解，而复下之，脉浮者不愈。浮为在外，而反下之，故令不愈。今脉浮，故在外，当须解外则愈，宜桂枝汤。"

注解：太阳病，先以麻黄汤发其汗，而病不解，医不详审所以不解之故，而复下之。若当时脉浮，病必不愈。因浮为在外，法宜汗解，而反下之，故令不愈。今脉浮，病仍在外，故须与桂枝汤解外即愈。

按：汗下后表仍不解者，则宜桂枝汤解之，以汗下后亡津液也。

《伤寒论》第53条："病常自汗出者，此为荣气和，荣气和者，外不谐，以卫气不共荣气谐和故而。以荣行脉中，卫行脉外，复发其汗，荣卫和则愈，宜桂枝汤。"

注解：病常自汗出者，其原因不在脉内的荣气，而在脉外的卫气不共荣气谐和所致。荣自行于脉内，卫自行于脉外，卫失荣则不固，荣失卫则不守，故令常自汗出也，宜桂枝汤复发其汗，使荣卫和则愈。

《伤寒论》第54条："病人脏无他病，时发热自汗出，而不愈者，此卫气不和也，先其时发汗则愈，宜桂枝汤。"

注解：脏无他病者，谓无其他内脏病，言外病在外也。时发热自汗出者，谓发热自汗出有定时也，此亦卫气不和所致，宜于其发作前，与桂枝汤发汗即愈。

《伤寒论》第56条："伤寒，不大便六七日，头痛有热者，与承气汤。其小便清者，知不在里，仍在表也，当须发汗。若头痛者，必衄。宜桂枝汤。"

注解：伤寒已六七日不大便，头痛有热者，显系里热上攻的为候，故可与承气汤以下之。不过里热小便当赤，其小便清者，知病不在里，仍在表也，当须发汗解之。假设头痛且必衄者，宜与桂枝汤。

按：该条首冠以伤寒，其无汗可知，即病在表亦不可与桂枝汤，必须头痛而衄者，始可与之。不过麻黄汤条有伤寒脉浮紧，不发汗因致衄者，麻黄汤主之。本条所述，脉必不浮紧而浮弱可知，临证时须细辨。

《伤寒论》第57条："伤寒发汗已解，半日许复烦，脉浮数者，可更发汗，宜桂枝汤。"

注解：伤寒以麻黄汤发其汗，则证已解，但半日许，其人复烦，切脉浮数，知表热未解也，故宜桂枝汤更汗解之。

按：服麻黄汤后，表不解，不可再与麻黄汤，而宜桂枝汤；服桂枝汤后，表不解，仍宜再与桂枝汤，不可与麻黄汤，此为定法，须记。

《伤寒论》第91条："伤寒，医下之，续得下利清谷不止，身疼痛者，急当救里；后身疼痛，清便自调者，急当救表。救里宜四逆汤，救表宜桂枝汤。"

注解：太阳伤寒，医误下之，因续得下利清谷不止。清谷，即排泄完谷不化的大便之谓。下利清谷不止，知已转属太阴虚寒里证，虽身疼痛，表还未解，法宜急救其里，而后治其身疼痛；假若下后，未续得下利清谷不止，但身疼痛，而清便自调者，则急当救表，救里宜四逆汤，救表宜桂枝汤。

按：表里并病，若里虚寒，当先救里，然后解表，此为定法，须记。又与四逆汤，下利清谷已，而身疼痛不解者，当然亦宜桂枝汤，自在言外。

《伤寒论》第95条："太阳病，发热汗出者，此为荣弱卫强，故使汗出，欲救邪风者，宜桂枝汤。"

注解：太阳病发热汗出者，为中风。汗夺于荣则荣弱，邪并于卫则卫强，荣卫不和，故使发热汗出也。桂枝汤调和荣卫，而解外邪，故主之。

《伤寒论》第164条："伤寒大下后，复发汗，心下痞，恶寒者，表未解也，不可攻痞，当先解表，表解乃可攻痞，解表宜桂枝汤，攻痞宜大黄黄连泻心汤。"

注解：伤寒本不宜下，而医大下之，下后表不解，当与桂枝汤以解肌，而反以麻黄汤发其汗，一再误治，邪既内陷而心下痞，表亦未解而恶寒也。宜先与桂枝汤以解表，表解再与大黄黄连泻心汤以攻里。

按：表里并病，若里实宜攻者，须先解表，而后攻里，此亦定法，须记。

《伤寒论》第234条："阳明病，脉迟，汗出多，微恶寒者，表未解也，可发汗，宜桂枝汤。"

注解：阳明病，虽脉迟、汗出多而微恶寒者，表还未解也，故可发汗，宜桂枝汤。

《伤寒论》第240条："病人烦热，汗出则解，又如疟状，日晡所发热者，属阳明也。脉实者，宜下之；脉浮虚者，宜发汗。下之与大承气汤，发汗宜桂枝汤。"

注解：病人烦热，汗出则解者，此暗示不汗而烦躁的大青龙汤证，服大青龙汤则汗出烦热解也。但又如疟状，日晡则发热，此时发热属阳明。若脉沉实，则已传阳明无疑，宜大承气汤下之；若脉浮虚，则仍在表，日晡发热，正是发热汗出的桂枝汤证，故宜桂枝汤以发汗。

《伤寒论》第276条："太阴病，脉浮者，可发汗，宜桂枝汤。"

注解：此所谓太阴病，当指下利而言。下利而脉浮者，为病欲自表解之势，故顺其势活之，宜桂枝汤以发汗。

按：下利脉浮，无非表里合病之属，本条所述，脉当浮弱或自汗出。若脉浮紧无汗，则宜葛根汤，不可与桂枝汤。葛根汤条谓太阳阳明合病，而此谓太阴病脉浮者，以葛根汤证为表实，桂枝场证为表虚，异其称呼以示虚实不同也。不过二方均属太阳病的发汗剂，其主治下利，当均为太阳阳明的合病。若真是里虚寒的太阴病，即有表证，亦不可与桂枝汤先攻表，当与四逆汤先救里也。

《伤寒论》第372条："下利腹胀满，身体疼痛者，先温其里，乃攻其表。温里宜四逆汤，攻表宜桂枝汤。"

注解：下利而腹胀满，虚寒下利也，故虽身疼痛，法宜先温其里，乃攻其表，温里宜四逆汤，攻表宜桂枝汤。

按：本条所述乃真太阴病的下利，故虽身疼痛的表证在，亦宜四逆汤先温其里，而后乃可与桂枝汤以攻其表，可见上条（第276条）非真太阴病甚明。

《伤寒论》第387条："吐利止，而身痛不休者，当消息和解其外，宜桂枝汤小和之。"

注解：霍乱吐利止后，而身疼不休者，此里和表未和也，宜少与桂枝汤小和其外。

按：霍乱上吐下利，损人津液至烈。虽遗有表证未解，也不可过汗，则宜少与桂枝汤消息和解之，量证用药，亦是一法。

《金匮要略·妇人产后病》第 7 条："产后风，续之数十日不解，头微痛，恶寒，时时有热，心下闷，干呕，汗出，虽久，阳旦证续在耳，可与阳旦汤"。（即桂枝汤，方见下利中。）

注解：产后风者，妇人产后患太阳中风也，虽延续数十日不解，表现为仍头微痛，恶寒，时时有热，心下烦闷，干呕汗出，知桂枝汤证未罢也。病虽减而桂枝汤证续在者，即可与桂枝汤。

按：运用方剂在辨证，只要见其证，即宜用其方，病之久暂无关紧要。

【辨证要点】基于以上论述，可见桂枝汤为一太阳病的发汗解热剂，但因药味偏于甘温，而有益胃滋液的作用，故其应用，宜于津液不足的表虚证。若体液充盈的表实证，或胃实里热者，不可与之。有关具体的适应证，可归纳为以下几点：

1. 太阳病，发热汗出，恶风而脉浮弱者。

2. 病常自汗出，或时发热汗出者。

3. 发汗或下之，而表未解者。

4. 阳明病，脉迟，虽汗出多，而微恶寒，表未解者。

5. 病下利而脉浮弱者。

6. 霍乱吐利止，而身疼不休者。

【验案】例1　熊某，女，56 岁，门诊病历号：22725，1964 年 8 月 20 日初诊。3 个月来，每日下午 3~5 点钟发烧，两臂肘窝发紧，肩背拘急，热后汗出，两脉缓，苔薄白润。此属"病人脏无他病，时发热自汗出而不愈者，此卫气不和也，先其时发汗则愈。"故予桂枝汤：

桂枝 9 克，白芍 9 克，生姜 9 克，大枣 4 枚，炙甘草 6 克。

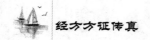

结果：服 1 剂后，发热时间缩短，2 剂后热已，诸症全消。

例 2　贺某，男，8 岁，门诊病历号 79322，1965 年 10 月 23 日初诊。外感发热 1 周不退，每日上午 11 点 30 分出现发烧（T：38℃左右），汗出，至夜 12 点后烧自已，饮食精神均好，大便隔一二日一行，无他不适，苔白润，脉虚数。证属营卫失调，治以调和营卫，与桂枝汤：

桂枝 9 克，白芍 9 克，生姜 10 克，大枣 4 枚，炙甘草 6 克。

结果：上药服 2 剂，上午已无发热，下午 1 点后尚有低烧 37.2℃～37.5℃，苔薄黄，脉尚稍数，与桂枝汤合小柴胡汤加生石膏服 3 剂，诸症解。

二、桂枝加桂汤方证

【方剂组成】桂枝（去皮）五两，芍药三两，生姜（切）三两，甘草（炙）二两，大枣（擘）十二枚。

【用法】上五味，以水七升，煮取三升，去滓，温服一升。本云：桂枝汤今加桂枝满五两。所以加桂者，以能泄奔豚气也。

【参考处方】桂枝 15 克，白芍 10 克，炙甘草 6 克，生姜 15 克，大枣 4 枚。

上 5 味，先以冷水 600 毫升浸泡 1 小时，煎开锅后 15～20 分钟，取汤 150 毫升，温服。证解，停服，未解再续水煎一次温服。

【方解】本方于桂枝汤加重治气上冲的桂枝用量，故治桂枝汤证，而气上冲剧烈者。

【仲景对此方证的论述】

《伤寒论》第 117 条："烧针令其汗，针处被寒，核起而赤者，必发奔豚。气从少腹上冲心者，灸其核上各一壮，与桂枝加桂汤，更加桂二两也。"

注解：《金匮要略》有"奔豚病，以少腹起上冲咽喉，发作欲死，复还止"的论述，可见奔豚病是一种发作性的、自我感觉的症状。

病在表，当发汗，但以烧针劫使大汗出，是不得法的治疗，病必不除。大汗表不解，本易导致气上冲，若针处被寒（实即感染）红肿如核者，则更促进气上冲的剧烈，故必发奔豚。气从少腹上冲心者，即其候也。宜灸其核上各一壮以治针处被寒，与桂枝加桂汤以解外，并治奔豚也。

按：关于奔豚病的病因，《金匮要略》曾提到"皆从惊恐得之"，很难理解。经过多年的体验研究，知此所谓惊恐，不是指外来的可惊可恐的刺激，而是指机体自身发惊发恐的神经证。例如痰饮瘀血诸疾，常有惊恐的为证，尤其不得法的治疗，更常致惊恐的发作。《伤寒论》中也有多处提到这种情况，如："少阳中风，两耳无所闻，目赤，胸中满而烦者，不可吐下，吐下则悸而惊""太阳伤寒者，加温针必惊也。"奔豚病即常于此惊恐神经证的基础上而发生。本条之烧针令其汗，亦正犯太阳伤寒加温针的误治，再加针处感染，给神经以剧烈刺激，未有不使其惊发者。由于烧针逼汗太过，或练气功不得法等而使气逆而上，皆可导致奔豚的发生。

【辨证要点】仲景关于本方的论治仅此一条，但已很清楚地说明了桂枝加桂汤证，为治桂枝汤证而气上冲甚者。

【验案】张某，女，59岁，门诊病历号：182577。1965年12月13日初诊。因练气功不得法，出现气从脐下上冲至胸已半年多，伴见心慌、汗出、失眠、苔白润，脉缓。证属营卫不和，汗出上虚，因致气上冲逆。治用桂枝加桂汤：

桂枝15克，白芍10克，生姜10克，大枣4枚，炙甘草6克。

结果：上药服3剂，气上冲已，但有时脐下跳动。上方加茯苓12克，服3剂，跳动已，睡眠仍差。继用酸枣仁汤加减善后。

三、桂枝加芍药汤方证

【方剂组成】桂枝（去皮）三两，芍药六两，生姜（切）三两，大枣（擘）十二枚，甘草（炙）二两。

【用法】上五味，以水七升，煮取三升，去滓，温分三服。本云：桂枝汤，

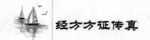

今加芍药。

【参考处方】桂枝 10 克，白芍 18 克，炙甘草 6 克，生姜 15 克，大枣 4 枚。

上 5 味，以凉水 600 毫升浸泡 1 小时，煎 15～20 分钟，取汤 150 毫升温服。再续水煎一次温服。

【方解】桂枝汤加量芍药，以在解表的同时加强缓急止痛之功效。

【仲景对此方证的论述】

《伤寒论》第 279 条："本太阳病，医反下之，因而腹满时痛者，属太阴也，桂枝加芍药汤主之。"

注解：本太阳病，依法当发汗解表，而医反下之，不但表未解。且因误下，因使腹肌不和，拘急剧甚，以至腹满时痛。属太阴者，专就此腹满时痛的证候而言也。其实此腹满并非太阴病的虚满，此时痛也非太阴病的寒痛，是阳证而非阴证。因外未解，故用桂枝汤以解外，加芍药以治腹满痛。

按：桂枝加芍药、饴糖即小建中汤，加饴糖更加重缓中止痛的作用。有的药房无饴糖，只好用本方，也能治腹满痛。后世常加当归，是增加温中活血的作用。如加五灵脂亦妙。

【辨证要点】据以上的说明，可知桂枝加芍药汤为治桂枝汤证见腹拘急而满痛者。

【验案】刘某，男，30 岁，某厂门诊部病历号：118，1966 年 3 月 18 日初诊。胃脘疼痛四五年。伴见汗出恶风，左臂疼痛，胸胁满闷，脉弦滑，左浮细。证属表虚夹腹肌不和，予桂枝加芍药汤：

桂枝 10 克，白芍 18 克，生姜 10 克，大枣 4 枚，炙甘草 10 克。

结果：上药服 5 剂胃脘痛减，仍感胸脘堵闷或灼热，与枳实栀子豉汤继调服而解。

四、桂枝加大黄汤方证

【方剂组成】桂枝（去皮）三两，芍药六两，生姜（切）三两，甘草（炙）

二两，大枣（擘）十二枚，大黄二两。

【用法】上六味，以水七升，煮取三升，去滓，温服一升，日三服。

【参考处方】桂枝 10 克，白芍 18 克，炙甘草 6 克，生姜 15 克，大枣 4 枚，大黄 6 克。

上 6 味，以凉水 600 毫升浸泡 1 小时，煎 15～20 分钟，取汤 150 毫升温服。再续水煎一次温服。

【仲景对此方证的论述】

《伤寒论》第 279 条："本太阳病，医反下之，因而腹满时痛者，属太阴也，桂枝加芍药汤主之；大实痛者，桂枝加大黄汤主之。"

注解：条文前半部分已解如上，兹再就大实痛者以下为文略加说明。大实痛乃承腹满时痛而言。意思是说，腹满时痛，只是由于腹肌拘急所致，病仍在表，故于桂枝汤增加芍药即治。若病已陷于里，而里实，则加剧了腹满痛，因以大实痛称之，故须更加大黄以下之。

【辨证要点】桂枝加大黄汤证，即桂枝加芍药汤证又见里实拒按，或大便不通者。

【验案】赖某，男，56 岁，1966 年 3 月 25 日初诊。左腹痛 3 天。1 周前感冒发热，经用西药治疗热退，近 3 天左腹刺痛、胀痛，时轻时重，服用阿托品后痛缓不明显，伴见头微痛，汗出恶风，大便 3 日未行，左腹按之痛，苔白根腻，脉沉弦细，左尺弦滑。证属表虚夹痰瘀，予桂枝加大黄汤：

桂枝 10 克，芍药 18 克，生姜 10 克，炙甘草 10 克，大枣 4 枚，大黄 6 克。

结果：上药服 1 剂大便行 2 次，左腹痛减，去大黄又服 2 剂，头痛、汗出、恶风悉除。

五、桂枝加葛根汤方证

【方剂组成】葛根四两，桂枝（去皮）三两，芍药三两，生姜（切）三两，

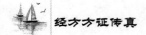

大枣（擘）十二枚，甘草（炙）二两。

【用法】以水先煮葛根数沸，去上沫，再内余药，煎服法同桂枝汤。（原方药组成及煎服法误为葛根汤，林亿等已有说明）

【参考处方】葛根12克，桂枝10克，白芍10克，生姜15克，大枣（擘）4枚，炙甘草6克。

上6味，以冷水600毫升浸泡1小时，煎开锅后15～20分钟，取汤150毫升，温服，再续水煎一次温服。

【方解】葛根甘平，《神农本草经》谓主消渴，身大热。可见是一清润性的解热药，而且有解肌及缓解筋脉拘急的作用。其有解项背部强急的作用。今加味于桂枝汤，故治桂枝汤证而又见项背强急者。

【仲景对此方证的论述】

《伤寒论》第14条："太阳病，项背强几几，反汗出恶风者。桂枝加葛根汤主之。"

注解："几几"是形容短羽之鸟，不能飞腾，动则先伸其颈之状。项背强几几者，即项背强急，俯仰不能自如之谓。太阳病汗出恶风，是桂枝汤证，今又见项背强几几，故加缓解是证的葛根来主治。葛根汤是治太阳病项背强几几，无汗恶风者，这里的"反汗出恶风者"，是对葛根汤证而言，暗示二方在应用上的主要鉴别点，而以一"反"字传其神。

【辨证要点】桂枝汤证，又见项背肌肉强急。

【验案】任某，女，21岁，门诊病历号：49703，1965年12月10日初诊。昨日感冒，头痛头晕，汗出恶风，肩背疼痛，头向左顾则左项发紧且痛，苔薄白，脉浮稍数。证属太阳表虚而见项背强几几之证，予桂枝加葛根汤：

桂枝10克，白芍10克，生姜10克，大枣4枚，炙甘草6克，葛根12克。

结果：上药服1剂症大减，2剂症已。

六、栝楼桂枝汤方证

【**方剂组成**】栝楼根二两，桂枝（去皮）三两，芍药三两，生姜（切）三两，大枣十二枚，甘草（炙）二两。

【**用法**】上六味，以水九升，煮取三升，分温三服，取微汗。汗不出，食顷，啜热粥发之。

【**参考处方**】栝楼根 12 克，桂枝 10 克，白芍 10 克，生姜 15 克，大枣 4 枚，炙甘草 6 克。

上 6 味，以冷水 600 毫升浸泡 1 小时，煎开锅后 15～20 分钟，取汤 150 毫升，温服，再续水煎一次温服。

【**方解**】栝楼根苦寒，《神农本草经》谓：治消渴、身痛烦满，补虚安中。可见为一强壮性的滋润解热药。本方用之即取其滋润组织枯燥的作用，故治桂枝汤证而身拘急者。

【**仲景对此方证的论述**】

《金匮要略·痉湿暍病脉证治》第 11 条："太阳病，其证备，身体强几几然，脉反沉迟，此为痉，栝楼桂枝汤主之。"

注解：太阳病，其证备，谓太阳病桂枝汤证俱备的意思。身体强几几然，谓全身有强直性的痉挛自觉或他觉证。太阳病脉当浮，今脉反沉迟，故知为组织枯燥的痉病，因以栝楼桂枝汤主之。

按：《金匮要略》谓："太阳病，发热汗出而不恶寒，名曰柔痉。"本条所述，当是柔痉的证治。此可与葛根汤条互参自明。

【**辨证要点**】病见桂枝汤证，又见痉挛拘急症状，口渴，脉沉者，可辨为本方证。

【**验案**】冯某，女，35 岁，病历号：74146。近几周头痛，身痛，汗出恶风，低热（低热已 1 年多）面赤，口渴，两上肢拘急，肩背酸痛，苔薄白，脉沉细。

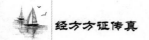

证属津液本虚，复受外邪，而致表虚肌不和，是为栝楼桂枝汤证，治以栝楼桂枝汤方：

天花粉 12 克，桂枝 10 克，白芍 10 克，生姜 10 克，炙甘草 6 克，大枣 4 枚。

结果：1 剂瘥，3 剂已。

七、桂枝加黄芪汤方证

【方剂组成】桂枝（去皮）三两，白芍三两，生姜（切）三两，大枣（擘）十二枚，甘草（炙）二两，黄芪二两。

【用法】上六味，以水八升，煮取三升，温服一升，须臾饮热稀粥一升余，以助药力，温覆取微汗，若不汗，更服。

【参考处方】桂枝 10 克，白芍 10 克，生姜 15 克，大枣 4 枚，炙甘草 6 克，黄芪 15 克。

上 6 味，以冷水 600 毫升浸泡 1 小时，煎开锅后 15～20 分钟，取汤 150 毫升，温服，并饮热稀粥 150 毫升，覆被取微汗。再续水煎一次温服，不须饮稀粥和覆被。

【方解】黄芪味甘微温，《神农本草经》谓："主痈疽久败疮，排脓止痛，大风癞疾，补虚。"从所主来看，均属肌肤间病。也可知补虚，主要是补表气的不足，故若由于表气虚衰，邪留肌肤不去，为湿，为水，为黄汗以及上述诸病，均有用本药的机会。故本方主治桂枝汤证而表气虚弱者。

【仲景对本方证的论述】

《金匮要略·水气病》第 27 条："黄汗之病，两胫自冷；假令发热，此属历节。食已汗出，又身常暮卧盗汗出者，此劳气也。若汗出已，反发热者，久久其身必甲错；发热不止者，必生恶疮，若身重汗出已，辄轻者，久久必身瞤，瞤即胸中痛，又从腰以上必汗出，下无汗，腰髋弛痛，如有物在皮中状，剧者不能食，身疼重，烦躁，小便不利，此为黄汗，桂枝加黄芪汤主之。"

注解：本条可分五段解之如下：①黄汗由于表虚，表虚则气上冲而不充于下，故两胫自冷。假如发热而历节黄汗出者，此属历节而非黄汗。②食已汗出和暮卧盗汗出，均属表虚失固，津液亡失之证，故称之为劳气。③汗出不应发热，汗出而复发热，故谓反发热，乃精怯邪留之候。久久不已，则组织枯燥，其身必甲错。发热不止日久，更必伤及荣血而出恶疮。④身重汗出辄轻者，为有水气，久久必身瞤，即所谓水气相击，冲逆动经之候。水气攻冲胸中则胸中痛，故瞤即胸中痛。⑤气冲于上故从腰以上有汗而以下无汗；湿着于下，属腰髋弛痛，水气在皮中，故如有物在皮中状。若证之剧者，以至其人不能食，不但腰髋弛痛，而全身疼重，烦躁不安，小便不利，亦气上冲的结果，此为黄汗证，无论微剧，宜以桂枝加黄芪汤主之。

《金匮要略·黄疸病》第16条："诸病黄家，但利其小便。假令脉浮，当以汗解之，宜桂枝加黄芪汤主之。"

注解：诸黄疸证，多为瘀热在里所致，故宜利其小便除湿去热即治，但若见脉浮，为病在表，这时宜用桂枝加黄芪汤以汗解之。

按：由本条可知，黄芪有祛黄作用甚明。但黄疸脉浮者，亦有用麻黄连翘赤小豆汤的机会，临证时宜适当选用之，不可不知。

【辨证要点】桂枝汤证更汗出恶风者，即表虚不固甚者宜用本方治之。

【验案】韩某，女，41岁，哈尔滨人，以"肝硬化"来门诊求治。因其爱人是西医医师，故检查详尽，诊断肝硬化已确切无疑。但黄疸指数、胆红素皆无异常，皮肤、巩膜无黄染。其人面色黧黑，胸胁窜痛，肝脾肿大，曾经多年服中西药不效，特来京求治。初数与疏肝和血药不效。后见其衣领黄染，细问乃知其患病以来即不断汗出恶风，内衣每日更换，每日黄染，伴见腰髋痛重，行动困难，必有人扶持，苔白腻，脉沉细。确认是黄汗之证，乃由表虚湿盛所致，故以调和营卫，益气固表以止汗祛黄为法，与桂枝加黄芪汤治之：

桂枝10克，白芍10克，炙甘草6克，生姜10克，大枣4枚，生黄芪10克。

嘱其温服之，并饮热稀粥，盖被取微汗。

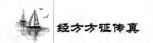

结果：上药服 3 剂，汗出身痛减。服 6 剂汗止，能自己行走，继依证治肝病乃逐渐恢复健康，返回原籍。2 年后特来告知已如常人。

八、黄芪芍药桂枝苦酒汤方证

【方剂组成】黄芪五两，芍药、桂枝各三两，苦酒一升。

【用法】上三味，以苦酒一升，水七升，相合，煮取三升，温服一升，当心烦，服至六七日，乃解。若心烦不止者，以苦酒阻故也。

【参考处方】黄芪 15 克，白芍 10 克，桂枝 10 克，米醋 30 毫升。

上 4 味，以冷水 600 毫升浸泡 1 小时，煎开锅后 15～20 分钟，取汤 150 毫升，温服。再续水煎一次温服。

【方解】此于上方去甘草、大枣的甘壅和生姜的辛散，增加黄芪以补虚实表，另加苦酒敛汗救液，故治黄汗表虚汗多以至于渴者。

【仲景对此方证的论述】

《金匮要略·水气病》第 26 条：问曰：黄汗之为病，身体肿。发热汗出而渴，状如风水，汗沾衣，色正黄如柏汁，脉自沉，何从得之？师曰：以汗出入水中浴，水从汗孔入，得之，宜芪芍桂酒汤主之。

注解：身体肿，发热汗出，与风水为证很相似，故谓状如风水，但风水脉浮，而黄汗脉沉。尤其汗沾衣，色正黄如柏汁，更是黄汗的特征。由于其人渴，津液亡失已甚，故以黄芪芍药桂枝苦酒汤主之。

按：谓黄汗为由于汗出入水中得之者，不过略举其一端言之耳，所经治验案二例，无一例是因汗出入水中得之者。其实不外表虚水气外郁之证，故以黄芪为治此证的主药，不渴者，宜桂枝加黄芪汤；渴者，宜本方。苦酒阻汗出，初服故烦，服六七日后邪退身和，故烦自已。

【辨证要点】汗出恶风，汗色黄黏，口渴者本方主之。

【验案】李某，女，30 岁。本市工人。因长期低烧来门诊治疗，屡经西医检查未见任何器质性病变，经服中药未效。症见口渴，汗出恶风，虚极无力，下肢浮肿，自感身重，舌苔薄白，脉沉细，查黄疸指数正常，身体皮肤无黄染。此为黄汗表虚津伤甚者，拟以黄芪芍药桂枝苦酒汤：

生黄芪15克，芍药10克，桂枝10克，米醋30克。

结果：上药服6剂，诸症尽去。

九、桂枝加附子汤方证

【方剂组成】桂枝（去皮）三两，芍药三两，甘草（炙）三两，生姜（切）三两，大枣（擘）十二枚，附子（炮，去皮，破八片）一枚。

【用法】上六味，以水七升，煮取三升，去滓，温服一升。本云：桂枝汤今加附子。将息如前法。

【参考处方】桂枝10克，白芍10克，炙甘草10克，生姜15克，大枣（擘）20克，炮附子（先煎）15～30克。

上6味，以冷水600毫升浸泡1小时，先煎炮附子40分钟，再加入其他5味继煎15～20分钟，取汤150毫升温服，续水再煎1次温服。即1剂药煎2次分服，服药时间最好在上午9～10时，下午3～4时。

【方解】附子辛温，为一有力的温中、祛寒、逐湿药，尚有振兴机能代谢的作用，无论表里若陷于阴证者，多宜以本药配方治之。桂枝加附子汤即治桂枝汤证而现少阴证者。

【仲景对此方证的论述】

《伤寒论》第20条："太阳病，发汗，遂漏不止，其人恶风，小便难，四肢微急，难以屈伸者，桂枝加附子汤主之。"

注解：太阳病，本桂枝证，医误以麻黄汤大发其汗，遂使汗漏不止。其人恶风半由于桂枝汤证未解，半由于已陷入阴证。小便难，即由于汗漏不止，体液大量亡失的结果。四肢微急，难以屈伸，亦是由于津液亡失，导致筋肉失和的极虚

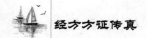

证候。以上种种，纯由于误治导致表证还未解，而且陷入阴证。故以桂枝加附子汤主之。

按：桂枝加附子汤为少阴病的发汗剂，即不因误治，而见本方证者亦宜用之。

【辨证要点】桂枝汤证更常见于汗出恶风明显，小便难，四肢微急者。

【验案】任某，女，33岁，首都机场门诊病历号131，初诊日期1966年3月25日。因腰背疼痛在积水潭医院、北京中医学院附院检查均诊断为"脊椎骨质增生"，近来头晕，头痛，目胀，下肢关节胀疼，手麻，乏力，四肢逆冷，易汗出，恶寒，苔白舌淡，脉沉细。证属桂枝加附子汤证，予其方药：

桂枝10克，白芍10克，炙甘草10克，生姜10克，大枣4枚，制附片10克。

结果：上药服3剂后痛减，四肢逆冷好转。服1月后全身症状好转。

十、桂枝加芍药生姜各一两人参三两新加汤方证

【方剂组成】桂枝（去皮）三两，芍药四两，甘草（炙）二两，人参三两，大枣（擘）十二枚，生姜四两。

【用法】上六味，以水一斗二升，煮取三升，去滓，温服一升。本云：桂枝汤今加芍、生姜、人参。

【参考处方】桂枝10克，白芍15克，炙甘草6克，人参10克，生姜15克，大枣20克。

上6味，以冷水800毫升浸泡1小时，煎开锅后15~20分钟，取汤150毫升，温服，再续水煎一次温服。

【方解】于桂枝汤加人参生姜健胃，增芍药以养液，故治桂枝汤证胃气虚衰、津液不足、心下痞硬而脉沉迟者。

【仲景对此方证的论述】

《伤寒论》第62条："发汗后，身疼痛，脉沉迟者，桂枝加芍药生姜各一两

人参三两新加汤主之。"

注解：发汗后，身复疼痛，为外未解，法宜桂枝汤更汗以解之。但脉见沉迟，为胃气内虚，津液不足，只凭甘草、大枣平淡之品已不能振兴，故加补中有力的人参和温中健胃的生姜以复胃气，更加芍药以滋津液。

按：表证而有里虚之候，必须扶里之虚，才可解外之邪。若只着眼表不解，连续发汗。表热虽得一时或退，但不久复如故，此时唯有新加汤法。健胃于中，益气于外，邪自难留，表乃得解。若执迷不悟，见汗后有效，反复发之必致其人津液内竭肉脱而死。本条所述，只是脉沉迟，里虽虚尚未见阴寒重证。假如另有厥逆下利等证，即本方亦不可用，应按先救其里，后救其表的定法治之，不可不知。

【辨证要点】桂枝汤证更见身痛明显，纳差，脉沉迟者可选用本方。

【验案】宋某，女性，35 岁，2 个月来每日下午发热身痛，头痛、臂及背拘急酸痛、发热后汗出恶风明显，纳差乏力，苔薄白润，脉沉迟。此属胃气沉衰，精气不振，营卫不固，以致外邪久客不去，故拟建中益气，扶正祛邪之法，与桂枝加芍药生姜人参汤：

桂枝 10 克，白芍 12 克，生姜 12 克，炙甘草 6 克，大枣 4 枚，党参 10 克。

结果：服 1 剂后，发热向后移延，时间缩短，3 剂后热除，诸症悉愈。

十一、桂枝加厚朴杏子汤方证

【方剂组成】桂枝（去皮）三两，芍药三两，生姜（切）三两，甘草（炙）二两，大枣（擘）十二枚，厚朴（炙，去皮）二两，杏仁（去皮尖）五十枚。

【用法】上七味，以水七升，微火煮取三升，去滓，温服一升，覆取微似汗。

【参考处方】桂枝 10 克，白芍 10 克，生姜 15 克，炙甘草 6 克，大枣 4 枚，厚朴 10 克，杏仁 10 克。

上 7 味，以冷水 600 毫升浸泡 1 小时，煎开锅后 15～20 分钟，取汤 150 毫

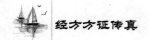

升，温服。再续水煎一次温服。

【方解】杏仁主咳逆上气，厚朴消胀除满、理气化痰。于桂枝汤加消胀满的厚朴，和治咳逆的杏仁，故治桂枝汤证而咳逆喘满者。

【仲景对此方证的论述】

《伤寒论》第 18 条："喘家作桂枝汤，加厚朴杏子佳。"

注解：素有喘咳病的患者，当反复发作时，表现为中风桂枝汤证时，与桂枝汤则宜加厚朴、杏仁兼治咳喘为佳。

《伤寒论》第 43 条："太阳病，下之微喘者，表未解故也，桂枝加厚朴杏子汤主之。"

注解：微喘亦气上冲的征候；太阳病下之而微喘，知是表未解，依法当与桂枝汤，但因见微喘之症，故以桂枝加厚朴杏子汤主之。

【辨证要点】咳喘病人不论新久，见汗出、恶风、脉缓者宜用本方。

【验案】张某，男性。38 岁，病历号：182577，1966 年 4 月 4 日初诊。近 1 周来，咳嗽吐白痰，鼻流清涕，汗出恶风、腰痛、胃脘动悸，苔薄白，脉浮缓。此属表虚气逆，治当调和营卫，理气化痰。与桂枝加厚朴杏子汤：

桂枝 10 克，赤芍 10 克，生姜 10 克，大枣 4 枚，炙甘草 6 克，厚朴 10 克，杏仁 10 克。

结果：4 月 23 日来诊告知，上药服 2 剂咳即止。

十二、桂枝加龙骨牡蛎汤方证

【方剂组成】桂枝（去皮）、芍药、生姜（切）各三两，甘草二两，大枣（擘）十二枚，龙骨、牡蛎各三两。

【用法】上七味，以水七升，煮取三升，分温三服。

【参考处方】桂枝 10 克，白芍 10 克，生姜 15 克，炙甘草 6 克，大枣 4 枚，生龙骨 15 克，生牡蛎 15 克。

上7味，先以冷水600毫升浸泡1小时，煎开锅后15~20分钟，取汤150毫升，温服。再续水煎一次温服。

【方解】龙骨、牡蛎均为强壮性的收敛药。且对烦惊、不眠，以及幻觉等神经证有效果。尤其有治胸腹动悸的特效，故桂枝加龙骨牡蛎汤治桂枝汤证，胸腹动悸，烦惊不安而梦交失精者。

【仲景对此方证的论述】

《金匮要略·血痹虚劳病》第8条："夫失精家少腹弦急，阴头寒，目眩，发落，脉极虚芤迟，为清谷、亡血、失精。脉得诸芤动微紧，男子失精，女子梦交，桂枝加龙骨牡蛎汤主之。"

注解：少腹弦急、阴头寒者，阳气下虚也；目眩发落者，虚火上亢也。脉极虚芤迟，为清谷、亡血、失精诸虚之候。若脉芤动微紧，男子得之则失精，女子得之则梦交也，桂枝加龙骨牡蛎汤主之。

按：失精梦交，多由情欲妄动，神志不宁，因生梦幻所致。龙牡之用，不只为固精，主要在于敛神定志，合桂枝汤调营卫以和气血，为此证的正治。《小品》云："虚弱浮热汗出者，除桂加白薇附子，名曰二加龙骨汤。"于此二方适证加减，确有奇效，读者试之。

【辨证要点】桂枝汤证兼见失精梦交，脉见虚象者多可与本方。

【验案】蒲某，男性，33岁，某厂会诊病历，病历号2902。1966年3月25日初诊。遗精已数年，近年来加重，每周1~3次。常有汗出恶风，腰酸痛、苔白，舌尖红，脉浮而虚。证属虚劳，营卫不固，气血失和，故治以调营卫和气血，敛神志以摄精液，拟与桂枝加龙骨牡蛎汤加减：

桂枝10克，赤芍10克，生姜10克，大枣4枚，炙甘草6克，川附子6克，白薇12克，龙骨15克，牡蛎15克。

结果：4月8日复诊，上药服6剂。遗精未再作，嘱停药观察，如再作则照服原方。

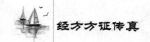

十三、小建中汤方证

【方剂组成】桂枝（去皮）三两，甘草（炙）二两，大枣（擘）十二枚，芍药六两，生姜（切）三两，胶饴一升。

【用法】上六味，以水七升，煮取三升，去滓，内饴，更上微火消解，温服一升，日三服。呕家不可用建中，以甜故也。

【参考处方】桂枝 10 克，炙甘草 6 克，大枣 4 枚，芍药 18 克，生姜 15 克，饴糖 50 克。

上 6 味，先以冷水 700 毫升浸泡前五味 1 小时，煎开锅后 15~20 分钟，取汤 150 毫升，加入饴糖 25 克温服，再续水煎一次温服。

【方解】桂枝加芍药汤原治腹满痛，今加大甘温补虚缓急的胶饴之量，虽仍治腹痛，但已易攻为补，故名之为建中。谓之小者，以其来自于桂枝汤，仍兼解外，与专于温补的大建中汤比则较为小也。

【仲景对此方证的论述】

《伤寒论》第 100 条："伤寒，阳脉涩，阴脉弦，法当腹中急痛，先与小建中汤，不差者，小柴胡汤主之。"

注解：涩为津血虚，阳脉涩，即脉浮涩，为表虚荣卫不利。弦为寒，阴脉弦，即脉沉弦，为里虚有寒，伤寒得此脉，依法腹中当急痛，宜先与小建中汤，不瘥者，谓服小建中汤后，而病未全治，当已转属少阳，故宜小柴胡汤主之。

按：脉浮涩而沉弦，为小建中汤与小柴胡汤共有的脉象，但腹中急痛，为小建中汤所属，而柴胡证不常见。先与小建中汤，不只是治腹中急痛，而且也因表里实，津液自和，使表证自汗而解。假设不瘥，知已转属少阳，当以小柴胡汤主之。

《伤寒论》第 102 条："伤寒二三日，心中悸而烦者，小建中汤主之。"

注解：血少心气虚则悸；表不解则烦。小建中汤内能补虚，外能解表，故主之。

按：营气虚血少者，不可发汗。中气建，血液充，津液自和便自汗出愈。论中有明文，可互参。

《金匮要略·血痹虚劳病》第 13 条："虚劳里急，悸，衄，腹中痛，梦失精，四肢酸痛，手足烦热，咽干口燥，小建中汤主之。"

注解：虚劳，为古人对虚损不足之病的通称。里急，腹中痛，即腹中急痛的互词。悸者，为血少心气不足。衄者，为气冲热亢。梦失精者，为下焦虚，精不守。四肢酸痛者，为荣卫不利。手足烦热者，为虚热。咽干口燥者，为津液枯燥。腹皮弦急，按之腹筋不松软而拘挛者，即里急腹急之候。里急腹中痛者，即小建中汤应用的主证。以上所述为小建中汤证，故以小建中汤主之。不要以为小建中汤能治一切虚劳。

《金匮要略·妇人杂病》第 18 条："妇人腹中痛，小建中汤主之。"

注解：腹中痛，即腹中急痛的简词。妇人腹中急痛者，当以小建中汤主之。

这里虽举妇人腹中痛，实际有是证，男子也可用本方。

【辨证要点】桂枝汤证兼见腹中急痛，或见心悸而不呕者。

【验案】例 1　张某，男性，42 岁，某厂门诊病历号 529，1966 年 6 月 10 日初诊。胃脘隐痛反复发作已 5 年。经检查诊断为"胃粘膜脱垂"，近症常饿时胃脘痛，恶寒怕冷，口中和、不思饮食，无恶心吞酸。大便微溏，日行 2 次，下肢酸软，先与附子理中汤治之不效，后细问症，据有汗出恶风，脉缓，知为表虚中寒之证。故予小建中汤：

桂枝 10g，白芍 18 克，生姜 10 克，大枣 4 枚，炙甘草 6 克，饴糖（分冲）45 克。

结果：上药服 6 剂，胃脘疼已，但饿时仍不适，大便溏好转，仍日行 2 次，仍服上方。7 月 1 日复诊，除大便微溏外，他无不适。

例 2　刘某，男性，28 岁，1968 年 9 月 21 日初诊。1 年来，胃脘时痛，同时见前阴抽痛，多治无效，苔薄白，脉弦细，此属表虚里寒之证，与小建中汤 3

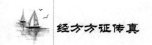

剂诸症已。

十四、当归建中汤方证

【方剂组成】当归四两，桂枝三两，芍药六两，生姜三两，甘草二两，大枣十二枚。

【用法】上六味，以水一斗，煮取三升，分温三服，一日令尽。若大虚，加饴糖六两。汤成内之于火上暖，令饴消。若去血过多，崩伤内衄不止，加地黄六两，阿胶二两，合八味，汤成内阿胶。若无当归，以川芎代之；若无生姜，以干姜代之。

【参考处方】当归12克，桂枝10克，芍药18克，生姜15克，炙甘草6克，大枣4枚，饴糖50克。

上7味，先以冷水700毫升浸泡前6味1小时，煎开锅后15～20分钟，取汤150毫升，加入饴糖25克温服，再续水煎一次温服。

【方解】此于小建中汤中加入有补血作用的当归，故治疗该方证有血虚的征候者。

【仲景对本方证的论述】

《金匮要略·妇人产后病》附方（二）："《千金》内补当归建中汤，治妇人产后虚羸不足，腹中刺痛不止，吸吸少气，或苦少腹中急，摩痛引腰背，不能食饮，产后一月，日得服四、五剂为善。令人强壮，宜。"

注解：吸吸少气，即指吸气性的呼吸困难，余如字义。

按：腹中急痛而有血虚证者，本方有效，但不必限于妇人产后，即男人亦可用。

【验案】9月9日初诊。1962年胃穿孔做切除手术后，大便溏泻迄今未已。常有肠鸣腹痛，腰痛两足拘急，头晕乏力，心悸短气，汗出如流，曾多次发生昏迷（西医诊为贫血）。舌无苔，脉沉细。此属表里俱虚、卫弱血衰，拟以补虚和中、调卫和营，予当归建中汤加味：

当归 12 克，白芍 18 克，桂枝 10 克，生姜 10 克，大枣 4 枚，炙甘草 10 克，苍术 10 克，泽泻 12 克，饴糖 45 克（分冲）。

结果：上药服 3 剂诸症减，唯心悸气短尚明显。增桂枝为 12 克，加生龙牡各 15 克继服，诸症渐渐好转，在上方基础上适证变化，至 11 月 30 日复诊，除脘腹微胀外，余无所苦。

十五、黄芪建中汤方证

【方剂组成】桂枝（去皮）三两，芍药六两，生姜（切）三两，大枣（擘）十二枚，甘草（炙）二两，胶饴一升，黄芪一两半。

【用法】于小建中汤加黄芪一两半，余依上法。气短胸满者加生姜；腹满者去枣，加茯苓一两半；及疗肺虚损不足，补气加半夏三两。

【参考处方】桂枝 10 克，芍药 18 克，生姜 15 克，炙甘草 6 克，大枣 4 枚，饴糖 50 克，黄芪 15 克。

上 7 味，先以冷水 700 毫升浸泡前 6 味 1 小时，煎开锅后 15～20 分钟，取汤 150 毫升，加入饴糖 25 克温服，再续水煎一次温服。

【方解】此于小建中汤中更加黄芪，故用于小建中汤证而有黄芪证者。

按：黄芪味甘，补脾胃，固表。谓为固表者，饮食入胃后，经过消化吸收变为精气。若人身精气不足于体表，则肌肤失养，腠理松虚，皮肤不润，客气乘虚据之而不去，则自汗盗汗，甚则痈疽恶疮等证起矣。黄芪能通精气复实于表，表实则邪自去也。

【仲景对此方证的论述】

《金匮要略·黄疸病》第 14 条："虚劳里急，诸不足，黄芪建中汤主之。"

注解：里急，为里急腹中痛的简词。虚劳病，若里急腹中痛，而有诸不足的表里证者，则宜黄芪建中汤主之。

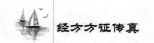

《金匮要略·血痹虚劳病》第 22 条："男子黄，小便自利，当与虚劳小建中汤。"

注解：男子黄，当指女劳疸而言。《金匮要略·黄疸病》第 14 条曰："黄家日晡所发热，而反恶寒，此为女劳得之。"黄疸多小便不利，今小便自利，亦中气虚的证候，宜与黄芪建中汤治之。

按：本条所述小便自利，亦由中气虚所致，即所谓上虚不能制下者是也，与甘草干姜汤所主同，可互参。注家多谓虚劳小建中汤，即指小建中汤。但从桂枝加黄芪汤有治黄疸、黄汗的作用来分析，则黄芪有祛黄作用甚明。小建中汤中没有黄芪，没有治黄疸的作用，故当以黄芪建中汤更为合理。

【辨证要点】里急腹痛，汗出恶风甚者宜本方主之。

【验案】蔡某，男性，48 岁，病历号 104908，1964 年 11 月 23 日初诊。半月来高烧腹痛，在保定市曾服中药 10 余剂不效，故来京医治。症见自汗盗汗甚，腹痛剧甚，胃脘亦痛，午后高热 40℃，苔白微腻，脉沉弦紧。此里饮郁久化热之证，先以温阳化饮治之，予附子粳米汤合小半夏加茯苓汤：

川附子 10 克，粳米 15 克，炙甘草 6 克，大枣 3 枚，半夏 12 克，生姜 10 克，茯苓 10 克。

结果：上药服 3 剂，于 11 月 26 日二诊，腹痛减，胃痛、高烧如故，仍汗出多，且恶风明显，脉数而虚。此为里寒虽稍减，而表虚不固，故治以温中固表之法，予黄芪建中汤：

生黄芪 10 克，桂枝 10 克，白芍 10 克，生姜 10 克，大枣 3 枚，饴糖 30 克（分冲）。

服 3 剂热渐退，汗出已减。继服 3 剂，热平身凉和，但晚上仍腹痛肠鸣。再与 11 月 23 日方调之。12 月 5 日告之：腹痛止。

十六、黄芪桂枝五物汤方证

【方剂组成】黄芪三两，桂枝（去皮）三两，芍药三两，生姜（切）六两，大枣（擘）十二枚。

【用法】上五味，以水六升，煮取二升，温服七合，日三服。

【参考处方】黄芪 15 克，桂枝 10 克，白芍 10 克，生姜 15 克，大枣 4 枚。

上 5 味，以冷水 600 毫升浸泡 1 小时，煎开锅后 15～20 分钟，取汤 150 毫升，温服。再续水煎一次温服。

【方解】此于桂枝加黄芪汤，增辛温的生姜，而加强散寒作用；去甘缓的甘草，使有利于阳气外发。此用于荣卫外虚，风寒内侵，因致血痹、身体不仁者。

【仲景对此方证的论述】

《金匮要略·血痹虚劳病》第 2 条："血痹，阴阳俱微，寸口关上微，尺中小紧，外证身体不仁，如风痹状，黄芪桂枝五物汤主之。"

注解：阴阳俱微，即浮沉俱微之脉，谓为荣卫俱虚之候。关前以候表，荣卫虚于外，故寸口关上脉微。脉小主虚，脉紧为寒，关后以候里，里虚则寒邪内侵，故尺中脉紧，身体不仁，即身体麻木不仁，类似于今之所谓知觉神经麻痹证。本条所述是由荣卫气虚所致者，此外亦因有瘀血和湿气所致者，宜随症加减治之。风痹痛，血痹不痛，如风痹状，是说身体麻木不仁好像是风痹的样子，而实际是血痹。

【辨证要点】肢体麻木不仁，脉虚弱，无实象者可选用本方。

【验案】马某，女性，65 岁，病历号 178799，1965 年 10 月 31 日初诊。1965 年 8 月 1 日跌倒一次，出现四肢不能动，10 多天后恢复活动，但右臂无力，两手麻木不能紧握，口干不思饮，苔白少津，脉弦数。证属血痹，予黄芪桂枝五物汤：

生黄芪 15 克，桂枝 10 克，白芍 10 克，生姜 10 克，大枣 4 枚，生石膏 30 克。

结果：上药服 6 剂，两手麻木均减，但仍握不紧，上方增黄芪为 24 克，因脉仍数，故仍加生石膏 30 克。继服 6 剂，两手麻木又减，左手已能正常握拳，仍继续调理之。

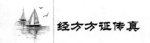

十七、桂枝去芍药汤方证

【方药组成】桂枝（去皮）三两，甘草（炙）二两，生姜（切）三两，大枣（擘）十二枚。

【用法】上四味，以水七升，煮取三升，去滓，温服一升。本云：桂枝汤今去芍药。将息如前法。

【参考处方】桂枝 10 克，炙甘草 10 克，生姜 15 克，大枣 4 枚。

上 4 味，以冷水 600 毫升浸泡 1 小时，煎开锅后 15～20 分钟，取汤 150 毫升温服，续水再煎一次温服。即一剂药煎二次分服，服药时间最好在上午 9～10 时，下午 3～4 时。

【方解】桂枝汤加芍药，治桂枝汤证而腹满痛者，今去芍药，当治桂枝汤证无腹满痛，而且腹中必虚可知。

【仲景对此方证的论述】

《伤寒论》第 21 条："太阳病，下之后，脉促胸满者，桂枝去芍药汤主之。"

注解：太阳病，医误下之后，症见气上冲胸以至胸满，则知病还在表。但下伤中气，而成上实下虚之证，故脉应之促，下虚不宜用芍药，故不用桂枝汤，而用去芍药的本方主之。

按：本条的脉促，是指寸浮，关以下沉之脉。注家谓"数中一止"，这是宗叔和之说，实际并非如此。就本条而论，气冲胸满，表未解，故寸脉应之浮。误下虚其里，故关以下应之沉。腹满痛加芍药（见桂枝加芍药汤条），今腹中虚故去之。芍药是桂枝汤中唯一偏凉之药，如脉数当是有热，治疗当用芍药凉之敛之，因此去芍药不是因脉数，即不是因"数中一止"。

【辨证要点】桂枝汤证又见寸脉浮关尺脉沉，症见胸满，或心悸头晕，或气上冲者可用本方治之。

十八、桂枝去芍药加附子汤方证

【方剂组成】桂枝（去皮）三两，生姜（切）三两，大枣（擘）十二枚，甘草（炙）二两，附子（炮，去皮，破八片）一枚。

【用法】上五味，以水七升，煮取三升，去滓，温服一升。本云：桂枝汤，今去芍药加附子，将息如前法。

【参考处方】桂枝 10 克，炙甘草 10 克，生姜 15 克，大枣（擘）20 克，炮附子（先煎）15 ~ 30 克。

上 5 味，以冷水 800 毫升浸泡 1 小时，煎开锅后 15 ~ 20 分钟，取汤 150 毫升温服，续水再煎一次温服。即 1 剂药煎 2 次分服，服药时间最好在上午 9 ~ 10 时，下午 3 ~ 4 时。

【方解】于桂枝去芍药汤加温性亢奋药附子，故治桂枝去芍药汤证而陷于少阴证者。

【仲景对此方证的论述】

《伤寒论》第 21 条："太阳病，下之后，脉促胸满者，桂枝去芍药汤主之；若（脉）微，恶寒者，桂枝去芍药加附子汤主之。"

注解：若微恶寒者，当是若脉微，恶寒者，否则下后微恶寒，仍太阳证未罢之候，如何可加附子，明明漏去"脉"字，应补上。桂枝去芍药汤已如前述，若更见脉微恶寒者，则病已由阳入阴，故宜桂枝去芍药加附子汤主之。

【辨证要点】桂枝去芍药汤证又见脉沉细，症有恶寒者宜用本方。

十九、桂枝附子汤方证

【方剂组成】桂枝（去皮）四两，生姜（切）三两，大枣（擘）十二枚，甘草（炙）二两，附子（炮，去皮，破八片）三枚。

【用法】上五味，以水六升，煮取二升，去滓，分温三服。

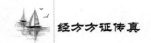

【参考处方】桂枝 12 克，生姜 15 克，大枣 4 枚，炙甘草 6 克，炮附子 30 ~ 90 克。

上 5 味，先煎附子 1 小时，入 4 味，加水至 600 毫升，续煎 15 ~ 20 分钟，取汤 150 毫升温服。再续水煎一次温服。

【方解】此即桂枝去芍药加附子汤，不过增加桂附的用量而已。由于附子除湿痹，桂枝利关节，增此二味用量为治风湿关节痛而设，因亦易名桂枝附子汤，以示与原方主治有别。古方法律之严如此，学者当细玩之。

【仲景对此方证的论述】

《伤寒论》第 174 条："伤寒八九日，风湿相搏，身体疼烦，不能自转侧，不呕、不渴、脉浮虚而涩者，桂枝附子汤主之。若其人大便硬，小便自利者，去桂加白术汤主之。"

注解：本来有湿，又被风邪，因谓风湿相搏。太阳伤寒已八九日，又续发风湿相搏证，身体疼烦，为全身痛剧，以至烦躁不宁。不能自转侧，为由于肢体痛剧，而不能以自力转侧的意思。因未传少阳故不呕；因未传阳明故不渴。虽病还在外，但已虚极入阴，故脉浮虚而涩，因以桂枝附子汤主之。若其人大便硬，而小便频利者；则津液绝于里，不宜再行汗解，因去桂加白术汤主之。

按：小便自利，宜作小便频数解，苓术等利尿药与附子为伍反治虚衰性的小便失禁，本条所述，即由于小便失于收摄而自利，水分被夺，大便因硬，水湿在表之证。本宜发汗治之，但渴而下利，小便数者，皆不可发汗，《金匮要略·水气病篇》有明文，可互参。

【辨证要点】表虚寒，关节痛疼，脉浮虚而涩者可用本方治之。

二十、去桂加白术汤方证

【方剂组成】附子（炮，去皮，破八片）三枚，生姜（切）三两，大枣十二枚，甘草（炙）二两，白术四两。

【用法】上五味，以水六升，煮取二升，去滓，分温三服。初一服，其人身如痹，半日许复服之，三服都尽，其人如冒状，勿怪。此以附子、术，并走皮内，逐水气未得除，故使之耳。法当加桂四两。此本一方二法：以大便硬，小便自利，去桂也；以大便不硬，小便不利，当加桂。附子三枚，恐多也。虚弱家及产妇，宜减服之。

【参考处方】白术12克，生姜15克，大枣4枚，炙甘草6克，炮附子30~90克。

上5味，先煎附子1小时，入4味，加水至600毫升，续煎15~20分钟，取汤150毫升温服。再续水煎一次温服。

【方解】术附为伍，不但逐湿解痹，且治小便自利，故本方治桂枝附子汤证小便自利而气不上冲者。

【仲景对此方证的论述】

（见桂枝附子汤条）

【辨证要点】桂枝附子汤证无气上冲，而见小便自利，大便偏干者。

二十一、桂枝去芍药加茯苓白术汤方证

【方剂组成】桂枝三两，甘草（炙）二两，生姜（切），白术三两，茯苓三两，大枣（擘）十二枚。

【用法】上六味，以水八升，煮取三升，去滓，温服一升，小便利则愈。本云：桂枝汤今去桂枝（芍药），加茯苓、白术。

【方解】于桂枝去芍药汤加利小便的苓术，故治桂枝去芍药汤证而小便不利者。

【仲景对此方证的论述】

《伤寒论》第28条："服桂枝汤，或下之，仍头项强痛，翕翕发热，无汗，心下满微痛，小便不利者，桂枝去桂加茯苓白术汤主之。"

注解：《医宗金鉴》谓："桂枝去桂当是去芍药之误，因为头项强痛的表证还在，去桂将何以为治？"此说有理，可从。头项强痛、翕翕发热，虽似桂枝汤证，但桂枝汤证有自汗，今无汗，故其非桂枝汤证可知。心下满微痛，虽有似里实证，但实者小便当利，今小便不利，其亦非里实可知。医者误于前者与桂枝汤，又误于后者而下之，以药不对证，故所病依然如故。其实此病的主要矛盾为小便不利，水伴冲气逆于上，故心下满微痛；里气阻塞，表失通透，故形似桂枝汤证而无自汗，必须以苓术利其小便，再以桂枝去芍药汤降冲气以解外，则其得解。

按：水停心下，则里有所阻，表亦不透，故不兼利其水则表必不解。若强发其汗，激动里饮，变证百出。此唯有于解表方中，兼用利尿逐水药，始收里和表解之效。此为古人于实践中得出的治疗规律，甚关重要，学者宜细研之。

【辨证要点】身痛，关节痛，小便不利者可选用本方。

按：桂枝汤是用于表虚的主要方剂，其加减有胸满者去芍药，脉微恶寒者加附子，小便不利者加茯苓白术……其主旨是解表和里，后面的苓桂术甘汤、五苓散等方剂皆为此类，宜互参。

二十二、甘草附子汤方证

【方剂组成】甘草（炙）二两，附子（炮，去皮，破）二枚，白术二两，桂枝（去皮）四两。

【用法】上四味，以水六升，煮取三升，去滓，温服一升，日三服。初服得微汗则解。能食，汗止复烦者，将服五合，恐一升多者，宜服六七合为妙。

【参考处方】炙甘草6克，炮附子50～90克，白术12克，桂枝12克。

上4味，先煎附子1小时，余3味以冷水600毫升先浸泡1小时后，与附子同煎，煎15～20分钟，取汤150毫升温服。再续水煎一次温服。

【方解】此即桂枝附子汤去姜枣加白术，无生姜则不治呕，无大枣则缓中力差。但术附同用温中利湿作用强，故用于寒湿痹痛效佳。

【仲景对此方证的论述】

《伤寒论》第 175 条："风湿相搏，骨节疼烦，掣痛不得屈伸，近之则痛剧，汗出短气，小便不利，恶风不欲去衣，或身微肿者，甘草附子汤主之。"

注解：掣痛，谓疼痛如掣，言其痛之剧烈。近之则痛剧，谓以手近之，即觉痛之加剧，言其痛之敏感。

骨节疼烦，掣痛不得屈伸，近之则痛剧，较前之桂枝附子汤证，不但剧烈，而且急迫。水伴气上冲，故短气而小便不利。汗出恶风，病还在表，但恶风以至不欲去衣，则已陷于少阴，表虚湿重或身微肿。此宜甘草附子汤主之，由以上可知，术附合用为治寒湿痹痛的要药，加入适证的解表剂，用以治风湿关节痛，均有捷效。如桂枝加术附汤、葛根加术附汤、越婢加术附汤等皆为常用之良方，宜注意。

【辨证要点】 表虚寒证见关节痛剧，汗出恶风，小便不利者。

【验案】 任某，女性，33 岁，某厂门诊病历号 131，1966 年 3 月 25 日初诊。八九年来腰背疼痛。经 X 线拍片确诊为"脊椎骨质增生""椎间盘退行性改变"。近症常见头昏头痛，目胀，下肢关节痛，手麻木，全身无力，四肢逆冷，苔白润，脉沉细。此属寒湿痹痛，表虚湿重，治以温化寒湿，予桂枝加术附汤：

桂枝 10 克，白芍 10 克，生姜 10 克，大枣 4 枚，炙甘草 6 克，苍术 10 克，炮附子 12 克。

结果：上药服 6 剂，腰痛稍减，他症无变化。上方加茯苓 12 克继服。1 周后痛麻皆减，继服原方，4 月 15 日复诊时，痛麻已不明显，天气变化时也不加重。

二十三、桂枝去芍药加皂荚汤方证

【方剂组成】 桂枝三两，生姜三两，大枣十二枚，甘草二两，皂荚（去皮子，炙焦）一枚。

【用法】 上五味，以水七升，微微火煮取三升，分温三服。

【参考处方】桂枝 10 克，生姜 15 克，大枣 4 枚，炙甘草 10 克，皂荚 10 克。

上 5 味，以冷水 600 毫升浸泡 1 小时，煎开锅后 15～20 分钟，取汤 150 毫升温服，续水再煎一次温服。即一剂药煎二次分服，服药时间最好在上午 9～10 时，下午 3～4 时。

【方解】皂荚辛温，有通关窍、排痈脓的作用，故此治桂枝去芍药汤证而痰涎多者。

【仲景对此方证的论述】

《金匮要略·肺痿肺痈咳嗽上气病》附方（四）："《千金》桂枝去芍药加皂荚汤，治肺痿，吐涎沫。"

注解：肺痿病名，《金匮要略》谓："寸口脉数，其人咳，口中反有浊唾涎沫者何？师曰：为肺痿之病。"若上述的肺痿，吐涎沫多者，可以本方治之。

【辨证要点】桂枝去芍药汤证而痰涎多者。

按：本条所述当属肺冷的一类，若虚热的肺结核，皂荚辛燥不可轻试。

二十四、桂枝去芍药加蜀漆牡蛎龙骨汤方证

【方剂组成】桂枝（去皮）三两，甘草（炙）二两，生姜（切）三两，大枣（擘）十二枚，牡蛎（熬）五两，蜀漆（洗，去腥）三两，龙骨四两。

【用法】上七味，以水一斗二升，先煮蜀漆，减二升，内诸药，煮取三升，去滓，温服一升。本云：桂枝汤今去芍药加蜀漆、牡蛎、龙骨。

【参考处方】桂枝 10 克，炙甘草 6 克，生姜 15 克，大枣 4 枚，生龙骨 15 克，生牡蛎 15 克，蜀漆 10 克。

上 7 味，先以冷水 800 毫升浸泡 1 小时，煎开锅后 15～20 分钟，取汤 150 毫升，温服。再续水煎一次温服。

【方解】此于桂枝去芍药汤加祛痰的蜀漆、镇惊的龙牡，故治桂枝去芍药汤证有痰饮而惊狂不安者。

【仲景对此方证的论述】

《伤寒论》第 112 条："伤寒脉浮，医以火迫劫之，亡阳必惊狂，卧起不安者，桂枝去芍药加蜀漆牡蛎龙骨救逆汤主之。"

注解：伤寒脉浮，本宜麻黄汤发汗治之，而医以火迫使大汗出，乃错误的治疗，徒亡津液，即表不解导致急剧的气上冲，并激动里饮，而发惊狂，以至卧起不安者，宜以桂枝去芍药加蜀漆牡蛎龙骨救逆汤主之。

按：《伤寒论》谓："太阳伤寒者，加温针必惊也。"本条即详述其证和治。伤寒本是热证，以火助热，邪因益盛，气冲饮逆，此惊狂奔豚之所以作也。本方能治火劫亡阳的逆治证，故特称之为救逆汤。

【仲景对此方证的论述】

《金匮要略·惊悸吐衄下血胸满瘀血病》第 12 条："火邪者，桂枝去芍药加蜀漆牡蛎龙骨救逆汤主之。"

注解：《伤寒论》："太阳病，以火熏之不得汗，其人必躁，到经不解，必清血，名为火邪"，上之火邪证，桂枝去芍药加蜀漆牡蛎龙骨救逆汤主之。

【辨证要点】桂枝去芍药汤证有痰饮惊狂者。

【验案】王某，女性，26 岁，空军翻译。旁观修理电线而受惊吓，出现惊悸心慌，失眠，头痛，纳差恶心，时有喉中痰鸣，每有声响则心惊色变，躁烦骂人而不能自控，逐渐消瘦，由两人扶持而来诊。苔白腻，脉弦滑寸浮。此寒饮郁久上犯，治以温化降逆，与桂枝去芍药加蜀漆牡蛎龙骨汤加减：

桂枝 10 克，生姜 10 克，炙甘草 6 克，大枣 4 枚，半夏 12 克，茯苓 12 克，生牡蛎 15 克，生龙骨 15 克。

结果：上药服 3 剂，心慌、喉中痰鸣减轻；服 6 剂，纳增，睡眠好转，再服 10 剂诸症皆消。

二十五、桂枝甘草汤方证

【方剂组成】桂枝（去皮）四两，甘草（炙）二两。

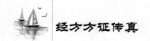

【用法】上二味，以水三升，煮取一升，去滓，顿服。

【参考处方】桂枝 12 克，炙甘草 6 克。

上 2 味，以冷水 500 毫升浸泡 1 小时，煎开锅后 15 ~ 20 分钟，取汤 150 毫升，温服，再续水煎一次温服。

【方解】此于桂枝汤去芍药大枣，故不治腹挛痛，去生姜，故不治呕，但二药加重用量，如治气上冲缓急迫的作用远非原方所及。

【仲景对此方证的论述】

《伤寒论》第 64 条："发汗过多，其人叉手自冒心，心下悸，欲得按者，桂枝甘草汤主之。"

注解：夺汗则亡血，发汗过多，则血液亡失亦甚，心气不足故悸，汗多出于上体部，上下体液骤然失调，因致急剧的气上冲，其人不得不叉手自冒于心，欲按心抑制其心下的冲且悸，因以桂枝甘草汤主之。

按：以本方治心悸确有良效，但不大量用则不验，不过用以解外宜减量。如心悸明显者，桂枝必用 24 克以上，甘草必跟上，一般两者用量比例是 2：1。

【辨证要点】心下悸欲得按而无里实证者。

【验案】李某，男性，30 岁，某县会诊病例。心慌惊悸已三四年，眠差易醒，常自汗出，苔薄白，舌尖红，脉浮弦数。证属心气不足，水气凌心。治以温阳降逆，予桂枝甘草汤加味：

桂枝 30 克，炙甘草 15 克，茯苓 15 克。

结果：上药服 3 剂诸症减，继服 3 剂心慌惊悸全消。

二十六、半夏散及汤方证

【方剂组成】半夏（洗），桂枝（去皮），甘草（炙）。

【用法】上三味，等分。个别捣筛已，合治之，白饮和服方寸匕，日三服。若不能散服者，以水一升，煎七沸，内散两方寸匕，更煮三沸，下火令小冷，少少咽之。半夏有毒，不当散服。

【参考处方】生半夏 10 克，桂枝 10 克，炙甘草 10 克。

上 3 味，以水 800 毫升，煎取 150 毫升，置凉，少少咽之。

【方解】半夏有治咽喉肿痛作用，本方是因其合于桂枝甘草汤中，故治桂枝甘草汤证，而咽喉肿痛，或痰涎多者。

【仲景对此方证的论述】

《伤寒论》第 313 条："少阴病，咽中痛，半夏散及汤主之。"

注解：咽痛指或左或右的一侧痛，为甘草汤或桔梗汤所主者。咽中痛，指全咽俱痛，为比较重的证，多伴有表证，宜以本方散邪消肿治之。

按：咽痛证不宜大发汗，故论中多以少阴病冒之。但此并非真少阴病，而本方亦非少阴病的治剂，不可不知。

【辨证要点】咽痛，有表证而口不渴者。

【验案】张某，男性，51 岁，河北灵寿县中学工友，初诊日期 1968 年 11 月 26 日。咽痛 3 月余，曾以清热解毒，养阴清咽等法多治无效，某医认为是喉癌。视某咽喉，双扁桃体及咽后壁皆有多处脓点，常有头痛，汗出，恶寒，口中和不思饮，苔白腻，脉沉细，两寸浮。此为阳虚表证，表久不解，邪客津伤，则咽喉不利，仿半夏散及汤治之。

半夏 12 克，桂枝 10 克，炙甘草 10 克，桔梗 6 克，诃子肉 6 克。

结果：服药当天即感咽痛减轻，原方服半月，诸症消，咽及双侧扁桃体已无脓点。

二十七、桂枝甘草龙骨牡蛎汤方证

【方剂组成】桂枝（去皮）一两，甘草（炙）二两，牡蛎（熬）二两，龙骨二两。

【用法】上四味，以水五升，煮取二升半，去滓，温服八合，日三服。

【参考处方】桂枝 6 克，炙甘草 10 克，生龙骨 15 克，生牡蛎 15 克。

上 4 味，先以冷水 600 毫升浸泡 1 小时，煎开锅后 15 ~ 20 分钟，取汤 150 毫升，温服。再续水煎一次温服。

【方解】此于桂枝甘草汤而加龙骨、牡蛎，故治桂枝甘草汤证而烦惊者。

【仲景对此方证的论述】

《伤寒论》第 118 条："火逆下之，因烧针烦躁者，桂枝甘草龙骨牡蛎汤主之。"

注解：《伤寒论》谓："脉浮宜以汗解，用火灸之，邪无从出，因火而盛，病从腰以下必重而痹，名火逆也。"上述火逆证，仍宜汗解，下之已误，烧针更误，因致其人烦躁不安，宜用桂枝甘草龙骨牡蛎汤主之。

按：此烦躁，既有表不解之烦，又有亡阳欲惊之躁。

【辨证要点】桂枝甘草汤证又见烦躁惊悸者。

【验案】刘某，男性，30 岁。1966 年 4 月 5 日初诊。东北泰来地区出现一条疯狗，到处咬人。一次患者看到疯狗，虽未被咬，但被吓而致病，而现心慌、惊悸、恐惧等症状。用中西药治疗不效而来京求治。诊其脉弦数，苔白腻。脉症合参，知其为阳虚水逆而致心阳不振，为桂枝甘草龙骨牡蛎汤的适应证，故与之：

桂枝 12 克，炙甘草 6 克，茯苓 15 克，生龙骨 30 克，生牡蛎 30 克。

结果：上药先后服 6 剂诸症已，高兴地回了原籍。并来信告之 1 年多也未复发。

二十八、防己茯苓汤方证

【方剂组成】防己三两，黄芪三两，桂枝三两，茯苓六两，甘草二两。

【用法】上五味，以水六升，煮取二升，分温三服。

【参考处方】防己 10 克，黄芪 15 克，桂枝 10 克，茯苓 18 克，炙甘草 6 克。

上 5 味，以冷水 600 毫升浸泡 1 小时，煎开锅后 15 ~ 20 分钟，取汤 150 毫升，温服，再续水煎一次温服。

【方解】既用防己、茯苓协力以逐水，又用桂枝甘草加黄芪实表以和外，不使水气复留于皮中，此即治皮水的正法，故治表虚气冲，水居皮中不去，水气相搏，而四肢聂聂动者。

【仲景对此方证的论述】

《金匮要略·水气病》第 22 条："皮水为病，四肢肿，水气在皮肤中，四肢聂聂动者，防己茯苓汤主之。"

注解：皮水为病则四肢肿，气不足于表，故水得以留于皮肤中，表虚常伴气上冲，水气相搏，故使四肢聂聂动，此种皮水宜用防己茯苓汤主之。

【辨证要点】表虚伴见四肢肿者。

【验案】冯某，女性，30 岁，1959 年 4 月 25 日初诊，病历号 6422。5 年来经常两下肢肿，经检查诊断为慢性肾炎。近症：头晕，头痛，颜面浮肿，两下肢肿，午后明显，汗出恶风，月经后期而量多，苔白腻，脉沉细滑。证属表虚血虚而水湿内停，治以实表利水，养血和营，与防己茯苓汤合当归芍药散：

防己 10 克，桂枝 10 克，茯苓 24 克，生黄芪 12 克，炙甘草 6 克，当归 10 克，川芎 10 克，苍术 6 克，白术 6 克，白芍 12 克，泽泻 18 克。

结果：上药服 6 剂后，症状减轻，停药后症状又反复。劳累后也反复，继用上方加减服用 6 个月。10 月 13 日复诊时，浮肿消，予柴胡桂枝干姜汤消息之。

二十九、防己黄芪汤方证

【方剂组成】防己一两，黄芪（去芦）一两一分，甘草（炒）半两，白术七钱半。

【用法】上剉麻豆大，每抄五钱匕，生姜四片，大枣一枚，水盏半，煎八分，去滓，温服，良久再服。喘者，加麻黄半两；胃中不和者，加芍药三分；气上冲者，加桂枝三分；下有陈寒者，加细辛三分。服后当如虫行皮中，从腰下如冰，后坐被上，又以被绕腰以下，温令微汗，差。

【参考处方】防己 10 克，生黄芪 18 克，炙甘草 6 克，白术 15 克，生姜 15 克，大枣 4 枚。

上 6 味，以冷水 800 毫升浸泡 1 小时，煎开锅后 15～20 分钟，取汤 150 毫升，温服，再续水煎一次温服。

【方解】此和上方虽均治水肿，但去桂枝、茯苓，故不治气冲身瞤。因有白术、生姜、大枣，并增量黄芪，则补中实表的力量较优，故治水气病而身重汗出恶风者。

按：本方与桂枝汤无关，不应列此，但由于与上方相近，故附于此，以便说明。又《金匮要略》原方用生姜四片，仲景方无此例，疑是后人作伪，以上药量根据《外台秘要》较为合理。

【仲景对此方证的论述】

《金匮要略·水气病》第 20 条："风水，脉浮，身重，汗出恶风者，防己黄芪汤主之。"

注解：脉浮为病在外在表，身重为有湿，汗出恶风为表虚不固。这种风湿证宜用防己黄芪汤主之。

《金匮要略·痉湿暍病》第 22 条："风湿，脉浮，身重，汗出恶风者，防己黄芪汤主之。"

注解：本条与上条是重出，只是"水""湿"之异耳。

《金匮要略·水气病》附方："《外台》防己黄芪汤，治风水，脉浮为在表，其人或头汗出，表无他病，病者但下重，从腰以上为和，腰以下当肿及阴，难以屈伸。"

注解：表无他病，指无头痛、身体疼痛表证之意，水集于下体部，故但下重，从腰以上无异于平时，故谓为和，腰以下当肿及阴以下，难以屈伸。

按：由以上所述，可知黄芪有实表祛邪的作用。

【辨证要点】四肢浮肿，汗出恶风明显者。

【验案】贾某，女性，22 岁，中医学院学生，住院病历号 601，1965 年 2 月 26 日初诊。自 1960 年发现浮肿，经多项检查，除 A／G 倒置外，其他无异常，曾以淡渗利湿治疗，反增腹胀。西药用双氢克脲塞利尿之后即变瘦人，过后肿更明显。浮肿早晨明显，眼睛不开，下眼眶凹陷不起，手胀不能握，两腿酸沉无力，时汗出恶风，苔白润，脉寸浮关尺沉滑稍数。此属表虚寒饮内停，治以实表利水，拟防己黄芪汤：

木防己 10 克，生姜 10 克，苍术 10 克，大枣 4 枚，生黄芪 12 克，炙甘草 6 克，茯苓 10 克。

结果：上药服 6 剂，汗出减，肿亦减，增生黄芪为 18 克，继服 1 个月肿消，他症也不明显。

三十、桂枝人参汤方证

【方剂组成】桂枝（别切）四两，甘草（炙）四两，白术三两，人参三两，干姜三两。

【用法】上五味，以水九升，先煮四味，取五升，内桂，更煮取三升，去滓，温服一升，日再夜一服。

【参考处方】桂枝 12 克，炙甘草 12 克，白术 10 克，人参 10 克，干姜 10 克。

上 5 味，先以冷水 800 毫升浸 1 小时，煎开锅后 15～20 分钟，取汤 150 毫升，温服。再续水煎一次温服。

【方解】此即桂枝甘草汤与理中汤的合方，故治二方合并证。

【仲景对此方证的论述】

《伤寒论》第 163 条："太阳病，外证未除，而数下之，遂协热而利，利下不止，心下痞硬，表里不解者，桂枝人参汤主之。"

注解：太阳病，外证还未解，医不知而数下之，大伤中气，遂使表热内陷与里虚相协，而利下不止、心下痞硬，为胃气虚，乃人参汤证。谓为表里不解者，此外当亦有身疼痛的表证在，故以桂枝人参汤主之。

按：外证未解，暗示服过麻黄汤而外证还未解之意，当以桂枝汤类解外。下利不止、心下痞硬，为由于频繁误下，已陷于太阴病理中汤证，不过外证未罢，故合以桂枝甘草汤两解表里。

【辨证要点】桂枝甘草汤证又见理中汤证者。

三十一、白虎加桂枝汤方证

【方剂组成】知母六两，甘草（炙）二两，石膏一斤，粳米二合，桂枝（去皮）三两。

【用法】上锉，每五钱，水一盏半，煎至八分，去滓，温服，汗出愈。

【参考处方】知母18克，炙甘草6克，生石膏60克，粳米15克，桂枝10克。

上5味，以冷水600毫升浸泡1小时，煎开锅后15~20分钟，取汤150毫升温服，再续水煎一次温服。

【方解】白虎汤加桂枝，实即桂枝甘草汤与白虎汤的合方，故治二方的合并证。

【仲景对此方证的论述】

《金匮要略·疟病》第4条："温疟者，其脉如平，身无寒但热，骨节疼烦，时呕，白虎加桂枝汤主之。"

注解：身无寒但热，为热在里，骨节烦疼，时呕，为邪在表。本方两解表里故主之。

按：本方不限于治温疟，凡有是证即可用之。

【辨证要点】桂枝甘草汤证又见白虎汤证者。

【验案】吕某，女性，18岁，本院家属，1965年6月17日初诊。1个月来发热、自汗盗汗，恶心或呕吐，头晕头痛，两膝关节痛，口干思饮，苔白腻，舌红，脉弦滑数。证属表虚而里热，治以两解表里，予白虎加桂枝汤：

生石膏60克，知母18克，炙甘草6克，生山药10克，桂枝10克。

结果：上药服3剂热退，恶心呕吐止，自汗盗汗减，他医用补中益气治疗，又大汗不止，而静脉补液。又改用上方原方治疗则诸症渐已。

三十二、苓桂术甘汤方证

【方剂组成】茯苓四两，桂枝（去皮）三两，白术二两，甘草（炙）二两。

【用法】上四味，以水六升，煮取三升，去滓，分温三服。

【方解】此于桂枝甘草汤中加利尿逐水的茯苓、白术，故治桂枝甘草汤证而里有水饮，见小便不利者。

【仲景对此方证的论述】

《伤寒论》第67条："伤寒，若吐、若下后，心下逆满，气上冲胸，起则头眩，脉沉紧，发汗则动经，身为振振摇者，茯苓桂枝白术甘草汤主之。"

注解：太阳伤寒，法宜发汗，若吐若下，均属误治。表不解故气上冲胸。若里有水饮，更必伴冲气以上犯，心下逆满，起则头眩即其候也。脉沉紧为寒饮在里之应，虽表解，亦不可发汗，若误发之，则势必动及经脉，将使身为振振摇，无论发汗与否，均宜苓桂术甘汤主之。

按：平时即有水饮的人，若患外感而误施吐下，表不解而气上冲者，最易使水伴气冲上犯，气上冲胸，心下逆满、起则头眩即水伴气冲的为候，亦即本方的主症，此时与本方降冲气以逐水饮，则上症治而表自解。若再误发其汗，不但表不解，而且激动里饮，更必使其人身为振振摇，当然此时还宜以本方治之。

《伤寒论》第160条："伤寒吐下后，发汗，虚烦，脉甚微，八九日心下痞硬，胁下痛，气上冲咽喉，眩冒，经脉动惕者，久而成痿。"

注解：此即上条重出，前之脉沉紧，是指发汗前，此之脉甚微，乃指发汗后。心下痞硬、胁下痛、气上冲咽喉、眩冒，虽亦皆气冲饮逆的为证，但较发汗前已更重一等。经脉动惕即前之身为振振摇的互词。久而成痿，谓此证若不速治，久将成为肢体不用的痿证。

按：此条虽未提治法方药，但据所述肯定是苓桂术甘汤方证。

《金匮要略·痰饮咳嗽病》第16条："心下有痰饮，胸胁支满，目眩，苓桂术甘汤主之。"

注解：《金匮要略》谓其人素盛今瘦，水走肠间，沥沥有声，谓之痰饮。心下有痰饮，即胃中有停饮。胸胁支满、目眩亦水气冲逆的为候，故以苓桂术甘汤主之。

按：本方治头晕目眩确有良效，若无气冲之候者则不验。若心下逆满、气上冲胸、心下痞硬、胁下痛、气上冲咽喉、胸胁支满等均属其候，临证时宜注意。

《金匮要略·痰饮咳嗽病》第17条："夫短气有微饮，当从小便去之，苓桂术甘汤主之。肾气丸亦主之。"

注解：《金匮要略》谓："凡食少饮多，水停心下，甚者则悸，微者短气。"短气为胃有微饮的证候。利其小便则饮即去，宜适证选用苓桂术甘汤或肾气丸。

按：就去微饮而治短气这一点，二方均有用之的机会，但不是说任取一方即能治之。临证时仍宜细辨。

【辨证要点】头晕目眩，短气，小便不利见气上冲者。

【验案】刘某，女性，19岁，1977年10月3日初诊。

2个月来耳鸣耳聋，鸣甚则头眩，苔白，脉沉细。此属水饮上犯之证，予苓桂术甘汤：

桂枝10克，茯苓18克，苍术10克，炙甘草6克。

结果：上药连服8剂，耳聋好转，头已不晕，耳鸣亦大减。原方增桂枝为12克，茯苓24克，又服6剂痊愈。

三十三、苓桂枣甘汤方证

【方剂组成】茯苓半斤，桂枝（去皮）四两，甘草（炙）二两，大枣（擘）

十五枚。

【用法】上四味，以甘澜水一斗，先煮茯苓，减二升，内诸药，煮取三升，去滓，温服一升，日三服。

作甘澜水法：取水二斗，置大盆内，以杓扬之，水上有珠子五六千颗相逐，取用之。

【参考处方】茯苓 24 克，桂枝 12 克，炙甘草 6 克，大枣 20 克。

上 4 味，以冷水 600 毫升浸泡 1 小时，煎开锅后 15～20 分钟，取汤 150 毫升，温服，再续水煎一次温服。

【方解】于桂枝甘草汤加利水止悸的茯苓，和治腹挛痛的大枣，故治脐下悸或痛而气上冲胸者。此和上方药物看来无大出入，但于主治大异其趣。方中无术，则知胃无停饮或少停饮，故不治心下痞硬和眩冒。但增大茯苓用量则治悸烦，加大枣则治腹挛急，增量桂枝则加重治冲气。故此治小腹挛急、悸动而气上冲较甚者。

【仲景对此方证的论述】

《伤寒论》第 65 条："发汗后，其人脐下悸者，欲作奔豚。茯苓桂枝甘草大枣汤主之。"

注解：此亦本里有停饮，而误发汗治疗，里饮被激，伴强烈的气上冲，而欲作奔豚之证，脐下悸即其征兆，宜以苓桂枣甘汤主之。

按：本方不只能治脐下悸欲作奔豚，即使是奔豚证见心下悸者亦能治之，他如诸饮证，若腹挛急、气上冲而脐下动悸者，用之亦多验。

【辨证要点】桂枝甘草汤证见脐下悸动、气上冲者。

【验案】张某，女性，65 岁，门诊病历号 16248，1965 年 12 月 13 日初诊。多年失眠，久治无效。近症头晕心悸，脐左跳动，有时感气往上冲，冲则心烦、汗出，口干不思饮，苔白，脉缓，此属寒饮上扰心神，治以温化降逆，佐以安神，予苓桂枣甘汤加味：

茯苓 24 克，桂枝 12 克，大枣 5 枚，炙甘草 6 克，酸枣仁 15 克，远志 6 克。

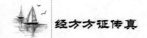

结果：上药服 3 剂睡眠稍安，头晕心烦、气上冲感亦减，前方加生龙牡各 15 克，继服 6 剂，除眠多梦外他无不适。

三十四、茯苓甘草汤方证

【方剂组成】茯苓二两，桂枝（去皮）二两，甘草（炙）一两，生姜（切）三两。

【用法】上四味，以水四升，煮取二升，去滓，分温三服。

【参考处方】茯苓 12 克，桂枝 10 克，炙甘草 6 克，生姜 15 克。

上 4 味，以冷水 600 毫升浸泡 1 小时，煎开锅后 15～20 分钟，取汤 150 毫升，温服，再续水煎一次温服。

【方解】茯苓伍生姜治心下悸，加于桂枝甘草汤中，则治桂枝甘草汤证又见呕而小便不利或心下悸者。

【仲景对此方证的论述】

《伤寒论》第 73 条："伤寒，汗出而渴者，五苓散主之；不渴者，茯苓甘草汤主之。"

注解：原条文"伤寒汗出"后，似脱漏"脉浮数，小便不利"七字。"不渴"后似脱漏"而呕"二字，不然则无法理解。大意是说：伤寒证，里有停水，虽发汗但汗出表不解。若脉浮数，小便不利而渴者，宜五苓散主之；若上证不渴而呕者，宜茯苓甘草汤主之。

《伤寒论》第 356 条："伤寒厥而心下悸，宜先治水，当服茯苓甘草汤，却治其厥，不尔，水渍入胃，必作利也。"

注解：水停心下，甚则心悸，故厥而心下悸者，知为水饮逆迫心下所致，先宜茯苓甘草汤以治水，水去则厥自已。若舍水而但治厥，不但厥不得治，则水渍于胃更必致下利之证。

按：失眠而心悸者，多为水饮，本方增量茯苓加龙骨牡蛎有良效（参见桂枝甘草加龙骨牡蛎汤方证）。

【辨证要点】桂枝甘草汤证又见心下悸者。

三十五、茯苓泽泻汤方证

【方剂组成】茯苓半斤，泽泻四两，甘草（炙）二两，桂枝（去皮）二两，白术三两，生姜四两。

【用法】上六味，以水一斗，煮取三升，内泽泻，再煮取二升半，温服八合，日三服。

【参考处方】茯苓24克，泽泻12克，炙甘草6克，桂枝10克，白术10克，生姜15克。

上6味，以冷水600毫升浸泡1小时，煎开锅后15~20分钟，取汤150毫升，温服，再续水煎一次温服。

【方解】此于茯苓甘草汤即倍茯苓的用量，又加泽泻、白术，大大加强了逐饮利尿的作用，故治茯苓甘草汤证饮多呕剧而渴者。

【仲景对此方证的论述】

《金匮要略·呕吐哕下利病》第18条："胃反，吐而渴欲饮水者，茯苓泽泻汤主之。"

注解：《金匮要略》谓"朝食暮吐，暮食朝吐，名曰胃反"。若上述的胃反，吐而渴欲饮水者，宜茯苓泽泻汤主之。

按：朝食暮吐、暮食朝吐亦约略之词。要言之胃反为一发作性的呕吐。有一日发作者，亦有数日发作者，大都由于胃的消化和机能欠佳，停食或停水所致。本条所述为偏于停水，水停不消，积至相当程度必吐，全身组织缺少水的营养，故同时亦必渴。胃有停饮，不吐但痛。若渴欲饮水者，应用本方亦有验。

【辨证要点】茯苓甘草汤证又见口渴思饮而呕吐明显者。

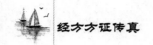

三十六、苓桂五味甘草汤方证

【方剂组成】茯苓四两，桂枝（去皮）四两，五味子半升，甘草（炙）三两。

【用法】上四味，以水八升，煮取三升，去滓，分温三服。

【参考处方】茯苓 12 克，桂枝 10 克，五味子 15 克，炙甘草 6 克。

上 4 味，以冷水 600 毫升浸泡 1 小时，煎开锅后 15～20 分钟，取汤 150 毫升，温服，再续水煎一次温服。

【方解】本方是由桂枝甘草汤加利尿逐饮的茯苓和治咳逆上气的五味子，故治桂枝甘草汤证而咳逆上气有痰饮者。

【仲景对此方证的论述】

《金匮要略·痰饮咳嗽病》第 36 条："青龙汤下已，多唾口燥，寸脉沉，尺脉微，手足厥逆，气从小腹上冲胸咽，手足痹，其面翕热如醉状，因复下流阴股，小便难，时复冒者，与茯苓桂枝五味甘草汤，治其气冲。"

注解：此承"咳逆倚息不得卧，小青龙汤主之"条而言。青龙下已，谓服小青龙汤后，上证即已的意思。多唾，口燥亦是服小青龙寒饮欲解的征验。但支饮重证常非一击所能愈，今寸脉沉而尺脉微，仍属饮盛里虚之应。手足厥逆，即因水气冲逆所致。气从小腹上冲胸咽，即发作性的气上冲状。手足痹，是由于血虚。其面翕然如醉状，为有虚热上熏，气冲休止，则水饮因复下流阴股，故亦不冒。气冲发作，则水饮伴之以上逆，故小便难而时复冒，因此与苓桂五味甘草汤先治其气冲。

【辨证要点】桂枝甘草汤证又见咳逆上气有痰饮者。

三十七、苓甘五味姜辛汤方证

【方剂组成】茯苓四两，甘草三两，干姜三两，细辛三两，五味子半升。

【用法】上五味，以水八升，煮取三升，去滓，温服半升，日三服。

【参考处方】茯苓 12 克，炙甘草 6 克，干姜 10 克，细辛 10 克，五味子 15 克。

上 5 味，以冷水 500 毫升浸 1 小时，煎 15～20 分钟，取汤 100 毫升，温服，再续水煎一次温服。

【方解】细辛、干姜温中逐饮，合茯苓、甘草、五味子故治痰饮咳而胸满者。

【仲景对此方证的论述】

《金匮要略·痰饮咳嗽病》第 37 条："冲气即低，而反更咳，胸满者，用桂苓五味甘草汤，去桂加干姜、细辛，以治其咳满。"

注解：服苓桂五味甘草汤后，则冲气即低，不过冲气虽低，寒饮复盛，故反更咳胸满。因去治冲气的桂枝，加祛寒饮的干姜、细辛治之。

按：自此以下的方证，已与桂枝汤无关，由于证治前后相关，为了便于说明故列于此。

【辨证要点】咳而胸满，吐白痰，口不渴者。

三十八、苓甘五味姜辛夏汤方证

【方剂组成】茯苓四两，甘草（炙）二两、细辛二两、干姜二两，五味子半升，半夏半升。

【用法】右六味，以水八升，煮取三升，去滓，温服半升，日三服。

【参考处方】茯苓 12 克，炙甘草 6 克，细辛 6 克，干姜 10 克，五味子 15 克，姜半夏 15 克。

上 6 味，以冷水 600 毫升浸 1 小时，煎 15～20 分钟，取汤 100 毫升，温服，再续水煎一次温服。

【方解】此于苓甘五味姜辛汤，更加逐饮止呕的半夏，故治苓甘五味姜辛汤证饮多而呕逆者。

【仲景对此方证的论述】

《金匮要略·痰饮咳嗽病》第 38 条："咳满即止，而更复渴，冲气复发者，以细辛、干姜为热药也，服之当遂渴，而渴反止者，为支饮也。支饮者，法当冒，冒者必呕，呕者复内半夏，以去其水。"

注解：服苓甘五味姜辛汤后，则咳满即止，但其人更复渴、冲气复发者，因细辛干姜为祛寒饮的热药，服后寒饮去，胃中燥，故当渴。今渴未久反止者，此为心下有支饮的缘故。支饮冲逆上迫，依法当冒，冒者亦必呕，故于苓甘五味姜辛汤再加半夏，以去其水。

【辨证要点】咳而胸满，吐稀白痰，头晕呕逆者。

三十九、苓甘五味姜辛夏杏汤方证

【方剂组成】茯苓四两，甘草三两，细辛三两，干姜三两，五味子半升，半夏半升，杏仁（去皮尖）半升。

【用法】上七味，以水一斗，煮取三升，去滓，温服半升，日三服。

【参考处方】茯苓 12 克，炙甘草 6 克，细辛 6 克，干姜 10 克，五味子 15 克，姜半夏 15 克，杏仁 15 克。

上 7 味，以冷水 600 毫升浸 1 小时，煎 15 ~ 20 分钟，取汤 100 毫升，温服，再续水煎一次温服。

【方解】此于苓甘五味姜辛夏汤更加逐水气的杏仁，故治苓甘五味姜辛夏汤证而有浮肿者。

【仲景对此方证的论述】

《金匮要略·痰饮咳嗽病》第 39 条："水去呕止，其人形肿者，加杏仁主之。其证应内麻黄，以其人遂痹，故不内之。若逆而内之者，必厥。所以然者，以其人血虚，麻黄发其阳故也。"

注解：服苓甘五味姜辛夏汤后，则水饮去而呕即止。今其人形肿因再加杏仁主之，此本水饮外溢的浮肿证，宜内麻黄以发之，但其人手足痹为血虚，故不用麻黄而用杏仁。若强与麻黄发其汗，则益使血虚，必使人厥。

按：夺汗则亡血，故血虚者不可发汗，麻黄尤当严禁。由本条的说明，可知杏仁有代麻黄以祛水气的作用。

【辨证要点】苓甘五味姜辛夏汤证兼见头面或四肢浮肿者。

【验案】黄某，女性，38 岁，病历号 67951，1966 年 2 月 12 日初诊。咳嗽已半月不愈，咯吐白痰，咽痒胸闷，口干不欲饮，鼻流清涕，颜面浮肿，大便溏稀，日 1～2 行，苔白腻，脉滑右寸浮。此属寒饮内盛、外溢于表之咳证，治以温中化饮，稍佐解表，与苓甘五味姜辛夏杏汤：

茯苓 12 克，炙甘草 10 克，五味子 10 克，干姜 6 克，细辛 6 克，半夏 12 克，杏仁 15 克。

结果：上药服 1 剂咳即止，3 剂后浮肿消，他症也渐好转。

四十、苓甘五味姜辛夏杏大黄汤方证

【方剂组成】茯苓四两，甘草三两，五味子半升，干姜三两，细辛三两，半夏半升，杏仁半升，大黄三两。

【用法】上八味，以水一斗，煮取三升，温服半升，日三服。

【参考处方】茯苓 12 克，炙甘草 6 克，细辛 6 克，干姜 10 克，五味子 15 克，姜半夏 15 克，杏仁 15 克，大黄 6 克。

上 8 味，以冷水 600 毫升，浸 1 小时，煎 15～20 分钟，取汤 100 毫升，温服，再续水煎一次温服。

【方解】此于苓甘五味姜辛夏杏汤再加通便的大黄，故治苓甘五味姜辛夏杏汤证而大便难者。

【仲景对此方证的论述】

《金匮要略·痰饮咳嗽病》第 40 条："若面热如醉，此为胃热上冲熏其面，加大黄以利之。"

注解：若兼有面色如醉状，此为胃热上冲熏其面，故更加大黄以下其热。

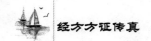

【辨证要点】苓甘五味姜辛夏杏汤证兼见上热而大便难者。

【验案】王某，男性，43岁，病历号18508，1966年1月31日初诊，自幼咳喘，反复发作，今咳喘月余，吐白痰多，晚上喘重，不能平卧，胸闷心烦，口干不思饮，大便干结，小便如常，苔白腻，脉弦细。证属寒饮内停，郁久化热，肺胃失降而致咳喘。治以温化降逆，与苓甘五味姜辛夏杏大黄汤：

茯苓12克，炙甘草10克，五味子10克，干姜6克，细辛6克，半夏12克，杏仁12克，大黄6克。

结果：上药服1剂自感喘已，继服2剂咳痰大减。二诊改半夏厚朴汤加味3剂，自感无不适。

按：慢性支气管炎出现以上各方证的机会颇多，尤以老年患者更多见，如适证选用，多有捷效。

四十一、五苓散方证

【方剂组成】猪苓（去皮）十八铢，泽泻一两六铢，白术十八铢，茯苓十八铢，桂枝（去皮）半两。

【用法】上五味，捣为散，以白饮和服方寸匕，日三服。多饮暖水，汗出愈。如法将息。按：以上量作煎剂也可，但水逆证仍以散服佳。

【参考处方】猪苓10克，泽泻18克，白术10克，茯苓12克，桂枝10克。

上5味，以冷水600毫升浸泡1小时，煎开锅后15～20分钟，取汤150毫升，温服，再续水煎一次温服。

【方解】集猪苓、泽泻、白术、茯苓诸利尿药，合以解外降冲气的桂枝，故治脉浮有热、气冲水逆、渴而小便不利者。

【仲景对此方证的论述】

《伤寒论》第71条："太阳病，发汗后，大汗出，胃中干，烦躁不得眠，欲得饮水者，少少与饮之，令胃气和则愈。若脉浮，小便不利，微热消渴者，五苓散主之。"

注解：太阳病，依法当发汗，但发汗以取微似有汗者佳。若发汗不得法而使大汗出，津液大量亡失，胃中水分被夺而干燥，故其人烦躁不得眠。欲得饮水者，则少少与饮之，令胃气和即愈。

若发汗后而脉浮，小便不利、微热、消渴者，此为里有停饮误施发汗，而表仍不得解的为证，则宜五苓散主之。

按：里有水饮，虽发汗而表不解，前于桂枝去芍药加茯苓白术汤条已详言之，可互参。小便不利，废水不得排出，新水不能吸收，组织缺乏水的营养，故渴欲饮水，虽饮亦只留于胃肠，因致随饮随渴的消渴证。此时以本剂利其小便，水液代谢恢复正常，则消渴自已，而表亦自解。

《伤寒论》第72条："发汗已，脉浮数，烦渴者，五苓散主之。"

注解：发汗后而脉浮数，为病仍在外。表热未解故烦；水停不化故渴，宜五苓散主之。

按：此亦应有小便不利证，未明言亦省文也。

《伤寒论》第73条："伤寒，汗出而渴者，五苓散主之；不渴者，茯苓甘草汤主之。"

注解：见茯苓甘草汤方证。

《伤寒论》第74条："中风发热，六七日不解而烦，有表里证，渴欲饮水，水入则吐者，名曰水逆，五苓散主之。"

注解：中风发热，即指发热汗出的中风证。六七日不解而烦，谓病已六七日，虽服桂枝汤而仍发热不解而烦。有表里证，谓既有发热而烦的表证，同时并有以下所述水逆的里证，水停不化，故渴欲饮水。水伴冲气以上逆，故水入则吐，此名为水逆，宜以五苓散主之。

《伤寒论》第141条："病在阳，应以汗解之，反以冷水潠之，若灌之，其热被劫不得去，弥更益烦，肉上粟起，意欲饮水，反不渴者，服文蛤散；若不差者，与五苓散。"

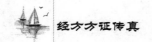

注解：见文蛤汤方证。

《伤寒论》第156条："本以下之，故心下痞，与泻心汤。痞不解，其人渴而口燥烦、小便不利者，五苓散主之。"

注解：太阳病，每以误下，使邪热内陷而心下痞，此与泻心汤而治。但亦有误下后，水伴冲气逆迫于心下，而心下痞者，其人渴而口燥烦、小便不利，即水停不行之证，此与泻心汤证显异，故与泻心汤则痞不解，宜以五苓散主之。

《伤寒论》第244条："太阳病，寸缓关浮尺弱，其人发热汗出，复恶寒，不呕，但心下痞者，此以医下之也。如其不下者，病人不恶寒而渴者，此转属阳明也。小便数者，大便必硬，不更衣十日，无所苦也。渴欲饮水，少少与之，但以法救之。渴者，宜五苓散。"

注解：太阳病，脉浮缓弱为中风脉，发热、汗出、复恶寒，为中风证未传少阳，故不呕。其所以心下痞者，当由于医者误下所致，言外宜先以桂枝汤以解外，外解已，再与泻心汤以攻痞，此为第一段。

若上证未经误下，并其人已不复恶寒而渴者，此表证已罢而转属阳明病了。若小便数者，大便必硬，故心下痞，但此属津液竭于里的脾约证，即不大便十日亦无所苦，如其人渴欲饮水，则可以少少与之法救之，此为第二段。

若上证未经误下，并亦未转阳明，病人不恶寒而渴者，此心下痞正是水逆心下的五苓散证，则宜五苓散治之，此为第三段。

《伤寒论》第386条："霍乱，头痛发热，身疼痛，热多欲饮水者，五苓散主之；寒多不用水者，理中丸主之。"

注解：霍乱初作，亦常见头痛、发热、身疼痛的表证。若其人渴欲饮水，为有热，宜以五苓散两解表里。若其人口中和而不用水，为里多寒，宜先救里而后表，宜理中丸主之。

按：霍乱上吐下利，耗人精气至烈，虽有表证，亦不可发汗，只有五苓散两解表里的一法。《伤寒论》谓："自利不渴者，属太阴，以其脏有寒故也。"故不用五苓散者，是因里多寒，须理中汤先救其里。

《金匮要略·痰饮咳嗽病》第 31 条："假令瘦人，脐下有悸，吐涎沫而癫眩，此水也，五苓散主之。"

注解：脐下悸为水动自下，吐挺沫为水泛于上，故脐下悸吐涎沫而癫痫眩冒者，皆水饮为患，故以五苓散主之。

按：注家多把"癫眩"改为"巅眩"或"颠眩"，以为头眩之意，但屡依本条所述用本方治愈癫痫证，足证"癫眩"二字无误。曾治一小儿患癫痫吐涎沫，每脐下一跳动则犯病，服五苓散（汤剂）6 剂而愈。

【辨证要点】表虚证兼见心下停饮，小便不利者。

【验案】李某，男性，47 岁，住院病历号 17020，会诊日期 1975 年 7 月 27 日；患者自感上腹有肿物已 2 个多月，因无不适，未曾检查治疗，近 1 个月来因感到左上腹疼痛而来门诊治疗。经内外科检查，怀疑是肿瘤而收住院治疗。查体：上腹部左右均可触及拳头大实性肿物，表面不光滑，轻度压痛，部位深在与体位无关。尿常规：蛋白（±），红细胞 15～20，白细胞 3～5，血沉 61mm/h。尿酚红排泄试验：一杯 3%、二杯 5%、三杯 5%、四杯 7%。静脉肾盂造影：左肾扩大，右肾未显影。临床诊断：双肾肿瘤？肾结核？因尚等待手术，故要求服中药一试。依证所见：左腹胀痛，头晕心悸，汗出恶风，口渴思饮，饮后渴仍不止，心下水响，尿频涩痛，苔白，脉浮数，心率 100 次/分。此属表虚心下停饮之证，与五苓散加减两解表里：

猪苓 10 克，泽泻 15，苍术 10 克，茯苓 12 克，桂枝 10 克，滑石 30 克，阿胶 10 克（烊化），生大黄 3 克，生苡仁 30 克。

结果：上药服 2 剂后，小便增多，尿中排出绿豆大结石。3 剂服完后，连续四五天排出细砂样结石，腹部肿物消逝于无形，其他症状也完全消失。追访 5 年未见复发。

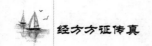

第二章　麻黄汤类方证

一、麻黄汤方证

【方剂组成】麻黄（去节）三两，桂枝（去皮）二两，甘草（炙）一两，杏仁（去皮尖）七十个。

【用法】上四味，以水九升，先煮麻黄，减二升，去上沫，内诸药，煮取二升半，去滓，温服八合。覆取微似汗，不须歠粥，余如桂枝法将息。

【参考处方】麻黄 10 克，桂枝 10 克，炙甘草 6 克，杏仁 10 克。

上 4 味，以冷水 600 毫升浸泡 1 小时，煎开锅后 15 ~ 20 分钟，取汤 150 毫升，温服，同时盖棉被取微微汗出。不汗出，再续水煎一次温服。

【方解】麻黄为一有力的发汗药，佐以桂枝再宜致汗，杏仁定喘，甘草缓急，故治太阳病表实无汗、身疼痛而喘者。

【仲景对此方证的论述】

《伤寒论》第 35 条："太阳病，头痛，发热，身疼，腰痛。骨节疼痛，恶风，无汗而喘者，麻黄汤主之。"

注解：太阳病，以头痛、发热、恶寒为常，若更见有身疼、腰痛、骨节疼痛、无汗而喘者，此为表实证，则宜麻黄汤主之。

按：桂枝汤证，由于自汗出，郁集于体表的体液和废物得到部分的排出，虽亦身疼痛，但不剧烈，并亦不至迫及于肺；而麻黄汤证，由于无汗，体液和废物充盈于体表，压迫肌肉和关节，因使身腰、骨节无处不痛，并逆迫于肺而发喘。只以自汗出和无汗的关系，遂有虚实在表的不同反应，亦即宜桂枝或麻黄的用药关键。

《伤寒论》第36条："太阳与阳明合病，喘而胸满者，不可下，宜麻黄汤。"

注解：太阳与阳明合病，当指既有发热恶寒的表证，同时又有大便难的里证言，喘为承气汤和麻黄汤的共有证，不过承气汤证为腹满而喘；而麻黄汤证为喘而胸满，故谓不可下，宜麻黄汤以发汗。

按：腹满而喘者，则腹满为主而喘为客，即先由于实满上迫胸膈，阻碍呼吸因而发喘，下之满自去，而喘亦自已；喘而胸满者，则喘为主而胸满为客，即先由于呼吸困难，胸腔内压增高因而胸满，发汗以平喘，则满自消。证有主从，治分表里，对于辨证甚关重要。

《伤寒论》第37条："太阳病，十日已去，脉浮细而嗜卧者，外已解也。设胸满胁痛者，与小柴胡汤。脉但浮者，与麻黄汤。"

注解：太阳病已十余日，脉虽浮但细，并其人多倦嗜卧，病已有内传少阳之象，故谓外已解也。设更胸满胁痛者，则柴胡证具，故可与小柴胡汤；若脉但浮而不细，并亦无嗜卧及胸胁满痛者，则病仍在表，虽十日已去，也可与麻黄汤。

按：脉细主血少，而见之于浮，乃体表津血不足的为候，即小柴胡汤条所谓血弱气尽腠理开的情况。嗜卧与嘿嘿都是倦怠形状，详见小柴胡汤条，可互参。

《伤寒论》第46条："太阳病，脉浮紧，无汗，发热，身疼痛，八九日不解，表证仍在，此当发其汗。服药已微除，其人发烦目瞑，剧者必衄，衄乃解。所以然者，阳气重故也。麻黄汤主之。"

注解：太阳病脉浮紧、无汗、发热、身疼痛为麻黄汤方证，病虽八九日不解，但上述的表证仍在，此亦当与麻黄汤发其汗。服药已微除，谓服麻黄汤后，上述为证即略减退。发烦目瞑为病欲解而发作的瞑眩状态。剧者必衄，谓此瞑眩发作的剧者又必鼻衄，但病亦必随衄而解。阳气指津液而言，其所以致衄者，即因为日久不得汗出，则郁集于体表的津液过多过重的缘故。

按：古人常称津液为阳气，或简称为阳。桂枝汤证自汗出则阳气虚于表；麻黄汤证无汗则阳气实于表。若久不得汗则阳气愈实，因谓为重。瞑眩为服药有验的一种反应，看似惊人，少时即已，而且所病亦必随之而愈，故古人有"若药不瞑眩，厥疾弗瘳"的说法。病家医家均应识此，免顿时慌张乱投药物，反而误事。

《伤寒论》第51条："脉浮者，病在表，可发汗，宜麻黄汤。"

注解：脉浮，为病在表的脉应，若无汗则宜麻黄汤发其汗。

《伤寒论》第52条："脉浮而数者，可发汗，宜麻黄汤。"

注解：脉浮数，为表有热的脉应，宜麻黄汤发汗解之。

按：以上二条均属简文，证已详于前，故只举可发汗的脉应论之。

《伤寒论》第55条："伤寒脉浮紧，不发汗，因致衄者，麻黄汤主之。"

注解：太阳伤寒脉浮紧，本宜麻黄汤发其汗，若拖延日久不发汗，体表郁闭，致阳气重于表，邪无从出，体液上冲因致衄。有因衄而解者，如46条。也有虽衄而不解者，即本条。

按：表实宜发汗，若迁延不发汗者，往往因阳气重于表而致衄。亦有因衄而表解病愈者，本条所论为虽衄而表不解者，故以麻黄汤发汗以解表，表解则衄亦必已。又必与衄家不可发汗之戒相鉴。所谓衄家是指长时鼻衄的病，由于久失血，即遭受外感亦不可发汗。因汗夺津液，必益虚其血液也。而本条所述是宜汗不汗，体液上冲而致衄，发汗表解而衄亦自止。

《伤寒论》第235条："阳明病，脉浮，无汗而喘者，发汗则愈，宜麻黄汤。"

注解：脉浮无汗而喘，此喘发自于表实甚明，故发汗则愈，虽有阳明证，亦宜麻黄汤先发汗。

【辨证要点】基于以上所论，则麻黄汤的应用，以表实无汗为主，至于其具体证治，可归纳为以下几点：

①太阳病，头痛、发热、身疼、腰痛、骨节疼痛、恶风、无汗而喘者。

②太阳阳明合病，喘而胸满者；

③太阳病，脉浮紧、无汗、发热、身疼痛者。

④太阳伤寒，脉浮紧、不发汗因致衄者。

⑤阳明病，脉浮、无汗而喘者。

【验案】陈某，男性，24 岁，病历号 97771，1965 年 10 月 9 日初诊。昨天打篮球后用凉水洗澡，今早感恶寒身热（T：38.6℃），无汗，头痛，身酸痛，口不渴，苔薄白，脉浮紧。此属太阳表实证，治以发汗解表，与麻黄汤：

麻黄 10 克，桂枝 6 克，炙甘草 6 克，杏仁 10 克。

结果：上药急煎即服，盖棉被得微汗出，热渐退，未再服药，调养 2 天自愈。

二、麻黄加术汤方证

【方剂组成】麻黄（去节）三两，桂枝（去皮）二两，甘草（炙）一两，杏仁（去皮尖）七十个，白术四两。

【用法】上五味，以水九升，先煮麻黄，减二升，去上沫，内诸药，煮取二升半，去滓，温服八合，覆取微似汗。

【参考处方】麻黄 10 克，桂枝 10 克，炙甘草 6 克，杏仁 10 克，白术 15 克。

上 5 味，以冷水 800 毫升浸泡 1 小时，煎开锅后 15～20 分钟，取汤 150 毫升，温服。再续水煎一次温服。

【方解】此于麻黄汤加逐湿痹的白术，故治麻黄汤证而有湿痹痛者。

【仲景对此方证的论述】

《金匮要略·痉湿暍病》第 20 条："湿家，身烦疼。可与麻黄加术汤发其汗为宜，慎不可以火攻之。"

注解：湿家，指病风湿的患者，湿家身烦疼，宜以麻黄加术汤发汗治之，使病从表解，慎不可以火攻之。

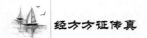

按：风湿关节痛的初期，虽有用本方的机会，但验之实际，则反以葛根汤加白术或再加薏苡仁的机会较多，宜注意。

【辨证要点】 麻黄汤证而见湿痹烦痛者。

三、麻黄杏仁薏苡甘草汤方证

【方剂组成】 麻黄（去节，汤泡）半两，杏仁（去皮尖，炒）十个，薏苡仁半两，甘草（炙）一两。

【用法】 上剉麻豆大，每服四钱匕，水盏半，煮八分，去滓，温服。有微汗，避风。

【参考处方】 麻黄 6 克，杏仁 10 克，生苡仁 18 克，炙甘草 6 克。

上 4 味，以冷水 600 毫升浸泡 1 小时，煎开锅后 15～20 分钟，取汤 150 毫升，温服，取微微汗出。不汗出，再续水煎一次温服。

【方解】 薏苡仁味甘微寒，《神农本草经》谓："主筋急拘挛，久风湿痹。"此与上方虽均治风湿，但前者偏于治寒，故用性温的白术；而本方偏于治热，故用性寒的薏苡仁，且去桂枝。

【仲景对此方证的论述】

《金匮要略·痉湿暍病》第 21 条："病者一身尽疼，发热，日晡所剧者，名风湿。此病伤于汗出当风，或久伤取冷所致也，可与麻黄杏仁薏苡甘草汤。"

注解：一身尽痛，谓一身关节无处不疼。病在表故发热，日晡所剧者，谓此身疼和发热于日晡时尤剧烈。以上为证名之曰风湿。此病大都由于汗出当风或久伤取冷所致，可与麻黄杏仁薏苡甘草汤治之。

按：汗出当风，则欲出之汗被风寒所却，瘀滞体表，久而成湿，流注关节因致炎症之变。久伤取冷，指天热汗出乘荫取凉的意思，其致病的道理与汗出当风同。本条所述，颇似今之急性风湿性关节炎的证治。

【辨证要点】 周身关节痛，发热身重或肿者。

【验案】黄某，女性，37岁，某厂门诊病历号1971，1966年4月1日初诊。关节疼痛已5年，经多处检查诊断为"慢性关节炎""腰骶关节韧带劳损"。近症：四肢关节痛，不能屈伸，屈则酸痛，腰以下发胀，且白带多，下肢微肿，苔白腻，脉沉弦滑。此风寒湿痹而湿重者，治以温化寒湿，与麻杏苡甘汤加味：

麻黄10克，杏仁10克，生苡仁30克，炙甘草6克，茯苓12克，苍术12克，制附片10克。

结果：上药服4剂，关节痛减，白带也减。因天气变化症状有反复，但继续以本方加减治疗，5月6日复诊，关节痛已。服丸药以巩固。

四、麻杏甘石汤方证

【方剂组成】麻黄（去节）四两，杏仁（去皮尖）五十个，甘草（炙）二两，石膏（碎，绵裹）半斤。

【方解】上四味，以水七升，煮麻黄，减二升，去上沫，内诸药，煮取二升，去滓，温服一升。

【参考处方】麻黄12克，炙甘草6克，杏仁10克，石膏45克。

上4味，以冷水600毫升浸泡1小时，煎开锅后15~20分钟，取汤150毫升，温服，再续水煎一次温服。

【用法】煎服法同上方。

【方解】麻黄伍桂枝攻表邪而发汗，伍石膏清里热，故反治汗出。今于麻黄汤去桂枝，倍用麻黄，增量甘草而加石膏，故治汗出有热喘而急迫者。

【仲景对此方证的论述】

《伤寒论》第63条："发汗后，不可更行桂枝汤，汗出而喘，无大热者，可与麻黄杏仁甘草石膏汤。"

注解：无大热，谓不似阳明病热实于里的身大热，但并非无热之意。大意是说：发汗后表不解，依法宜桂枝汤以汗解之。但汗出而喘，身无大热者，虽亦外邪未罢，而不可更行桂枝汤，则可与麻杏甘石汤。

按：此汗出纯由于里热的熏蒸所致，汗出稠黏量多而臭味重，与桂枝汤证的自汗淡薄量少而臭味轻者有异。不过热实于里身当大热，今无大热则未至阳明内结的热实程度甚明。故知此喘无关于里实满的承气证，而半由于麻黄证，亦半由于热壅于里，故以两解表里的本方治之。

《伤寒论》第 162 条："下后，不可更行桂枝汤，若汗出而喘，无大热者，可与麻黄杏仁甘草石膏汤。"

注解：太阳误下后，热陷于里而致表里并病，亦每见本方证，当然不可与桂枝汤而宜与本方。

按：喘而汗出，身无大热，为本方应用的主证。气管炎、肺炎等常见本方证。但并非这两病的特效药，若适是病，即用是药反而多误。中医治病在辨证，用非其证，不但无益，而且有害。学者常须识此，慎勿等闲视之。

【辨证要点】汗出而喘，口干烦满而不恶风者。

【验案】陈某，男性，24 岁，病历号 97771，1965 年 3 月 25 日初诊。自昨日恶寒身疼，咳喘咽干。自服阿司匹林两片后，汗出不恶寒，但仍身疼、咳喘、吐白痰、口干思饮，苔白舌尖红，脉滑数。证属外寒里热，肺气不宣。治以解表清里，宣肺降逆，与麻杏甘石汤加减：

麻黄 18 克，杏仁 10 克，炙甘草 10 克，生石膏 45 克，半夏 12 克。

结果：上药服 2 剂，汗出及喘减。继以桑杏汤加减，服 6 剂诸症已。

五、越婢汤方证

【方剂组成】麻黄六两，石膏半斤，生姜三两，甘草（炙）二两，大枣十五枚。

【用法】上五味，以水六升，先煮麻黄，去上沫，内诸药，煮取三升，分温三服。恶风者，加附子（炮）一枚；风水加术四两。

【参考处方】麻黄 18 克，生石膏 45 克，生姜 15 克，炙甘草 6 克，大枣 5 枚。

上 5 味，以冷水 600 毫升浸泡 1 小时，煎开锅后 15 ~ 20 分钟，取汤 150 毫升，温服，再续水煎一次温服。

【方解】此亦同麻杏甘石汤，为外邪内热的治剂。但无杏仁则治喘的作用较弱，但有生姜大枣则健胃逐水的作用加强，余则大同小异。

【仲景对此方证的论述】

《金匮要略·水气病》第 21 条：“风水恶风，一身悉肿，脉浮不渴，续自汗出，无大热，越婢汤主之。”

注解：外邪而又水肿者谓风水。恶风、脉浮为外邪；一身尽肿为水气。续自汗出无大热，与麻杏甘石汤证的汗出无大热者同。津液未至虚损故不渴，宜越婢汤主之。

按：水气在表，法当发汗，但津液虚损者不可发汗，故《金匮要略》有“渴而下利，小便数者，皆不可发汗”之戒。脉浮不渴，正是本方发汗的关键，后世误于石膏治渴，而把脉浮不渴，改为脉浮而渴，大错。其实石膏除热并不一定渴，口舌干而烦躁者即可用之。若真大渴欲饮，乃津液伤损之候，须合用人参方能有效，详见白虎加人参汤条，互参自明。又《金匮要略·水气病》篇对于风水是这样说的：“风水，其脉自浮，外证骨节疼烦，恶风。”本条所述以续自汗出，故骨节不疼。若无汗而疼烦，当属大青龙汤证，而不可与本方，须知。

【辨证要点】周身浮肿，脉浮，恶风者。

【验案】佟某，男性，63 岁。初诊日期：1965 年 7 月 6 日。因慢性肾炎住某医院，治疗三月效果不佳，尿蛋白波动在（＋＋）~ （＋＋＋）之间，无奈要求服中药治疗。四肢及颜面皆肿，皮肤灰黑，腹大脐平，近几日不能饮食，小便量少，汗出不恶寒，苔白腻，脉沉细。此属水饮内停，外邪不解，郁久化热，为越婢汤方证：

麻黄 12 克，生姜 10 克，大枣 4 枚，生石膏 45 克，炙甘草 6 克。

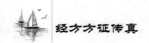

结果：上药服 1 剂，小便即增多，喜进饮食，继服 20 余剂，浮肿、腹水消，尿蛋白（－），病愈出院。

六、越婢加术汤方证

【方剂组成】麻黄六两，石膏半斤，生姜三两，大枣十五枚，甘草（炙）二两，白术四两。

【用法】上六味，以水六升，先煮麻黄，去上沫，内诸药，煮取三升，分温三服。恶风者加附子一枚，炮。

【参考处方】麻黄 18 克，生石膏 45 克，生姜 15 克，炙甘草 6 克，大枣 5枚，白术 18 克。

【方解】此于越婢汤加利小便逐湿痹的白术，故治越婢汤证而小便不利或湿痹痛者。

【仲景对此方证的论述】

《金匮要略·水气病》第 5 条："里水者，一身面目黄肿，其脉沉，小便不利，故令病水。假如小便自利，此亡津液，故令渴也。越婢加术汤主之。"

注解：黄肿，指水肿微发黄色，为水因热蒸之象，不是黄疸。一身面目黄肿，谓全身以及面目俱发黄肿。脉沉为里有水饮之应，小便不利则水不得排泄而外溢，故令病水。假使小便频利，此亡津液，则只能病渴而不能病水。病水者越婢加术汤主之。

按：《金匮要略·水气病》篇只有风水、皮水，正水、石水和黄汗五种，本条的里水是就病水的原因说的，亦即对风气相击的风水说的。风水可说是外因，此则由于小便不利为内因，故以里水别之。注家改为皮水，值得考究。实践证明，本方所主水肿证，亦以肾功能障碍而致者为多，对于肾炎患者的水肿和腹水屡试皆验，尤其令人惊异者，不但水肿消除，即使肾炎本病亦得到彻底治愈。

《金匮要略·水气病》第 23 条："里水，越婢加术汤主之，甘草麻黄汤亦

主之。"

注解：就治里水这一点。则越婢加术汤和甘草麻黄汤均有应用的机会，但并不同主一证，临证时宜依证选其一而用之。

《金匮要略·中风历节病》附方：《千金方》越婢加术汤，治肉极热，则身体津脱，腠理开，汗大泄，历风气，下焦脚弱。

【注解】肉变色多汗谓肉极；痛引肩背不可以动转谓为厉风，下焦脚弱即脚气一类病。

按：实践证明，越婢加术附汤治腰脚麻痹、下肢痿弱以及关节疼痛而有水气留滞者有验，故《千金方》所谓"厉风气，下焦脚弱"之治，宜越婢加术附汤为是。然肉极之证宜本方可信。

【辨证要点】越婢加术汤用于越婢汤方证见小便不利，或湿痹痛者。

【验案】宋某，男性，19岁，病历号183376，1966年3月18日初诊。半月来发烧，服阿司匹林热不退，渐出现眼睑浮肿，经某医院检查尿蛋白（＋＋＋＋），红细胞满视野，管型2～4，嘱住院治疗。因无钱，经人介绍而来门诊治疗。症见：头面及四肢浮肿，头痛发热（T：38℃～38.5℃），小便少甚则一日一行，苔白腻，脉沉滑。此属外寒里饮，治以解表利水，与越婢加术汤：

麻黄12克，生姜10克，大枣4枚，炙甘草6克，生石膏45克，苍术12克。

结果：上药服2剂后，浮肿大减，尿量增多，3剂后肿全消，6剂后尿蛋白减为（＋）。因出现腰痛，合服柴胡桂枝干姜汤，不及1个月尿蛋白即转为阴性。休息1个月即参加工作。1966年12月6日复查尿常规全部正常。

七、越婢加半夏汤方证

【方剂组成】麻黄六两，生姜三两，甘草二两，大枣十五枚，石膏半斤，半夏半升。

【用法】上六味，以水六升，先煮麻黄，去上沫，内诸药，煮取三升，去

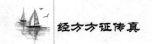

滓，分温三服。

【参考处方】麻黄 18 克，生石膏 45 克，生姜 15 克，炙甘草 6 克，大枣 5 枚，半夏 18 克。

上 6 味，以冷水 600 毫升浸泡 1 小时，煎开锅后 15～20 分钟，取汤 150 毫升，温服，再续水煎一次温服。

【方解】此于越婢汤更加逐饮下气的半夏，故治越婢汤证而有痰饮、咳逆上气者。

【仲景对此方证的论述】

《金匮要略·肺痿肺痈咳嗽上气病》第 13 条："咳而上气，此为肺胀。其人喘，目如脱状，脉浮大者，越婢加半夏汤主之。"

注解：热壅饮逆复兼外邪，故咳而上气，则为肺胀。其人喘，目如脱状，亦邪逆气壅所致。脉浮大为外邪内热之应，故以越婢加半夏汤主之。

按：肺胀为病名，《金匮要略》曰："上气，喘而躁者，属肺胀。"可见肺胀即指上气咳逆、喘而躁急的证候。曾以本方用于咳逆喘急、目突如脱者，确实有验。

【辨证要点】越婢汤证兼见咳逆上气，两目发胀或头痛者。

【验案】詹某，女性，39 岁，病历号 132122，1964 年 10 月 12 日初诊。昨晚受凉，咽痛，咳喘，喉中痰鸣，服氨茶碱两片喘稍缓解，但仍咳重，咳则两目发胀、头痛，自感呼吸不畅，苔白腻，脉浮弦。此属外寒内热而致肺气不降，治以散寒清热，与越婢加半夏汤：

麻黄 12 克，生石膏 45 克，炙甘草 6 克，大枣 5 枚，半夏 12 克，杏仁 10 克。

结果：上药服 2 剂咳喘减，咽痛、目胀、头痛已，继服 2 剂诸症皆消。

八、甘草麻黄汤方证

【方剂组成】甘草二两，麻黄四两。

【用法】上二味，以水五升，先煮麻黄，去上沫，内甘草，煮取三升，温服一升，重覆汗出。不汗，再服，慎风寒。

【参考处方】炙甘草 6 克，麻黄 12 克。

上 2 味，以冷水 500 毫升浸泡 1 小时，煎开锅后 15～20 分钟，取汤 150 毫升，温服，同时盖棉被取微微汗出，再续水煎一次温服。

【方解】此于麻黄汤去桂枝、杏仁，而增麻黄、甘草的用量，虽以发汗解表，但无桂枝则不治身疼，无杏仁因此治喘的作用亦减弱。

【仲景对此方证的论述】

《金匮要略·水气病》第 23 条："里水，越婢加术汤主之，甘草麻黄汤亦主之。"

注解：见越婢加术汤方证。

【辨证要点】浮肿表实无汗者。

九、麻黄附子甘草汤方证

【方剂组成】麻黄（去节）二两，甘草（炙）二两，附子（炮，去皮，破八片）一枚。

【用法】上三味，以水七升，先煮麻黄一两沸，去上沫，内诸药，煮取三升，去滓，温服一升，日三服。

【参考处方】麻黄 6 克，炙甘草 6 克，炮附子 15 克。

上 3 味，以凉水 700 毫升浸泡 1 小时，煎 15～20 分钟，取汤 150 毫升温服。再续水煎一次温服。

【方解】此于甘草麻黄汤加附子，故治甘草麻黄汤证而陷于阴证者。麻黄只取原量之半，亦以少阴病宜微发汗之因。

【仲景对此方证的论述】

《伤寒论》第 302 条："少阴病，得之二三日，麻黄附子甘草汤微发汗。以

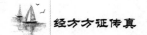

二三日无里证，故微发汗也。"

注解：少阴病，初得二三日的时期内，以不传里并发太阴病的里证为常，故宜麻黄附子甘草微发汗以解表。

按：体弱或老年人若患伤寒或感冒，往往发作少阴病，以其在表的时间甚暂。二三日后即常传里而并发呕吐、下利的太阴病，此所谓得之二三日无里证。而以麻黄附子甘草汤微发汗，可见此二三日时纯属表证甚明。二三日后传里，而始有里证，但不是说少阴病根本属里。

【辨证要点】表虚寒证见恶寒，无汗，脉微细。

【验案】许某，男性，47 岁，病历号 3752，1978 年 5 月 4 日初诊。右头痛 2 天，自感无精神，两手逆冷，恶寒无汗，口中和，不思饮，舌质淡，苔薄白，脉沉细，咽红多滤泡增生。此属虚寒表证，治以温阳解表，与麻黄附子甘草汤加味：

麻黄 10 克，制附子 10 克，炙甘草 6 克，川芎 10 克。

结果：上药服 1 煎，微汗出，头痛解，未再服药，调养 2 日，精神如常。

十、麻黄附子汤方证

【方剂组成】麻黄三两，甘草二两，附子（炮）一枚。

【用法】上三味，以水七升，先煮麻黄，去上沫，内诸药，煮取二升半，温服八分，日三服。

【参考处方】麻黄 10 克，炙甘草 6 克，炮附子 15 克。

上 3 味，以凉水 700 毫升浸泡 1 小时，煎 15～20 分钟，取汤 150 毫升温服。再续水煎一次温服。

【方解】此即麻黄附子甘草汤而增量麻黄，亦和桂枝去芍药加附子汤与桂枝附子汤的关系同，亦只增一二味药用量而已，似无另立方名的必要，不过上方是为少阴病微发汗，麻黄的用量须小；本方是为发散水气。麻黄的用量须大，制因证异，岂可苟同，学制方者，宜留意于此。

【仲景对此方证的论述】

《金匮要略·水气病》第 24 条："水之为病，其脉沉小，属少阴；浮者为风，无水虚胀者，为气。水，发其汗即已。脉沉者，宜麻黄附子汤；浮者，宜杏子汤。"

注解：水肿的疾病，其脉沉小，则属少阴证。不沉小而浮，则为前述之水。若形似肿而内无水者，则为气胀。水肿发汗即愈，脉沉小属少阴者，宜麻黄附子汤；脉浮之风水者，宜杏子汤。

按：杏子汤未见，《金匮要略》注谓恐是麻黄杏仁甘草石膏汤；《医宗金鉴》则谓甘草麻黄汤加杏仁。胡老认为若就风水的外证骨节疼痛，则以大青龙汤更加合理。

【辨证要点】少阴病兼见浮肿明显，无汗恶寒者。

十一、麻黄附子细辛汤方证

【方剂组成】麻黄（去节）二两，细辛二两，附子（炮，去皮，破八片）一枚。

【用法】上三味，以水一斗，先煮麻黄，减二升，去上沫，内诸药，煮取三升，去滓，温服一升，日三服。

【参考处方】麻黄 6 克，细辛 6 克，炮附子 15 克。

上 3 味，以凉水 700 毫升浸泡 1 小时，煎 15～20 分钟，取汤 150 毫升温服。再续水煎一次温服。

【方解】此于麻黄附子甘草汤去甘缓的甘草，而加祛寒逐饮的细辛，故治麻黄附子甘草汤证而有寒饮者。

【仲景对此方证的论述】

《伤寒论》第 301 条："少阴病，始得之，反发热，脉沉者，麻黄附子细辛

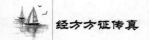

汤主之。"

注解：少阴病应以无热为常。始得之病在表，脉也不应沉，今既发热而脉又沉，故谓反发热。脉沉者，沉为寒饮在里的脉应，此亦外邪内饮之证，故以麻黄附子细辛汤主之。

按：此方和麻黄附子甘草汤均属少阴病无汗的治剂，若自汗出者，宜桂枝加附子汤或桂枝去芍药加附子汤等，读者可前后互参。

【辨证要点】少阴病兼寒饮，即恶寒无汗脉沉者。

【医案】唐某，女性，40岁，病历号81486，1980年1月19日初诊。哮喘1年，经变态反应检查对尘土、螨、花生、大豆等八种物质过敏。经三阳合病用大柴胡汤加生石膏加减，服38剂不效。据症有鼻塞流涕、头痛、口干不思饮、背恶寒、但欲寐。脉沉弦细，苔白根腻，知为少阴病合并里饮。治以温散表寒兼祛寒饮，与麻黄附子细辛汤：

麻黄6克，细辛6克，炮附子6克。

结果：上药服3剂，鼻塞明显好转，头痛减，增加附子续服，经服2个多月，喘平。

十二、葛根汤方证

【方剂组成】葛根四两，麻黄（去节）三两，桂枝（去皮）二两，生姜（切）三两，芍药二两，甘草（炙）二两，大枣（擘）十二枚。

【用法】上七味，以水一斗，先煮麻黄、葛根，减二升，去白沫，内诸药，煮取三升，去滓，温服一升，覆取微似汗，余如桂枝汤法将息及禁忌。诸汤皆仿此。

【参考处方】葛根12克，麻黄10克，桂枝10克，生姜15克，炙甘草6克，白芍10克，大枣4枚（擘）。

上7味，以冷水800毫升浸泡1小时，煎开锅后15~20分钟，取汤150毫升，温服，同时盖棉被取微微汗出。再续水煎一次温服。

【方解】此于桂枝加葛根汤更加麻黄，故治桂枝加葛根汤证无汗而喘者。

【仲景对此方证的论述】

《伤寒论》第31条："太阳病，项背强几几，无汗恶风，葛根汤主之。"

注解：太阳病，项背强几几，汗出恶风者，则以桂枝加葛根汤主之；今因无汗，故以有麻黄的本方主之。

《伤寒论》第32条："太阳与阳明合病者，必自下利，葛根汤主之。"

注解：既有头项强痛而恶寒的太阳表证，同时又有自下利的阳明里证，因谓为太阳与阳明合病，故宜以葛根汤主之。

按：下利而现太阳证，则病欲从表解，故发汗则愈，无汗表实者宜本方，自汗表虚者宜桂枝汤，此证常见，宜注意。又太阳与阳明合病者，必自下利，宜读作太阳与阳明合病必自下利者。意思是说：太阳与阳明合病必须有自下利者，才可用葛根主之，而不是说太阳与阳明合病者必定自下利。

《金匮要略·痉湿暍病》第12条："太阳病，无汗而小便反少，气上冲胸，口噤不得语，欲作刚痉，葛根汤主之。"

注解：太阳病，无汗，小便不当少，今由于气上冲胸，水不得畅行于下，故小便反少。牙关紧急不得语，已是为痉之渐，故谓欲作刚痉，宜以葛根汤主之。

按：《金匮要略》曰："病者，身热足寒，颈项强急，恶寒，时头热，面赤目赤，独头动摇，卒口噤，背反张者，痉病也。"又曰："太阳病，发热无汗，反恶寒者，名曰刚痉。"本条即述刚痉的证治。葛根汤本治项背强几几，实即项背肌肉失和致痉挛的证候。若此证严重时，则致背反张的痉病，故太阳病发热恶寒无汗而痉者，当然须以本方主之。不过本方的应用，并不限于以上所论。由于葛根汤清凉解肌，而且解毒，故疹痘诸疾于初期太阳病时，概以本方治之。依据经验，外感咳喘须发汗者，以用本方的机会为多。尤其发热无汗而恶寒剧甚者，不问项背急与否多属本方证。其它如腰肌劳损，本无表证的明征，与本方治之屡验。《神农本草经》谓葛根治诸痹、痉与痛，皆得之肌不和或均指为痹之属亦未可知。

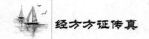

【辨证要点】太阳病，项背强几几，无汗恶风或见下利者。

【验案】刘某，男性，49岁，病历号5294，1967年7月26日初诊。背疼一年，胸椎2~5有压痛。经拍片证实胸椎8、9、11骨质增生。曾经理疗不但无效，而且症状逐渐加重，出现腰痛、腿疼，无奈找中医治疗。近症：腰背疼痛，不能翻身，颈项发紧疼痛，不能向右转头，不能俯仰，苔白，脉沉。此属寒湿流注项背，治以散寒祛湿，与葛根加苓术附汤：

葛根12克，麻黄10克，桂枝10克，生姜10克，白芍10克，大枣4枚，茯苓10克，苍术10克，川附子10克，炙甘草6克。

结果：上药服3剂疼即大减，增附子为12克，又服3剂，头左右转动自如，可以俯仰，深低头时仅微痛，晨起可以翻身。

十三、葛根加半夏汤方证

【方剂组成】葛根四两，麻黄（去节）三两，桂枝（去皮）二两，生姜（切）二两，芍药二两，甘草（炙）二两，半夏（洗）半升，大枣（擘）十二枚。

【用法】上八味，以水一斗，先煮葛根、麻黄，减二升，去白沫，内诸药，煮取三升，去滓，温服一升。覆取微似汗。

【参考处方】葛根12克，麻黄10克，炙甘草6克，白芍10克，桂枝10克，生姜15克，大枣（擘）20克，半夏15克。

上8味，以冷水800毫升浸泡1小时，煎开锅后15~20分钟，取汤150毫升，温服，同时盖棉被取微微汗出。再续水煎一次温服。

【方解】于葛根汤中加半夏，不异于葛根汤与半夏汤的合方。故治二方的合并证。

【仲景对此方证的论述】

《伤寒论》第33条："太阳与阳明合病，不下利，但呕者，葛根加半夏汤

主之。"

注解：此承"太阳与阳明合病者，必自下利，葛根汤主之"一条而言，即是说：若上述之太阳与阳明合病，不下利但呕者，则宜葛根加半夏汤主之。

按：如上述不下利而呕者，固宜本方主之，即使下利而呕者，亦可用本方主之。

【辨证要点】葛根汤证兼见呕逆或下利者。

【验案】任某，女性，21 岁，病历号 49703，1965 年 12 月 21 日初诊。昨天感冒头痛、头晕、身疼、腰疼、恶心欲呕、恶寒、并素有腹痛大便稀，脉浮数，苔白。证属太阳阳明合病，为葛根加半夏汤的适应证，故与之：

葛根 12 克，麻黄 10 克，桂枝 10 克，生姜 10 克，白芍 10 克，大枣 4 枚，炙甘草 6 克，半夏 12 克。

结果：上药服 1 剂症大减，2 剂症已。

十四、葛根黄芩黄连汤方证

【方剂组成】葛根半斤，甘草（炙）二两，黄芩三两，黄连三两。

【用法】上四味，以水八升，先煮葛根，减二升，内诸药，煮取二升，去滓，分温再服。

【参考处方】葛根 15 克，炙甘草 6 克，黄芩 10 克，黄连 10 克。

上 4 味，以冷水 600 毫升浸泡 1 小时，煎开锅后 15～20 分钟，取汤 150 毫升，温服，再续水煎一次温服。

【方解】葛根解肌热于外，黄芩、黄连除烦热于内，三物合用有治下利的作用。甘草和诸药而缓急迫，故治热壅内外、喘而汗出、下利不止者。

【仲景对此方证的论述】

《伤寒论》第 34 条："太阳病，桂枝证，医反下之，利遂不止，脉促者，表未解也；喘而汗出者，葛根黄芩黄连汤主之。"

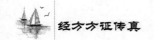

注解：本太阳病桂枝汤证，医不用桂枝汤以解外，而用下药以攻里，遂使邪热内陷而下利不止。脉促为表未解之应；喘而汗出为热蒸壅逆之征，宜以葛根黄芩黄连汤主之。

【辨证要点】 下利，汗出，不恶寒，脉浮数者。

【验案】 彭某，女性，30 岁，病历号 31221，1965 年 8 月 25 日初诊。前天中午吃葡萄，晚上又受凉，今早感无力腿酸口渴，喝了四杯热茶即觉身热恶寒。下午心烦汗出，腹痛腹泻三次，而来门诊，苔白腻，脉滑数寸浮。证属外内皆热之下利，为葛根芩连汤的适应证，故与之：

葛根 24 克，黄芩 10 克，黄连 6 克，炙甘草 6 克。

结果：上药服 1 剂后腹痛腹泻减，3 剂后证已。

【附】 临床常用的葛根汤加味方：

（1）葛根加生石膏汤：即于葛根汤中再加生石膏 45～100 克。煎服法同原方，治葛根汤证口舌干燥者。

（2）葛根加桔梗汤：即于葛根汤中加桔梗 9 克。煎服法同原方，治葛根汤证咽痛或排痰困难者。

（3）葛根加薏苡仁汤：即于葛根汤中加薏苡仁 15～30 克。煎服法同原方，治葛根汤证关节痛或有痈脓者。

（4）葛根加术附汤：即于葛根汤中加白术、附子各 10 克。煎服法同原方，治葛根汤证而关节疼烦者。

（5）葛根加苓术附汤：即于葛根汤中加术附汤再加茯苓 10 克。煎服法同原方，治葛根加术附汤证而有茯苓证者。此和上方对于腰背拘急痛尤效，试用于脊髓炎亦有良效。

十五、桂枝麻黄各半汤方证

【方剂组成】 桂枝（去皮）一两十六铢，芍药、生姜（切）、甘草（炙）、

麻黄（去节）各一两，大枣（擘）四枚，杏仁（汤浸，去皮尖及双仁者）二十
四枚。

【用法】上七味，以水五升，先煮麻黄一二沸，去上沫，内诸药，煮取一升
八合，去滓，温服六合。本云：桂枝汤三合，麻黄汤三合，并为六合，顿服。将
息如上法。

【参考处方】桂枝6克，芍药6克，生姜10克，炙甘草3克，麻黄6克，大
枣（擘）10克，杏仁6克。

上7味，以冷水800毫升浸泡1小时，煎开锅后15~20分钟，取汤150毫升
温服，续水再煎一次温服。

【方解】此取桂枝汤，麻黄汤各三分之一合之，故治二方的合并证而病情较
轻者。

【仲景对此方证的论述】

《伤寒论》第23条："太阳病，得之八九日，如疟状，发热恶寒，热多寒
少，其人不呕，清便欲自可，一日二三度发。脉微缓者，为欲愈也；脉微而恶寒
者，此阴阳俱虚，不可更发汗、更下、更吐也；面色反有热色者，未欲解也，以
其不得小汗出，身必痒，宜桂枝麻黄各半汤。"

注解：如疟状，谓如疟疾定时发寒热的形状。清便欲自可，即大便通调如
常，本条可分三段解释：①太阳病已经八九日，其人不呕，病逆未传少阳；清便
欲自可，则亦未传阳明。只如疟状，一日二三次发寒热，而且热多寒少，外邪已
有欲罢之象。脉微缓更为邪衰正复之候，故肯定此为欲愈也。②太阳病八九日，
虽不见少阳和阳明证，但脉微无热而恶寒者，此表里俱虚，已陷于阴证，应依据
治阴证的方法随证救之，不可更发汗、更下、更吐也。③再就上之如疟状的欲愈
证言之，假如其面反有热色者，乃郁热在表还不能自解的为证，其人身痒，即是
不得小汗出的确证。宜与桂枝麻黄各半汤，使小汗出即治。

按：恶寒为太阳病的要症，邪之轻重，往往验之于寒热或多或少，尤其脉微
缓，为邪衰正复之应。热多寒少见此脉，大都为病衰欲愈之兆。时发热汗出者，

为桂枝汤证，今虽时发热而不得小汗出，又有麻黄汤证，故以桂枝麻黄各半汤治之。

【辨证要点】太阳病发热恶寒见身痒者。

按：本方治痒、解表，主要能调和营卫祛邪外出。据此方义，临床常以桂枝汤加荆防，治发热恶寒、身痒起疹者屡见良效。

【验案】房某，男性，43 岁，病历号 117343，1965 年 5 月 24 日初诊。原有慢性肝炎，近几天皮肤痒甚，尤以夜间瘙痒难忍，至抓破为止。时有寒热，苔薄白，脉浮缓。此属营卫不和，外邪客表，治以调和营卫，解表祛邪，与桂枝汤加荆防：

桂枝 10 克，白芍 10 克，生姜 10 克，大枣 4 枚，荆芥 10 克，防风 10 克，炙甘草 6 克，白蒺藜 10 克。

结果：上药服 3 剂身痒已。因有两胁痛、口苦等，与柴胡桂姜汤加味治之。

十六、桂枝二麻黄一汤方证

【方剂组成】桂枝（去皮）一两十七铢，芍药一两六铢，麻黄（去节）十六铢，生姜（切）一两六铢，杏仁（去皮尖）十六个，甘草（炙）一两二铢，大枣（擘）五枚。

【用法】上七味，以水五升，先煮麻黄一二沸，去上沫，内诸药，煮取二升，去滓，温服一升，日再服。本云：桂枝汤二分，麻黄汤一分，合为二升，分再服。今合为一方。将息如前法。

【参考处方】桂枝 10 克，芍药 10 克，麻黄 6 克，生姜 10 克，杏仁 6 克，炙甘草 3 克，大枣（擘）10 克。

上 7 味，以冷水 800 毫升浸泡 1 小时，煎开锅后 15～20 分钟，取汤 150 毫升温服，续水再煎一次温服。

【方解】取桂枝汤二、麻黄汤一合之，故治桂枝汤证多而麻黄汤证少者。

【仲景对此方证的论述】

《伤寒论》第 25 条："服桂枝汤，大汗出，脉洪大者，与桂枝汤，如前法。若形似疟，一日再发者，汗出必解，宜桂枝二麻黄一汤。"

注解：脉洪大，当是脉浮，若脉洪大为里热盛，如何可与桂枝汤，可能是白虎加人参汤的脉洪大，错乱在此。服桂枝汤不得法，而使大汗出，病必不解。脉浮为病仍在外，故可与桂枝汤如前法服之。若其人形如疟，日再次发寒热者，此与上之桂枝麻黄各半汤证大致同，小汗出必解，宜桂枝二麻黄一汤。

【辨证要点】桂枝汤证多而麻黄汤证少者。

十七、桂枝二越婢一汤方证

【方剂组成】桂枝（去皮）、芍药、麻黄、甘草（炙）十八铢，大枣（擘）四枚，生姜（切）一两二铢，石膏（碎，绵裹）二十四铢。

【用法】上七味，以水五升，煮麻黄一二沸，去上沫，内诸药，煮取二升，去滓，温服一升。本云：当裁为越婢汤、桂枝汤合之，饮一升。今合为一方，桂枝汤二分，越婢汤一分。

【参考处方】桂枝 10 克，芍药 10 克，麻黄 6 克，炙甘草 6 克，大枣 20 克，生姜 15 克，生石膏 30 克。

上 7 味，以冷水 800 毫升浸泡 1 小时，煎开锅后 15～20 分钟，取 150 毫升温服，续水再煎一次温服。

【方解】取桂枝汤二越婢汤一合之，故治桂枝汤证多而越婢汤证少者。

【仲景对此方证的论述】

《伤寒论》第 27 条："太阳病，发热恶寒，热多寒少，脉微弱者，此无阳也，不可发汗。宜桂枝二越婢一汤。"

注解：太阳病，发热恶寒，但热多寒少，而脉微弱，为外邪已衰，病有欲愈之象，无汗，且体表已无充盈的津液，故谓此无阳也。不可发汗，谓不可以麻黄

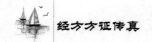

汤大发其汗的意思，宜与桂枝二越婢一汤解肌透表即治。

按：前麻黄汤条的阳气重和本条的此无阳，正好对照互参，便不难理解阳气是指什么。注家谓阳气重是阳热，实非。前者为津液充实于体表，故脉应之紧，须以麻黄汤发其汗。而此为津液不足于外，故脉应之微弱，故宜本方轻以解之。以上三方药量极轻，均为外邪还不了了的轻证而设，不可不知。

【辨证要点】桂枝汤证多，越婢汤证少者。

十八、大青龙汤方证

【方剂组成】麻黄（去节）六两，桂枝（去皮）二两，甘草（炙）二两，杏仁（去皮尖）四十枚，生姜（切）三两，大枣（擘）十枚，生石膏（碎）如鸡子大。

【用法】上七味，以水九升，先煮麻黄，减二升，去上沫，内诸药，煮取三升，去滓，温服一升，取微似汗。汗多者，温粉粉之。一服汗者，停后服。若复服，汗多亡阳遂虚，恶风，烦躁，不得眠也。

【参考处方】麻黄18克，桂枝10克，炙甘草6克，杏仁10克，生姜15克，大枣20克，石膏45克。

上七味，以冷水800毫升浸泡1小时，煎开锅后15～20分钟，取汤150毫升，温服，取微微汗出。不汗出，再续水煎一次温服。小儿服量减半。

【方解】此即麻黄汤与越婢汤的合方，故治二方的合并证。

【仲景对此方证的论述】

《伤寒论》第38条："太阳中风，脉浮紧，发热恶寒，身疼痛，不汗出而烦躁者，大青龙汤主之。若脉微弱，汗出恶风者，不可服之。服之则厥逆、筋惕肉瞤，此为逆也。"

注解：太阳中风，指主治风水的越婢汤证言。越婢汤证本续自汗出，今以并发麻黄汤的表实证，故脉浮紧，发热恶寒身疼痛，而不得汗出，内热不能外越，因而烦且躁，故以麻黄汤与越婢汤合之的本方主之。若脉微弱汗出恶风者，为太阳中风本证，慎不可误与本方。与之则四肢厥逆、筋惕肉瞤，成为虚以实治的坏病，故谓此为逆也。

《伤寒论》第39条："伤寒脉浮缓，身不疼但重，乍有轻时，无少阴证者，大青龙汤发之。"

注解：水气外郁于肌表，虽无汗形似伤寒，但脉不浮紧而浮缓，身亦不疼但重。水气时有进退，因亦乍有轻时，如确审无少阴证者，则宜大青龙汤以发之。

按：本方为发水气的峻剂，但宜于阳热证而不宜于阴寒证。若水气而现少阴证者，则宜麻黄附子汤，本方断不可用。

《金匮要略·痰饮咳嗽病》第23条："病溢饮者，当发其汗，大青龙汤主之，小青龙汤亦主之。"

注解：《金匮要略》曰："饮水流行，归于四肢，当汗出而不汗出，身体疼重，谓之溢饮。"大青龙汤主之，小青龙汤亦主之者，谓发汗以治溢饮的作用二方同，但宜依证选一而用之，不是说二方主同一证。

按：重剧的肾炎，肿胀、喘满、小便不利而烦躁者，本方有捷效。但肿而不烦躁者宜越婢加术汤。此方实治肾炎水肿的良方，适证用之百发百中言之并不过分。

【辨证要点】麻黄汤证、越婢汤证并见者。

【验案】刘某，女性，32岁，病历号100382，1965年3月15日初诊。五年来浮肿，时常低烧，经检查诊为"慢性肾盂肾炎""胆道感染"。近症：面目四肢皆肿，小便频而量少色黄，大便时干，干则浮肿甚。低烧时则恶寒、腹胀、右胁痛、头晕心烦。尿常规检查：蛋白（＋＋），脓球（＋＋），红细胞（＋＋），上皮细胞（＋）。脉浮微数。此属水气外郁肌肤，治以发汗以行水，与大青龙汤加味：

麻黄18克，桂枝10克，生姜10克，大枣4枚，杏仁6克，炙甘草6克，生石膏45克，苍术12克。

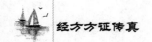

结果：上药服 30 余剂，头晕心烦减，面目浮肿减，午后仍低热，下肢浮肿仍明显，继加减服用，或间服柴胡桂枝干姜汤合当归芍药散，1965 年 11 月 7 日复诊，右胁痛减，腹胀、头晕、心烦已，下肢浮肿轻微，体温正常，尿常规检查：蛋白（－），脓球（－），白细胞 0～1，红细胞 1～3，上皮细胞（＋）。

十九、文蛤汤方证

【方剂组成】文蛤五两，麻黄三两，甘草三两，生姜三两，石膏五两，杏仁五十枚，大枣十二枚。

【用法】上七味，以水六升，煮取二升，温服一升，汗出即愈。

【参考处方】文蛤 15 克，麻黄 10 克，炙甘草 6 克，生姜 15 克，生石膏 45 克，杏仁 10 克，大枣 4 枚。

上 7 味，以凉水 600 毫升浸泡 1 小时，煎 15～20 分钟，取汤 150 毫升，温服见微汗。

【方解】此为麻杏甘石汤与越婢汤合方，再加酸敛止渴的文蛤，故治麻杏甘石汤与越婢汤的合并证而渴者。

【仲景对此方证的论述】

《金匮要略·呕吐哕下利病》第 19 条："吐后渴欲得水而贪饮者，文蛤汤主之；兼主微风，脉紧头痛。"

注解：吐后渴欲得水而贪饮者，岂有再以文蛤汤发汗之理，文蛤汤当是文蛤散之误。《伤寒论》五苓散条有服文蛤散，按其证应与文蛤汤。可能由于编写错乱，宜更正之。另录《伤寒论》条文如下：

《伤寒论》第 141 条："病在阳，应以汗解之，反以冷水潠之，若灌之，其热被劫不得去，弥更益烦，肉上粟起，意欲饮水，反不渴者，服文蛤散；若不差者，与五苓散。"

注解：太阳病，本当汗以解之，而反以冷水潠其面，或灌其身则邪热被冷水所却而不得去，虽暂觉轻快，但不久更烦热。由于水热相击，肉上粟起。里有热故意欲饮，但胃有停水，故反不渴。与服文蛤汤先以解表，若服后烦热不瘥者，为水停不行的关系，故与五苓散治之。

【辨证要点】麻杏甘石汤证合并越婢汤证又见口渴明显者。

二十、小青龙汤方证

【方剂组成】麻黄（去节）、芍药、细辛、干姜、甘草（炙）、桂枝（去皮）各三两，五味子半升，半夏（洗）半升。

【用法】上八味，以水一斗，先煮麻黄，减二升，去上沫，内诸药，煮取三升，去滓，温服一升。

【参考处方】麻黄 10 克，白芍 10 克，桂枝 10 克，细辛 10 克，干姜 10 克，炙甘草 6 克，五味子 15 克，清半夏 15 克。

上 8 味，以冷水 800 毫升浸泡 1 小时，煎开锅后 15～20 分钟，取汤 150 毫升，温服，再续水煎一次温服。

【方解】麻黄、桂枝、芍药、甘草发汗以祛外邪。半夏、干姜、细辛、五味子逐寒饮以平咳喘，故此为外邪里饮而致咳喘的治剂。

【仲景对此方证的论述】

《伤寒论》第 40 条："伤寒表不解，心下有水气，干呕、发热而咳，或渴，或利，或噎，或小便不利，少腹满，或喘者，小青龙汤主之。"

注解：心下有水气，虽发汗而表不解；有外邪故发热；激动里饮故干呕而咳、或喘；小便不利则少腹满；水停不化故或渴；水谷不别故或利；水气冲逆故或噎，此宜小青龙汤主之。

按：表证而里有水饮者，无论伤寒或中风均须兼逐其水而表始得解，前于桂枝剂已屡有说明，故不再赘。胃中有饮本无渴证，今谓或渴者，乃由于小便不利所致，与五苓散证之渴同，故"或渴，或利，或噎"均宜读在"小便不利，少

"腹满"之后，而"或喘者"宜接于"发热而咳"句之后，此以上为主证。或咳以下为客证。若主证在，不问客证有无均宜本方主之。

《伤寒论》第41条："伤寒，心下有水气，咳而微喘，发热不渴。服汤已渴者，此寒去欲解也，小青龙汤主之。"

注解：气冲饮逆故咳而微喘，外邪不解故发热，胃有饮故不渴，宜以小青龙汤主之。服汤后则饮去胃中干，故遂渴，此为服药有效之验，故谓寒去欲解也。

《金匮要略·痰饮咳嗽病》第35条："咳逆倚息不得卧，小青龙汤主之。"

注解：倚息，即凭依于物呼吸之意。久有痰饮，复被风寒，因而咳逆呼吸困难，以至倚息不得卧者，小青龙汤主之。

《金匮要略·痰饮咳嗽病》第33条："病溢饮者，当发其汗，大青龙汤主之，小青龙汤亦主之。"

注解：见大青龙汤条。

《金匮要略·妇人杂病》第7条："妇人吐涎沫，医反下之，心下即痞，当先治其吐涎沫，小青龙汤主之。涎沫止，乃治痞，泻心汤主之。"

注解：吐涎沫，指咳逆吐涎沫，暗示为小青龙汤证。而医反下之，故心下痞，仍宜以本方先治其咳吐涎沫，涎沫止再以泻心汤治其心下痞。

按：涎沫即泡沫痰，为寒饮之候。本条当指咳吐涎沫，为外邪内饮的小青龙汤证。若呕吐涎沫，则宜半夏干姜散；若头痛者，则宜吴茱萸汤，此均为胃有寒饮而无外邪者，互参自明。

【辨证要点】外邪里饮而致咳喘者。

【验案】何某，女性，30岁，病历号74177，1965年10月22日初诊。自1954年患支气管哮喘合并支气管扩张后，常咳逆倚息不得卧，近鼻塞流清涕，咳吐黄白痰，怕冷，口干不思饮，苔白浮黄，脉细略数。证属外邪内饮之咳喘，治以温化寒饮兼以解表，与小青龙汤：

麻黄10克，桂枝10克，白芍10克，半夏12克，干姜6克，细辛6克，五味子10克，炙甘草6克。

结果：上药服 3 剂，已能平卧而睡，咳喘显减而痰仍多。以原方服 9 剂，喘已，流清涕已。改服苓甘五味姜辛夏杏汤加减，服 1 月而安。

二十一、小青龙加石膏汤方证

【方剂组成】麻黄（去节）、桂枝（去皮）、芍药、细辛、干姜、甘草（炙）各三两，五味子半升，半夏半升，石膏二两。

【用法】上九味，以水一斗，先煮麻黄，去上沫，内诸药，煮取三升。强人服一升，羸者减之，日三服，小儿服四合。

【方解】于小青龙汤中加石膏，故治小青龙汤证而有烦热者。

【仲景对此方证的论述】

《金匮要略·肺痿肺痈咳嗽上气病》第 14 条："肺胀，咳而上气，烦躁而喘，脉浮者，心下有水，小青龙加石膏汤主之。"

注解：咳喘脉浮，此为心下有水气而表不解的小青龙汤证。所不同者，只多上气烦躁之证，故以小青龙加石膏汤主之。

按：由本条可知，所谓肺胀，是除外邪内饮还必兼有热壅气逆的为患，以咳而上气且烦躁者为其特征。上气者，即气冲逆上而不下之谓。

【辨证要点】小青龙汤证兼烦躁者。

【验案】王某，女性，31 岁，病历号102132，1964 年 12 月 12 日初诊。感冒后引起咳喘已半月，经服汤药，咳喘向愈，但前天又受凉致咳喘加重，吐白痰，痰量多，头痛恶寒，时胸闷心烦，口干不思饮，苔白根腻，脉浮弦。证属外寒内饮而热壅于上，治以解表化饮兼清热除烦，与小青龙加石膏汤：

麻黄 10 克，桂枝 10 克，白芍 10 克，半夏 10 克，干姜 6 克，细辛 6 克，五味子 10 克，杏仁 10 克，炙甘草 6 克，生石膏 45 克。

结果：上药服 3 剂咳喘减轻，继加减服 4 剂证已。

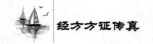

二十二、射干麻黄汤方证

【方剂组成】射干三两，麻黄四两，生姜四两，细辛三两，紫菀三两，款冬花三两，五味子半升，大枣七枚，半夏（洗）半升。

【用法】上九味，以水一斗二升，先煮麻黄两沸，去上沫，内诸药，煮取三升，分温三服。

【参考处方】射干10克，麻黄12克，生姜15克，细辛10克，紫菀10克，款冬花10克，五味子15克，大枣4枚，半夏15克。

上9味，以冷水800毫升浸泡1小时，煎开锅后15～20分钟，取汤150毫升，温服。再续水煎一次温服。

【方解】射干、紫菀、款冬花、五味子均主咳逆上气，而射干尤长于清痰泻火，以利咽喉。麻黄、生姜发表散邪。半夏、细辛、大枣降逆逐饮，故亦是外邪内饮而致咳逆的方剂，与小青龙汤所主大致同，但侧重于上气痰鸣者。

【仲景对此方证的论述】

《金匮要略·肺痿肺痈咳嗽上气病》第6条："咳而上气，喉中水鸡声，射干麻黄汤主之。"

注解：水鸡，即青蛙。咳而上气，若咽喉痰鸣如水鸡声者，宜射干麻黄汤主之。

按：气管炎咳逆痰多，咽中不利者，本方有良效。若口干或烦躁者宜更加石膏。

【辨证要点】小青龙汤证喉中痰鸣明显者。

【验案】康某，男性，49岁，1965年12月1日初诊。1958年脊柱骨折后患喘息性支气管炎合并肺气肿。近一周受寒咳喘加重，喉中痰鸣，不能平卧，咯吐白黏痰，量多，头痛，背痛，口干不思饮，苔白腻，脉浮弦。证属外寒内饮的射干麻黄汤证：

麻黄 12 克，射干 10 克，生姜 12 克，大枣 4 枚，紫菀 10 克，款冬花 10 克，细辛 10 克，五味子 10 克，半夏 15 克。

结果：上药服 3 剂咳喘减，稍能平卧。因口渴明显，汗出较多，上方加生石膏 45 克，服 7 剂咳喘明显减轻，可以平卧。

二十三、厚朴麻黄汤方证

【方剂组成】厚朴五两，麻黄四两，石膏如鸡子大，杏仁半升，半夏半升，干姜二两，细辛二两，小麦一升，五味子半升。

【用法】上九味，以水一斗二升，先煮小麦熟，去滓，内诸药，煮取三升，温服一升，日三服。

【参考处方】厚朴 15 克，麻黄 12 克，生石膏 45 克，杏仁 10 克，半夏 15 克，干姜 10 克，细辛 6 克，小麦 30 克，五味子 15 克。

上 9 味，以冷水 600 毫升浸泡 1 小时，煎开锅后 15～20 分钟，取汤 150 毫升温服。再续水煎一次温服。

【方解】此亦小青龙加石膏汤的变剂，故主治亦相近似。加朴杏去桂芍，则偏于治喘满，但用大量小麦，养正则有余，逐水则不足，故不能治溢饮。

【仲景对此方证的论述】

《金匮要略·肺痿肺痈咳嗽上气病》第 8 条："咳而脉浮者，厚朴麻黄汤主之。"

注解：咳而脉浮者，为病在表，故以厚朴麻黄汤主之。

按：此述脉而无证，过于简略，临证应以外邪内饮、咳逆喘满者用之为妥。

【辨证要点】咳喘胸满，脉浮者。

二十四、桂枝去芍药加麻黄附子细辛汤方证

【方剂组成】桂枝三两，生姜三两，甘草二两，大枣十二枚，麻黄二两，细

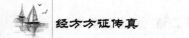

辛二两，附子（炮）一枚。

【用法】上七味，以水七升，煮麻黄，去上沫，内诸药，煮取二升，分温三服，当汗出，如虫行皮中，即愈。

【参考处方】桂枝 10 克，生姜 15 克，炙甘草 6 克，大枣 4 枚，麻黄 6 克，细辛 6 克，炮附子 15 克。

上 7 味，以凉水 800 毫升浸泡 1 小时，煎 15～20 分钟，取汤 150 毫升温服。再续水煎一次。

【方解】此即桂枝去芍药汤与麻黄附子细辛汤合方，故治两方的合并证。

【仲景对此方证的论述】

《金匮要略·水气病》第 20 条："气分，心下坚，大如盘，边如旋杯，水饮所作，桂枝去芍药加麻黄附子细辛汤主之。"

注解：《医宗金鉴》谓："气分以下十六字，当是衍文，观心下坚之本条自知（即枳术汤条）。桂枝去芍药加麻黄附子细辛汤之十三字，当在上条气分之下，义始相属，正是气分之治法，必是错简在此。"此说可信，今照《医宗金鉴》气分条文于下，供参考。

师曰："寸口脉迟而涩，迟则为寒，涩为血不足。趺阳脉微而迟，微则为气，迟则为寒，寒气不足，则手足逆冷。手足逆冷，则荣卫不利，荣卫不利，则腹满胁鸣相逐，气转膀胱，荣卫俱劳，阳气不通则身冷，阴气不通即骨疼；阳前通则恶寒，阴前通则痹不仁。阴阳相得，其气乃行，大气一转，其气乃散。实则失气，虚则遗尿，名曰气分。"

以上词义费解，各家说法不一，亦难为据。窥其为证，则外有手足逆冷、身冷骨痛、恶寒、麻痹，内有腹满肠鸣相逐、气转膀胱，若不外于荣卫外虚，寒邪内客，以致痹痛胀满之证，以本方主之，未为不可。

【辨证要点】手足逆冷、恶寒、身痛者。

二十五、麻黄连翘赤小豆汤方证

【方剂组成】麻黄（去节）二两，连翘（连翘根是）二两，杏仁（去皮尖）四十个，赤小豆一升，大枣（擘）十二枚，生姜（切）二两，生梓白皮（切）一升，甘草（炙）二两。

【用法】上八味，以潦水一斗，先煮麻黄再沸，去上沫，内诸药，煮取三升，去滓，分温三服，半日服尽。

【参考处方】麻黄6克，连翘6克，杏仁6克，赤小豆15克，生梓白皮15克，生姜15克，大枣4枚，炙甘草6克。

上8味，以凉水800毫升浸泡1小时，煎15~20分钟，取汤150毫升温服。再续水煎一次温服。

【方解】以麻黄汤去桂枝加姜枣发表，而且安胃，复以生梓白皮、连翘、赤小豆清热并亦祛湿，故治表实无汗、瘀热在里而发黄者。

【仲景对此方证的论述】

《伤寒论》第262条："伤寒瘀热在里，身必黄，麻黄连翘赤小豆汤主之。"

注解：伤寒无汗，热不得外越，合湿瘀于里者，身必发黄，宜以麻黄连翘赤小豆汤主之。

按：黄疸初作，若无汗形似伤寒者，宜本方。若汗出形似中风者，宜桂枝加黄芪。但表证已罢。当依证选用适方治之。

【辨证要点】表实无汗，或身黄、目黄，或身痒者。

【验案】尹某，男性，40岁，病历号192297，1966年3月4日初诊。近2个月以来右上腹疼痛，经中西药治疗，效果不明显，自昨日起发热恶寒，身目发黄，身痒，口粘不思饮，小便黄少，苔白腻，脉浮弦。证属外邪里湿，郁而化热，治以解表化湿，与麻黄连翘赤小豆汤：

麻黄6克，连翘10克，赤小豆30克，桑白皮10克，炙甘草6克，大枣4

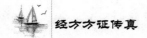

枚，生姜 10 克，杏仁 10 克。

结果：上药服 3 剂，热退，痒已，但黄疸不退，且逐渐加重，后确诊有胰头癌，不及 2 个月病逝。

二十六、续命汤方证

【方剂组成】麻黄、桂枝、当归、人参、石膏、干姜、甘草各三两，川芎一两，杏仁四十枚。

【用法】上九味，以水一斗，煮取四升，温服一升，当小汗，薄覆脊，凭几坐，汗出则愈。不汗，更服，无所禁，勿当风。并治但伏不得卧，咳逆上气，面目浮肿。

【参考处方】麻黄 10 克，桂枝 10 克，当归 10 克，党参 10 克，生石膏 45 克，干姜 10 克，炙甘草 6 克，川芎 6 克，杏仁 10 克。

上 9 味，以冷水 800 毫升浸泡 1 小时，煎开锅后 15～20 分钟，取汤 150 毫升，温服，再续水煎一次温服。

【方解】既用麻黄加石膏汤解外之邪，复以党参、干姜、当归、川芎补内之虚，故治表不解而中虚血少者。

【仲景对此方证的论述】

《金匮要略·中风历节病》附方："《古今录验》续命汤，治中风痱，身体不能自收，口不能言，冒昧不知痛处，或拘急不得转侧。"

注解：中风痱，即中风邪之意。身体不能自收持，即指肢体不遂言。冒昧，即茫然无知的意思。中风而致肢体不遂、言语不利、冒昧不知痛处，或身拘急不得转侧者，宜本方治之。

按：上述有似今之脑血管病，但就方药言，治身痹痛有表证、和中虚血少或当有效。脑血管病应用的机会不多，须慎用。

【辨证要点】中虚身痛或麻木者。

二十七、桂枝芍药知母汤方证

【方剂组成】桂枝四两，芍药三两，甘草二两，麻黄二两，生姜五两，白术五两，知母四两，防风四两，附子（炮）二两。

【用法】上九味，以水七升，煮取二升，温服七合，日三服。

【参考处方】桂枝 12 克，白芍 10 克，炙甘草 6 克，麻黄 6 克，生姜 15 克，白术 15 克，知母 12 克，防风 10 克，炮附子 15～30 克。

上 9 味，以凉水 800 毫升浸泡 1 小时，煎 15～20 分钟，取汤 150 毫升温服。再续水煎一次。

【方解】此于桂枝汤增桂姜、去大枣，另加麻黄、防风发汗解表，复用术附以逐湿痹，知母以消下肢肿，故以治风湿关节痛肢体肿而气冲呕逆者。

【仲景对此方证的论述】

《金匮要略·中风历节病》第 8 条："诸肢节疼痛、身体尪羸，脚肿如脱，头眩短气，温温欲吐，桂枝芍药知母汤主之。"

注解：诸肢节疼痛，即四肢关节疼痛。身体尪羸，即言身体瘦之甚。脚肿如脱，即言脚肿之甚。头眩短气、温温欲吐，为气冲饮逆的结果，此宜桂枝芍药知母汤主之。

按：慢性关节炎下肢肿痛者，用本方有良验，并以本方加石膏治年余不解的风湿热有奇效。又以本方合用桂枝茯苓丸，治疗下肢肿的脉管炎亦验。

【辨证要点】关节疼痛，肢体肿而气冲呕逆者。

【验案】徐某，男性，19 岁，病历号 1189520，1966 年 2 月 15 日初诊。左足肿疼已五六年，近 2 年加重。经拍片证实为跟骨骨质增生。现症：左足肿痛，怕冷，走路则痛甚，口中和，不思饮，苔薄白，脉沉弦。此属风寒湿客注关节，治以发汗祛湿，与桂枝芍药知母汤：

桂枝 10 克，白芍 10 克，知母 12 克，防风 10 克，麻黄 10 克，生姜 12 克，

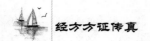

苍术 12 克，川附子 6 克，炙甘草 6 克。

结果：上药服 7 剂，左足跟痛减，走路后仍痛，休息后较治疗前恢复快。增川附子为 9 克继服，1 个月后左足跟肿消，疼痛已不明显。

二十八、三黄汤方证

【方剂组成】麻黄五分，独活四分，细辛二分，黄芪二分，黄芩三分。

【用法】上五味，以水六升，煮取二升，分温三服。

【参考处方】麻黄 10 克，独活 10 克，细辛 10 克，生黄芪 15 克，黄芩 10 克。

上 5 味，以冷水 600 毫升浸泡 1 小时，煎开锅后 15 ~ 20 分钟，取汤 150 毫升，温服，再续水煎一次温服。

【方解】既用麻黄、独活、细辛、黄芪发汗散邪，而解痹痛拘挛，复用黄芩以除烦热，故此治历节疼痛、手足拘急、无汗恶寒而烦热者。

【仲景对此方证的论述】

《金匮要略·中风历节病》附方："《千金》三黄汤，治中风手足拘急，百节疼痛，烦热心乱，恶寒，经日不欲饮食。"

注解：由于中风而致手足拘急，一身关节俱疼、烦热、心乱、恶寒而不欲饮食，本方治之。

【辨证要点】关节疼痛，无汗恶寒而烦热者。

二十九、牡蛎汤方证

【方剂组成】牡蛎（熬）四两，麻黄（去节）四两，甘草二两，蜀漆三两。

【用法】上四味，以水八升，先煮蜀漆、麻黄，去上沫，得六升，内诸药，煮取二升，温服一升。若吐，则勿更服。

【参考处方】生牡蛎 15 克，麻黄 10 克，甘草 6 克，蜀漆 10 克。

上 4 味，以冷水 600 毫升浸泡 1 小时，煎开锅后 15～20 分钟，取汤 150 毫升，温服。再续水煎一次温服。

【方解】此于甘草麻黄汤中加牡蛎、蜀漆，故治甘草麻黄汤证胸腹悸动而有痰饮者。

【仲景对此方证的论述】

《金匮要略·疟病》附方（一）："牡蛎汤，治牝疟（《外台秘要》方）。"

注解：《金匮要略》曰："疟多寒者，名曰牝疟。"古人以心为牝脏，心阳为痰所阻，故多寒，因谓为牝疟。蜀漆逐痰，为治牝疟的要药。不须发汗者，宜蜀漆散，须发汗者，宜本方。

【辨证要点】疟疾寒多热少，无汗身疼者。

三十、麻黄升麻汤方证

【方剂组成】麻黄（去节）二两半，升麻一两一分，当归一两一分，知母十八铢，黄芩十八铢，萎蕤（一作菖蒲）十八铢，芍药六铢，天门冬（去心）六铢，桂枝六铢，茯苓六铢，甘草（炙）六铢，石膏（碎，绵裹）六铢，白术六铢，干姜六铢。

【用法】上十四味，以水一斗，先煮麻黄一两沸，去上沫，内诸药，煮取三升，去滓，分温三服。相去如炊三斗米顷，令尽，汗出愈。

【参考处方】麻黄 10 克，升麻 12 克，当归 10 克，知母 10 克，黄芩 10 克，玉竹 10 克，白芍 10 克，天门冬 10 克，桂枝 6 克，茯苓 12 克，炙甘草 6 克，生石膏 45 克，白术 10 克，干姜 10 克。

上 14 味，以水 800 毫升浸泡 1 小时，煎开锅后 15～20 分钟，取汤 150 毫升温服。再续水煎一次温服。

【方解】既用麻黄、升麻、桂枝发汗以解表，又用干姜、白术、茯苓、甘草温中利水以止泄；既以黄芩、知母、石膏除热去烦，又以白芍、当归、萎蕤、天冬益血滋津，故此为表里不解，寒热虚实交错的治剂。

【仲景对此方证的论述】

《伤寒论》第 357 条："伤寒六七日，大下后，寸脉沉而迟，手足厥逆，下部脉不至，喉咽不利，唾脓血，泄利不止者，为难治，麻黄升麻汤主之。"

注解：伤寒六七日，表还未解，而医大下之，因虚其里，故寸脉沉迟，手足厥逆。下部脉不至，泄利不止。复以邪热不得外解而上攻，因致咽喉不利、唾脓血。正虚邪盛，表里俱困，已属误下的坏病，救表救里，补虚攻邪，颇难措手，故谓难治，亦只有随证用药，如本方主之。

【辨证要点】伤寒表里不解，上热下寒，症见咽喉不利、腹泻、手足逆冷、脉沉迟者。

三十一、升麻鳖甲汤方证

【方剂组成】升麻二两，当归一两，蜀椒（炒，去汗）一两，甘草二两，鳖甲（炙）手指大一片，雄黄（研）半两。

【用法】上六味，以水四升，煮取一升，顿服之，老少再服取汗。

【参考处方】升麻 15 克，当归 10 克，蜀椒 10 克，炙甘草 6 克，鳖甲 15 克，雄黄 2 克。

上 6 味，以冷水 600 毫升浸泡 1 小时，煎开锅后 15～20 分钟，取汤 150 毫升，温服，再续水煎一次温服。

【方解】升麻伍蜀椒以解肌致汗，伍甘草以解百毒，并治咽痛。复用鳖甲、当归和血祛瘀，用雄黄攻肿毒痈脓，故此治疫证咽喉痛而有痈脓或瘀血之变者。此非麻黄剂，因亦透表取汗，故附于此。

【仲景对此方证的论述】

《金匮要略·百合狐惑阴阳毒病》第 14 条："阳毒之为病，面赤斑斑如锦纹，咽喉痛，唾脓血，五日可治，七日不可治，升麻鳖甲汤主之。"

注解：面赤斑斑如锦纹，谓面色红赤而有斑纹。阳毒即指面赤斑斑如锦纹，咽喉痛而吐脓血者。从"五日可治，七日不可治"观之，可知是一种猛烈的急性传染病，古人谓时疫者是也，治之宜本方。

《金匮要略·百合狐惑阴阳毒病》第 15 条："阴毒之为病，面目青，身痛如被杖，咽喉痛，五日可治，七日不可治，升麻鳖甲汤去雄黄、蜀椒主之。"

注解：身痛如被杖，谓身体疼痛剧烈，如被杖刑那样难于忍受。阴毒即指面目青，身体如被杖、咽喉痛不吐脓血者，亦是五日可治，七日不可治，宜本方去雄黄、蜀椒主之。

按：面色赤为阳气拂郁在表，因谓阳毒；面目青则邪在内，因谓阴毒，阴毒不宜汗，故去蜀椒，因不吐脓血，故去雄黄。

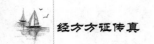

第三章 承气汤类方证

一、大承气汤方证

【方剂组成】 大黄（酒洗）四两，厚朴（炙，去皮）半斤，枳实（炙）五枚，芒硝三合。

【用法】 上四味，以水一斗，先煮二物，取五升，去滓，内大黄，更煮取二升，去滓，内芒硝，更上微火一二沸，分温再服，得下，余勿服。

【参考处方】 酒大黄12克，厚朴24克，枳实15克，芒硝20克。

上4味，以凉水600毫升浸枳实、厚朴1小时，煎取汤300毫升，内大黄，煎取150毫升，内芒硝10克，再煎微沸，温服。大便通下止后服。

【方解】 大黄缓下，芒硝软坚，二药合用攻下颇峻，复佐以消胀破结的厚朴、枳实，则荡涤肠胃、通利水谷既迅且猛，任何大实、大热、大满，以至于塞而不利或闭而不通者，均得攻而克之。

【仲景对此方证的论述】

《伤寒论》第208条："阳明病，脉迟，虽汗出不恶寒者，其身必重，短气，腹满而喘，有潮热者，此外欲解，可攻里也。手足濈然汗出者，此大便已硬也，大承气汤主之；若汗多，微发热恶寒者，外未解也，其热不潮，未可与承气汤；若腹大满不通者，可与小承气汤，微和胃气，勿令致大泄下。"

注解：潮热，谓其热如潮，势甚汹涌，一身如蒸，无处不热之意。本条可分以下三段解之：①脉迟，为不及脉，常主寒主虚。今阳明病脉迟，故虽汗出不恶寒。阳明病的外证已显，但其人仍必有身重短气等外湿内饮的为证，当然还不可以议下。②若汗出不恶寒，其人腹满而喘，并有潮热者，则脉迟不外由于里实气血受阻的结果，乃肯定外欲解可攻里也。若手足亦不断汗出，更是大便成硬的确候，则宜大承气主之。③若汗出不恶寒、其热不潮，则里热不实，不可与承气汤以攻之，即便腹大满而不通者，亦只可与小承气汤微和其胃气，慎不可使之大泄下。

按：水火不相容，水盛则火欲息，火盛则水欲绝。阳明病法多汗，即热极于里，津液外亡之象。表有湿则身重，里有饮则短气，其热还不甚，里尚不实甚明，此时何得妄攻？由于脉迟属不及，一般主寒主虚，不过里实极者，则血气受阻，而脉亦迟，故阳明病脉迟，首宜当心其虚。虽汗出不恶寒者，明是不可妄攻的否定语气。其身必重、短气，即不可妄攻的可能见证。后之大承气汤主之，当无此证，读者多连读下去，而把身重、短气亦说成大承汤的适应证，实属大错。试看书中论身重的条文很多，而无一可下者，尤其《伤寒论》第219、221两条所论与此很相似（见白虎汤条和栀子豉汤条），但均禁下。古文词义深奥，不易理解，因不必词费，细释如上，以供参考。

《伤寒论》第209条："阳明病，潮热、大便微硬者，可与大承气汤；不硬者，不可与之。若不大便六七日，恐有燥屎，欲知之法，少与小承气汤，汤入腹中，转矢气者，此有燥屎也，乃可攻之。若不转矢气者，此但初头硬，后必溏，不可攻之，攻之必胀满不能食也。欲饮水者，与水则哕，其后发热者，必大便复硬而少也，以小承气汤和之。不转矢气者，慎不可攻也。"

注解：燥屎即硬便，矢气即放屁。有潮热为里实的确候，故阳明病潮热，若大便微硬者，即可与大承气汤以攻之；便不硬者，则不可与之。假如不大便已六七日，而无其他证候足以证明大便之硬否，可先与小承气汤，服后不大便而转矢气者，即为有燥屎的确据，便可与大承气汤；若服小承气汤后不转矢气，则必下初头硬后必溏的大便，这种情况是不可与大承气汤的。如果不经试服小承气汤，而误以大承气汤攻之，则必致腹胀满、不能食的里虚证。虚欲饮水自救，但胃气虚与水则不受而哕。其后发热者，谓服小承气汤，泄下先硬后溏的大便，潮热即已，但以后又复发潮热的意思。此必大便又硬且少也，仍宜与小承气汤以和之。总之，服小承气汤后仍不大便者，则可与大承气汤；若不能转矢气，慎不可与大承气汤以攻之。

按：阳明病潮热，为里实可下之候，但以什么药下之，还须进行方证之辨。大承气汤为攻下峻剂，尤其不可轻试。有潮热，同时见大便硬结者，为大承气汤的适应证。上条的手足濈然汗出，为大便硬的征候之一。而本条则无大便硬的明确征候，但潮热和六七日不大便，有可能为大便硬结，因出小承气汤试之一法。不过若潮热、不大便，即实系先干后溏者，亦小承气汤证，若试与小承气汤，只能使之转矢气，当然无效，但亦无害，而后再与大承气汤则最妥当不过，故于大小承气汤疑似之证，先与小承气汤亦可看成定法，虽说试之，实即治之，不可不知。

《伤寒论》第212条："伤寒，若吐、若下后不解，不大便五六日，上至十余日，日晡所发潮热，不恶寒，独语如见鬼状。若剧者，发则不识人，循衣摸床，惕而不安，微喘直视，脉弦者生，涩者死。微者，但发热谵语者，大承气汤主之。若一服利，则止后服。"

注解：太阳伤寒，法当发汗，若吐、若下均属误治，故病不解，邪热乘吐下之虚而陷于里，因而不大便五六日，上至十余日，日晡所发潮热，而不恶寒，则外已解，可攻里也。独语如见鬼状，即谵语之甚者。潮热而谵语、大便已硬，为大承气汤证。证之剧者，发则不识人，循衣摸床，即捻衣襟，摸床沿。惕而不安，即无故恐怖而不安。此皆意识模糊、生机欲息的表现。气将脱则微喘，精欲竭则直视。脉弦属太过主实，故还可与大承气汤背水一战而望生。脉涩属不及，主血少、邪实正虚，已难于攻治，故不免于死。

若上述之轻微者，只发潮热而谵语，则无关于生死大事，不过里实热结，宜攻而已，大承气汤主之。若服后得快利，则止后服。

《伤寒论》第215条："阳明病，谵语有潮热，反不能食者，胃中必有燥屎五六枚也；若能食者，但硬耳。宜大承气汤下之。"

注解：谵语有潮热，为热实于里、大便成硬的确征。胃有热当能食，今反不能食者，乃里实更甚，即胃中亦燥结的宿食关系。若其人能食，则胃中无燥结只大便成硬耳，但均宜大承气汤下之。

《伤寒论》第217条："汗出谵语者，以有燥屎在胃中，此为风也。须下者，过经乃可下之。下之若早，语言必乱，以表虚里实故也。下之则愈，宜大承气汤。"

注解：汗出多则津液外越，胃中燥屎必结，谵语即里有燥屎的确候。此为风也，谓此为太阳中风转属阳明病者，燥屎当下，但须太阳证罢乃可下之。若下之早，则使外邪尽陷于里，势必加甚其语言错乱。表邪里实，即是说表邪内陷则表已虚，邪并于里，则里益实，比原证更重一等，但下之均当愈，宜大承气汤。

按：汗越于外，则津液竭于里，若复热实，燥结至速。谵语即有燥屎之候，故不可轻视，一但表解，即须大承气汤下之。阳明病不怕证实，最虑津虚。后有发热汗出的急下证，意即在此，可互参。

《伤寒论》第220条："二阳并病，太阳证罢，但发潮热，手足漐漐汗出，大便难而谵语者，下之则愈，宜大承气汤。"

注解：二阳并病，指太阳阳明并病言，若太阳病证已罢，但发潮热，手足漐漐汗出，大便难而谵语者，大承气汤证已极明显，故下之则愈。

《伤寒论》第238条："阳明病，下之，心中懊憹而烦，胃中有燥屎者，可攻。腹微满，初头硬，后必溏，不可攻之。若有燥屎者，宜大承气汤。"

注解：阳明病下之后，遗热未除，故心中懊憹而烦，若里有燥屎，腹当硬满而拒按，则可攻之。若只微满，大便初头硬，后必溏，为栀子豉汤的虚烦证，则不可攻之。如确审其有燥屎者，宜大承气汤下之。

按：心中懊憹而烦为栀子豉汤和大承气汤的共有证，其主要区分即在虚满与实满，此腹诊之所以必知者。

《伤寒论》第239条："病人不大便五六日，绕脐痛，烦躁，发作有时者，此有燥屎，故使不大便也。"

注解：胃肠中干，大便成硬，欲行难通，故绕脐痛而烦躁。欲行暂止则痛与烦亦暂止，时休时作，故谓发作有时，此亦有燥屎的确候，言外宜大承气汤攻之。

《伤寒论》第240条："病人烦热，汗出则解，又如疟状，日晡所发热者，属阳明也。脉实者，宜下之；脉浮虚者，宜发汗。下之与大承气汤，发汗宜桂枝汤。"

注解：见桂枝汤条。

按：此只日晡所发热而脉实，又何须大承气汤的猛攻，殊不知若发汗汗出即转属阳明，其病传变迅急，来势猛恶可见，于此正在变化莫测之际，当头痛击，亦正其时。医家不只要知常规，更要知随机应变，可与后之急下诸条互参自明。

《伤寒论》第241条："大下后，六七日不大便，烦不解，腹满痛者，此有燥屎也。所以然者，本有宿食故也，宜大承气汤。"

注解：大下以后，又六七日不大便，而原有的烦未解，并腹满且痛，此仍为有燥屎之证。其所以大下之后而还有燥屎者，因其人本有宿食下而未尽的缘故，宜大承气汤再下之。

按：此即承前之"阳明病，下之，心中懊憹而烦，胃中有燥屎者，可攻"条，而重申攻毒务尽之义。

《伤寒论》第242条："病人小便不利，大便乍难乍易，时有微热，喘冒不能卧者，有燥屎也，宜大承气汤。"

注解：小便不利，则大便当溏，今以里热盛实，边结边流，因致大便乍难乍易。虽外时有微热，但其人喘冒不能卧，显系实热自里追上的征候，因断言谓此有燥屎也，宜大承气汤下之。

《伤寒论》第251条："得病二三日，脉弱，无太阳、柴胡证，烦躁，心下硬；至四五日，虽能食，以小承气汤少少与，微和之，令小安。至六日，与承气汤一升。若不大便六七日，小便少者，虽不受食，但初头硬，后必溏，未定成硬，攻之必溏；须小便利，屎定硬，乃可攻之，宜大承气汤。"

注解：无太阳柴胡证，谓无太阳表证和少阳柴胡证。今烦躁而心下硬，并四五日不大便，里实的征候已显，况能食，更是多热无寒确征，似可以议下了，但以脉弱，心下硬，亦可能是胃虚，以是可少与小承气汤微和其胃，可略安其烦躁，进行观察至六日，若还不大便，已可证其非虚，故可增与小承气汤一升；延至六七日仍不大便，虽不能食，有似实结已甚，但若小便少者，大便仍初硬后溏，未定成硬，不可攻之；若不慎而攻之，则使溏泄不已。必须小便利，则屎定成硬，乃可攻之，攻之宜大承气汤。

按：本条的脉弱和首条的脉迟，均属不及的一类脉，阳明病见之，必须精心观察，慎重用药，尤其脉弱而伴心下硬，更当考虑胃虚，即有一二实候，亦不可妄试攻下。以小承气汤少少与微和之，令小安。至五六日再与一升，用药何等慎重，四五日、六七日，观察何等周详。治大病难，治疑难病更难。病家急躁，医者粗心未有不败事者。条文中虽未说四五日未大便，然据六七日不大便一语，则四五日至六七日未大便自在言外。古文简练，读者应细体会。

《伤寒论》第252条："伤寒六七日，目中不了了，睛不和，无表里证，大便难，身微热者，此为实也。急下之，宜大承气汤。"

注解：目中不了了，谓视物不明的意思。睛不和，谓睛昏暗而不光泽的意思。

伤寒六七日，其人突然目中不了了，睛不和，并无其他明显的表证和里证，而只大便难，身微热，但此为热实于里的险恶证候。外迫虽微而上攻甚烈，病势猛剧，缓必无及，宜大承气汤急下之。

按：伤寒表证突然而罢，里实证候不待形成即出现目中不了了、睛不和等精气欲竭的险恶征候。传变急剧，大有不可终日之势，哪容"只大便难而身微热"再行观望之理，应急釜底抽薪，以大承气汤急下之。

《伤寒论》第253条："阳明病，发热汗多者，急下之，宜大承气汤。"

注解：阳明病，若发热而汗多不已者，此热盛蒸腾于里，津液欲竭于外之象。宜急下热以救津，缓则无及，宜大承气汤。

《伤寒论》第254条："发汗不解，腹满痛者，急下之，宜大承气汤。"

注解：发汗而病不解，马上传里腹满痛，传变如此迅速猛恶，稍缓则险象峰起，故宜大承气汤急下之。

按：以上3条，均以病情猛恶而行应急制变之治，看似不重，稍有延误，祸变立至，学者宜仔细玩味而熟记。

《伤寒论》第255条："腹满不减，减不足言，当下之，宜大承气汤。"

注解：此承上条言，虽已下之，但腹满不减，即便有所减亦微不足道，病未尽去，故还应当下之，宜大承气汤。

《伤寒论》第256条："阳明少阳合病，必下利，其脉不负者，为顺也。负者，失也，互相克贼，名为负也。脉滑而数者，有宿食也，当下之，宜大承气汤。"

注解：脉滑而数，主里有实热，故下利脉滑数，当有宿食，宜以大承气汤下之。

按：古人以为阳明属土，少阳属木，阳明与少阳合病则呈木克土，故必下利。此和后之"脉不负"以下一段文字，均属五行推理，这里从略。

《伤寒论》第320条："少阴病，得之二三日，口燥咽干者，急下之，宜大承气汤。"

注解：少阴病，津血本虚，若传阳明，则燥结异常迅速。口燥咽干，已有热亢津枯之势，故急下以救津液，宜大承气汤。

《伤寒论》第321条："少阴病，自利清水，色纯青，心下必痛，口干燥者，急下之，宜大承气汤。"

注解：自利清水，色纯青，谓所下皆青色秽浊的水样便。热结于里，故心下必痛，此即《温疫论》所谓为热结旁流者是也。边下清水，边实结心下，热亢津亡，灾祸立至。口干燥者，已见其端，故宜大承气汤急下之。

按：以上所述常见于温疫症，病势猛恶，初得即致人于沉昏不起，形似少阴病的但欲寐，因以少阴病冠之，其实为热实于里的阳明病。我年轻时，一日正在睡中，突然身如倒，昏冒不知所以。初以为梦，嗣后以腹痛欲便，乃知已病。遂下利黑水样便两三次，臭恶异常，以后即沉昏不省人事，家人惶恐，乃请西医注射药针，天明头脑稍清，但口干舌燥、腹满痛不休，因服大承气汤加甘草汤得快下乃安，以所患与本条论述颇相似，故附此以供参考。

《伤寒论》第 322 条："少阴病，六七日，腹胀不大便者，急下之，宜大承气汤。"

注解：腹胀、不大便，已属里实可下之证，况由少阴病传来，须虑其津液枯竭而致虚，故宜大承气汤急下之。

按：津液虚损则易致热实，热实更易致津液枯虚，虚实相搏，则虚者益虚，实者益实，正虚病实，将难任药矣。故少阴入阳明略见其端，即宜急下。以上三条，除自利清水一条外，其余二条皆少阴病传变为阳明病者，不可不知。

《金匮要略·痉湿暍病》第 13 条："痉为病，胸满口噤，卧不着席，脚挛急，必齘齿，可与大承气汤。"

注解：口噤，即牙关紧闭。卧不着席，谓背弓反张，仰卧则背不着于席。齘齿，即上下齿相切意。热壅于里则胸满、津燥、筋急因致痉。口噤以下为痉之剧烈状，此可与大承气汤以下其热。

按：破伤风多见此证，宜注意。

《金匮要略·腹满寒疝宿食病》第 21 条："问曰：人病有宿食，何以别之？师曰：寸口脉浮而大，按之反涩，尺中亦微而涩，故知有宿食，大承气汤主之。"

注解：脉浮大主热盛，而涩主血少。胃为水谷之海，荣卫之源。宿食实于里则发热，荣卫源绝则血少，故脉应之浮而大。按之反涩，尺中亦涩而微也，宿食当下，宜大承气汤。

《金匮要略·腹满寒疝宿食病》第 22 条："脉数而滑者，实也，此有宿食，下之愈，宜大承气汤。"

注解：脉数而滑者，为热实于里之应，故知此为有宿食，宜大承气汤下之即愈。

《金匮要略·腹满寒疝宿食病》第23条："下利不欲食者，有宿食也，当下之，宜大承气汤。"

注解：下利一般多能食，里有宿食则不能食，此当下之，宜大承气汤。

按：噤口痢多由于有宿食者，宜注意。

《金匮要略·呕吐哕下利病》第37条："下利，三部脉皆平，按之心下坚者，急下之，宜大承气汤。"

注解：下利而脉不微弱，而三部皆平，为不虚偏实之候。按之心下坚，显系边流边结之证，故当急下，宜大承气汤。

《金匮要略·呕吐哕下利病》第38条："下利，脉迟而滑者，实也。利未欲止，急下之，宜大承气汤。"

注解：脉迟主寒，但里实甚者则脉亦迟，今迟与滑俱见，则不为寒而反为热实甚明，故下利见此脉，则知为里实所致，实不去则利不止，宜大承气汤急下之。

《金匮要略·呕吐哕下利病》第39条："下利，脉反滑者，当有所去，下乃愈，宜大承气汤。"

注解：下利，虚人最甚，脉当微弱，今脉反滑为里实之应，故谓当有所去，须下其实乃愈，宜大承气汤。

《金匮要略·呕吐哕下利病》第40条："下利已差，至其年月日时复发者，以病不尽故也，当下之，宜大承气汤。"

注解：此即所谓休息痢，因初病时未能驱尽病毒，故至时复发，当下尽其毒，宜大承气汤。

《金匮要略·妇人产后病》第1条："问曰：新产妇人有三病，一者病痉，二者病郁冒，三者大便难，何谓也？师曰：新产血虚，多汗出，喜中风，故令病痉；亡血复汗，寒多，故令郁冒；亡津液胃燥，故令大便难。产妇郁冒，其脉微弱，呕不能食，大便反坚，但头汗出。所以然者，血虚而厥，厥而必冒，冒家欲解，必大汗出。以血虚下厥，孤阳上出，故头汗出。所以产妇喜汗出者，亡阴血虚，阳气独盛，故当汗出，阴阳乃复。大便坚，呕不能食，小柴胡汤主之，病解能食，七八日更发热者，此为胃实，大承气汤主之。"

注解：见小柴胡汤条。

《金匮要略·妇人产后病》第6条："产后七八日，无太阳证，少腹坚痛，此恶露不尽，不大便，烦躁发热，切脉微实，再倍发热，日晡时烦躁者，不食，食则谵语，至夜即愈，宜大承气汤主之。热在里，结在膀胱也。"

注解：产后七八日，既无太阳表证而少腹坚且痛，其为恶露结滞不去甚明，更审其人不大便、烦躁发热，尤其倍于日晡时，而脉微实不食，食则谵语，一派里实的证候，至夜即愈亦有别于一般的瘀证，以是知为热实于里，因使恶露结于少腹而不去也，故宜大承气汤主之。

按：产后恶露不尽，一般不宜大承气汤，但由于热实而致恶露结而不去者，又非此不治，不可不知，关键所在，须辨方证。

【辨证要点】基于以上所论，可知大承气汤为攻下峻剂，但热实达至一定高度，又非此方不能以救治。不当用而用，和当用而不用，均足以误人性命。燥屎宿食虽属本方应用的指标，但不是应用本方的目的。以上所述，在不同情况而有不同的证候，必须熟记。尤其应变急下各条，更要心中有数。若谓大承气汤法即泄下，所治不外大实、大热、大满云云，而于具体适应证毫无所知，敢断言其动手便错。今就其方证的辨证要点归纳如下：

1. 阳明病脉迟，汗出，不恶寒，发潮热，手足漐然而汗出者。

2. 不大便，发潮热而谵语者。

3. 阳明病谵语有潮热，不能食有燥屎，能食屎定硬者。

4. 汗出谵语，无太阳证者。

5. 发潮热，手足漐漐汗出，大便难而谵语者。

6. 心中懊憹而烦，胃中有燥屎者。

7. 不大便五六日，绕脐痛，烦躁发作有时者。

8. 病人烦热汗出则解，日晡发热而脉实者。

9. 大下后六七日不大便，烦不解，腹满痛者。

10. 小便不利，大便乍难乍易，有时微热，喘冒不能卧者。

11. 脉弱，烦躁心下硬，六七日不大便，小便利者。

12. 伤寒六七日，目中不了了，睛不和，无表里证，大便难，身微热者。

13. 少阴病自利清水，色纯青，心下必痛，口干燥者。

14. 少阴病六七日腹胀不大便者。

15. 下利脉滑而数，或脉迟而滑，不欲食者。

【验案】李某，女性，65 岁，延庆康庄公社巡诊病人。1965 年 11 月 10 日初诊。患左半身不遂 10 天，服镇肝熄风等药不效。近症：头晕头热，汗出烦躁，时有谵语，大便五日未行，苔黄腻少津，脉弦滑。血压 260/160 毫米汞柱。证属里实热盛，治以急下去实清热，与大承气汤：

大黄 12 克（后下），厚朴 18 克，枳实 12 克，芒硝 15 克（分冲）。

结果：上药服 1 剂，大便通 2 次，诸症大减，血压降为 150/100 毫米汞柱。改投大柴胡汤加减继服调理。

二、小承气汤方证

【方剂组成】大黄（酒洗）四两，厚朴（炙，去皮）二两，枳实（炙，大者）三枚。

【用法】上三味，以水四升，煮取一升二合，去滓，分温二服。初服当更衣，不尔尽饮之；若更衣者，勿服之。

【参考处方】酒大黄 12 克，厚朴 6 克，枳实 6 克。

上 3 味，以凉水 500 毫升浸泡 1 小时，煎 15 ~ 20 分钟，取汤 100 毫升，温服。大便通下止后服，不下再续水煎一次温服。

【方解】 既去攻坚除热的芒硝，又减消胀行气的厚朴，虽亦属里实的下剂，但较大承气汤则显有不及，故谓之小承气汤。

【仲景对此方证的论述】

《伤寒论》第208条："阳明病，脉迟，虽汗出不恶寒者，其身必重，短气，腹满而喘，有潮热者，此外欲解；可攻里也。手足濈然而汗出者，此大便已硬也，大承气汤主之；若汗多，微发热恶寒者，外未解也，其热不潮，未可与承气汤；若腹大满不通者，可与小承气汤，微和胃气，勿令致大泄下。"

注解：见大承气汤条。

《伤寒论》第209条："阳明病，潮热，大便微硬者，可与大承气汤；不硬者，不可与之。若不大便六七日，恐有燥屎，欲知之法，少与小承气汤，汤入腹中，转矢气者，此有燥屎也，乃可攻之。若不转矢气者，此但初头硬，后必溏，不可攻之，攻之必胀满不能食也。欲饮水者，与水则哕。其后发热者，必大便复硬而少也，以小承气汤和之。不转矢气者，慎不可攻也。"

注解：见大承气汤条。

《伤寒论》213条："阳明病，其人多汗，以津液外出，胃中燥，大便当硬，硬则谵语，小承气汤主之。若一服谵语止者，更莫复服。"

注解：阳明病，以其人多汗，因使津液大量外出，胃中水分被夺则必燥，大便因硬，硬则谵语，宜小承气汤主之。若一服谵语止。即不要再服。

按：此只由于汗出，则使胃中燥、大便硬而谵语，既不发热，更无潮热，故不宜大承气汤而宜本方。宜与大承气汤条互参细研。

《伤寒论》第214条："阳明病，谵语，发潮热，脉滑而疾者，小承气汤主之。因与承气汤一升，腹中转气者，更服一升；若不转气者，勿更与之。明日又不大便，脉反微涩者，里虚也，为难治，不可更与承气汤也。"

注解：前于大承气条，既有阳明谵语、潮热、反不能食者，胃中必有燥屎五六枚也，若能食者，但硬耳，宜大承气汤主之；又有脉数而滑者实也，此有宿食，下之愈，宜大承气汤。本条所述无论证或脉，均宜大承气汤甚明，而谓小承气汤主之，已属可疑，而因与承气汤一升以下条文，尤其不可理解，其中必有错乱，故不释。

《伤寒论》第250条："太阳病，若吐、若下、若发汗后，微烦，小便数，大便因硬者，与小承气汤，和之愈。"

注解：吐下、发汗均足以亡失津液，胃中干，故微烦。而小便数，益使胃肠枯燥，因致大便硬结不通者，可与小承气汤和其胃即愈。

按：此亦由于津液亡失而致大便硬，里热不剧，故只微烦而无谵语，虽小便数，屎成硬，亦不宜大承气汤的猛攻，而宜本方和之使愈。

《伤寒论》第251条："得病二三日，脉弱，无太阳、柴胡证，烦躁、心下硬，至四五日，虽能食，以小承气汤少少与，微和之，令小安。至六日，与承气汤一升。若不大便六七日，小便少者，虽不受食，但初头硬，后必溏；未定成硬，攻之必溏，须小便利，屎定硬，乃可攻之，宜大承气汤。"

注解：见大承气汤条。

《金匮要略·呕吐哕下利病》第41条："下利谵语者，有燥屎也，小承气汤主之。"

注解：谵语为里实燥屎之候，下利而谵语，故肯定为有大燥屎，宜小承气汤主之。

《金匮要略·呕吐哕下利病》附方（一）："《千金翼》小承气汤，治大便不通，哕，数谵语。"

注解：胃气不得行于下，而逆于上则哕；里有燥屎则谵语。此以大便不通而使哕，故宜小承气汤治之。

按：论中谓："伤寒哕而腹满，视其前后，知何部不利，利之即愈。"本条所述即属后之不利者。

【辨证要点】阳明病，胃中燥，大便硬，而无潮热者。

三、调胃承气汤方证

【方剂组成】大黄（清酒洗）四两，甘草（炙）二两，芒硝半升。

【用法】上三味，以水三升，煮二物至一升，去滓，内芒硝，更上火微煮令沸，少少温服之。

【参考处方】大黄 12 克，炙甘草 6 克，芒硝（分冲）12 克。

上 3 味，以冷水 500 毫升浸泡前二味 1 小时，煎开锅后 15 ~ 20 分钟，取汤 150 毫升冲入芒硝 6 克温服，续水再煎一次温服。

【方解】此于大承气汤中去消胀行气的枳实、厚朴，而加安中缓急的甘草，既不足以消胀去满，又缓硝黄的急下，故以调胃名之。

【仲景对此方证的论述】

《伤寒论》第 29 条："伤寒脉浮，自汗出，小便数，心烦，微恶寒，脚挛急，反与桂枝欲攻其表，此误也。得之便厥，咽中干，烦躁，吐逆者，作甘草干姜汤与之，以复甘阳；若厥愈足温者，更作芍药甘草汤与之，其脚即伸；若胃气不和，谵语者，少与调胃承气汤；若重发汗，复加烧针者，四逆汤主之。"

注解：见甘草干姜汤条。

《伤寒论》第 70 条："发汗后，恶寒者，虚故也；不恶寒，但热者，实也。当和胃气，与调胃承气汤。"

注解：发汗表解身和，则不应发热或恶寒。若无热而恶寒者，是已陷于阴虚证；若不恶寒但热者，则已传为里实的阳明病，此当和其胃气，宜与调胃承气汤。

《伤寒论》第 94 条："太阳病未解，脉阴阳俱停，必先振栗汗出而解。但阳脉微者，先汗出而解；但阴脉微者，下之而解。若欲下之，宜调胃承气汤。"

注解：脉浮取以候卫，沉取以候营，浮沉无所偏胜即脉阴阳俱停，乃营卫自调之象。太阳病虽还未解，但脉阴阳俱停，阴阳自和可知，法当振栗汗出而自解。但阳脉微者，即脉浮而较微者，为卫不和于外，应责在表，故宜先汗出而解（言外宜桂枝以发汗）。但阴脉微者，即脉沉而较微者，为营不和于内，应责在里，故须下之而解，宜调胃承气汤。

按：太阳病不解，暗示经过汗吐下等治疗而病还不解之意。《伤寒论》曰："凡病若发汗、若吐、若下、若亡血、亡津液、阴阳自和者必自愈。"脉阴阳俱停，即阴阳自和的脉应。必先震栗汗出而解，即自愈前的战汗，所谓瞑眩者是也。阳脉微者，即浮而弱之脉，阴脉微者，即沉而弱之脉。《金匮要略》曰："卫缓则为中风，营缓则为亡血"，与此阳微阴微的脉法同，亡血由于胃中燥。与调胃承气汤亦下热救阴之治。

《伤寒论》第105条："伤寒十三日，过经，谵语者，以有热也，当以汤下之。若小便利者，大便当硬，而反下利，脉调和者，知医以丸药下之，非其治也。若自下利者，脉当微厥，今反和者，此为内实也，调胃承气汤主之。"

注解：过经，指病已由太阳过入阳明的意思。伤寒已十三日不解，则传入阳明而谵语，此里有热也，当以调胃承气汤下之。小便利者，则大便当硬，今反下利，而脉调和者，当是医以丸药下之非法的治疗所致。若转变为太阴病自下利者，则脉当微厥，但今脉反和，此非自下利，而是丸药所致甚明，虽下利还谵语，而脉调和，肯定是里实未去也，故仍宜调胃承气汤主之。

《伤寒论》第123条："太阳病，过经十余日，心下温温欲吐而胸中痛，大便反溏，腹微满，郁郁微烦。先此时自极吐下者，与调胃承气汤。若不尔者，不可与。但欲呕，胸中痛，微溏者，此非柴胡汤证，以呕故知极吐下也，调胃承气汤。"

注解：温与愠古通用，温温即烦恼之意。太阳病十余日，病已去表内传。心下温温欲吐、郁郁微烦而胸中痛，颇似少阳柴胡证，但柴胡证当胸满大便不溏，今人便反溏而腹微满，知非柴胡证。若先此时服过极吐下药，因使胃不和者，可与调胃承气汤，若不尔者，则属里虚不可与之。但欲呕、胸中痛、大便微溏，而非柴胡证，因心下温温欲吐，为吐后胃不和的内烦证，故知非柴胡证，而由于极吐下也。

按：极吐下药，暗示为剧烈吐下的巴豆剂。吐后胃不和，少与调胃承气汤即治，须知。

《伤寒论》第 207 条："阳明病，不吐不下，心烦者，可与调胃承气汤。"

注解：阳明病，未经吐下，而心烦者，则属实烦，可与调胃承气汤。

《伤寒论》第 248 条："太阳病三日，发汗不解，蒸蒸发热者，属胃也，调胃承气汤主之。"

注解：太阳病三日，虽发汗而病不解，且反蒸蒸发热者，此热属胃，宜调胃承气汤主之。

《伤寒论》第 249 条："伤寒吐后，腹胀满者，与调胃承气汤。"

注解：吐后腹胀满，因吐而胃不和也，可与调胃承气汤。

【辨证要点】阳明病，见腹实证，心烦，或谵语、发热者。

【验案】刘某，女性，27 岁，病历号 161328，1965 年 6 月 4 日初诊。发热头痛一周，曾服中西解表药，大汗出而身热头痛不解，头胀痛难忍，心烦欲吐，口干思冷饮，皮肤灼热而不恶寒，大便已 3 日未行，苔白厚，脉弦稍数。体温 38℃。证属里实热胃不和，治以清里和胃，与调胃承气汤：

大黄 10 克，炙甘草 6 克，芒硝 12 克（分冲）。

结果：上药服一煎，大便通，头痛已，身热减。体温正常，继服余药而去芒硝，诸症基本消失。

按：三承气汤，虽均属阳明病的泻下剂，但调胃承气汤长于下热，而治满不足，小承气汤长于治满，而下热不足；大承气汤既下热又除满。

四、大黄甘草汤方证

【方剂组成】大黄四两，甘草一两。

【用法】上二味，以水三升，煮取一升，分温再服。

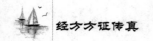

【参考处方】酒大黄12克，甘草6克。

上2味，以凉水500毫升浸1小时，煎取100毫升，温服。再续水煎一次温服。

【方解】大黄缓下，甘草缓急，二药合用，故治大便难而急迫者。

【仲景对此方证的论述】

《金匮要略·呕吐哕下利病》第17条："食已即吐者，大黄甘草汤主之。"

注解：大便不利，胃热上壅，故食已即吐，宜大黄甘草汤主之。

【辨证要点】阳明病，大便难而急迫者。

五、厚朴三物汤方证

【方剂组成】厚朴八两，大黄四两，枳实五枚。

【用法】上三味，以水一斗二升，先煮二味，取五升，内大黄，煮取三升，温服一升，以利为度。

【参考处方】厚朴24克，酒大黄12克，枳实15克。

上3味，以凉水600毫升浸枳实厚朴1小时，煎取汤300毫升，内大黄，煎取150毫升，温服。大便通下止后服。

【方解】此于小承气汤增厚朴、枳实的用量，故治小承气汤证而胀满较剧者。

【仲景对此方证的论述】

《金匮要略·腹满寒疝宿食病》第11条："痛而闭者，厚朴三物汤主之。"

注解：腹满痛，大便不通，宜厚朴三物汤主之。

《金匮要略·痰饮咳嗽病》第26条："支饮胸满者，厚朴大黄汤主之。"

注解：厚朴大黄汤即厚朴三物汤的别名，支饮上迫而胸胀满者，三物厚朴汤主之。

按：由本条所述，可见厚朴、枳实有祛除食毒和水毒的作用。

【辨证要点】胸腹胀满而痛、大便闭结者。

六、厚朴七物汤方证

【方剂组成】厚朴半斤，枳实五枚，大黄三两，桂枝二两，生姜五两，大枣十枚，甘草三两。

【用法】上七味，以水一斗，煮取四升，温服八合，日三服。呕者加半夏五合，下利去大黄，寒多者加生姜至半斤。

【参考处方】厚朴24克，枳实15克，大黄10克，桂枝10克，生姜15克，大枣4枚，炙甘草6克。

上7味，以冷水600毫升浸泡1小时，煎开锅后15～20分钟，取汤150毫升温服。再续水煎一次温服。

【方解】此即厚朴三物汤与桂枝去芍药汤的合方，故治二方合并证。

【仲景对此方证的论述】

《金匮要略·腹满寒疝宿食病》第9条："病腹满，发热十日，脉浮而数，饮食如故，厚朴七物汤主之。"

注解：脉浮而数为病在表，腹满为在里。发热为表里共有证，此亦太阳阳明合病或并病之属，故宜厚朴七物汤主之。

按：发热脉浮数而不恶寒，已属可下证，因腹满，尤其上腹满故用本方。此可与"病人无表里证，发热七八日，虽脉浮数者，可下之"互参（见抵当汤条）。

【辨证要点】发热腹满，大便干结者。

七、麻子仁丸方证

【方剂组成】麻子仁二升，芍药半斤，枳实（炙）半斤，大黄（去皮）一斤，厚朴（炙，去皮）一尺，杏仁（去皮尖，熬，别作脂）一升。

【用法】上六味，蜜和丸如梧桐子大，饮服十丸，日三服，渐加，以知为度。

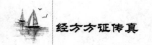

【参考处方】本方药有蜜丸制剂，可据证服用。

【方解】此于小承气加润下的麻仁、杏仁、芍药等物，和蜜为丸，安中缓下，使正不伤。习惯性或老人便秘及虚人里有积滞者宜之。

【仲景对此方证的论述】

《伤寒论》第247条："趺阳脉浮而涩，浮则胃气强，涩则小便数，浮涩相搏，大便则硬，其脾为约，麻子仁丸主之。"

注解：趺阳为足阳明胃经之脉，古人用以候胃。脉浮主热，胃有热则气盛，故谓浮则胃气强。涩主津液虚，小便数则耗伤津液，故谓涩则小便数。浮涩相搏，亦必使阳绝于里，大便则硬，古人谓脾为胃运输津液，今胃中干已无津液可运，则脾的功能受到制约，故谓其脾为约，宜麻子仁丸主之。

【辨证要点】经常便秘而无所苦者。

【验案】李某，男性，59岁，病历号61448，初诊日期1965年2月18日。感冒2周经服药治愈，唯胸胁闷满，纳差，大便干燥，三四日一行，苔白，脉弦细。肝下缘肋下1厘米，轻微压痛。此属脾弱兼阳明内结，与麻子仁丸，早晚各1丸。

结果：服1日大便即通，继服无所苦。

第四章　白虎汤类方证

一、白虎汤方证

【方剂组成】知母六两，石膏（碎）一斤，甘草（炙）二两，粳米六合。

【用法】上四味，以水一斗，煮米熟汤成，去滓，温服一升，日三服。

【参考处方】知母 18 克，生石膏 60～90 克，炙甘草 6 克，粳米 15 克。

上 4 味，以凉水 600 毫升浸泡 1 小时，煎 15～20 分钟，取汤 150 毫升温服。再续水煎一次温服。

【方解】石膏、知母除热止烦。甘草、粳米安中养正。此治热用寒，而不为寒伤的照法。

按：世人皆知石膏性寒，但石膏质量重，溶解于水的成分有限，若不大量用则无效。《神农本草经》谓为微寒即由于此。

【仲景对此方证的论述】

《伤寒论》第 176 条："伤寒，脉浮滑，此以表有热，里有寒，白虎汤主之。"

注解：《金匮玉函经》此条云："伤寒脉浮滑，而表热里寒者，白通汤主之。"王叔和注语亦谓："旧云白通汤，一云白虎汤，恐非。"可见本条为立是有问题的。若就表热里寒的为证言，则宜白通汤。不过表热里寒，脉不应浮滑，若就脉浮滑言，则宜白虎汤，但又不应有表热里寒之证，此其中必有错简，待考。

《伤寒论》第 219 条："三阳合病，腹满身重，难以转侧，口不仁，面垢，谵语，遗尿。发汗则谵语。下之则额上生汗，手足逆冷。若自汗出者，白虎汤主之。"

注解：口不仁，即口中不和。面垢，即面不光泽。腹满、谵语、遗尿为热盛于里；身重难以转侧则外复多湿；口不仁、面垢热在少阳，故谓为三阳合病。热盛于里则不可发汗，若发汗则必益甚其谵语。里虽热但不实，故亦不可下，若下之虚其里则额上汗出、手足逆冷。若上证自汗出者，则宜白虎汤主之。

按：此虽谓为三阳合病，实即热盛于里的阳明病，不过里还不实，外复郁湿，汗固不可，下之亦逆，里热盛猛则汗自出，故以白虎汤主之。

《伤寒论》第350条："伤寒脉滑而厥者，里有热，白虎汤主之。"

注解：脉滑主里热，故脉滑而厥，知为里有热的热厥，宜以白虎汤主之。

【辨证要点】阳明病，自汗出，脉滑数者。

【验案】冯某，女性，25岁，门诊病例，1967年7月20日初诊。高烧已二十余日，曾在好几家医院用各种抗生素治疗均无效。因颈部两侧淋巴结肿大，故多数医院诊断为淋巴结核。因高烧不退，经人介绍来求诊治。望其面黄无华，消瘦，自汗出，不恶寒，自感乏力身重，昨晚T：39.7℃，苔薄少，舌质红绛，脉滑数。证属阳明里热，津液大伤，治以清热救里，与白虎汤加味：

生石膏90克，知母18克，粳米30克，炙甘草6克，生地24克，麦冬24克，生牡蛎15克。

结果：上药服6剂，热降为38℃左右，但晚上偶有39℃。因出现恶心、纳差、喜凉，喜吃西瓜，故改服小柴胡加石膏汤（生石膏每用60~90克），药后热平，诸症消，共服11剂，颈部淋巴结亦全消失。

二、白虎加人参汤方证

【方剂】知母六两，石膏（碎，绵裹）一斤，甘草（炙）二两，粳米六合，人参三两。

【用法】上五味，以水一斗，煮米熟汤成，去滓，温服一升，日三服。

【参考处方】知母 18 克，石膏 60 克，炙甘草 6 克，粳米 15 克，党参 10 克。

上 5 味，以冷水 600 毫升浸泡 1 小时，煎开锅后 15～20 分钟，取汤 150 毫升温服，再续水煎一次温服。即 1 剂药煎 2 次，上午 9～10 时服一次，下午 3～4 时服一次。发烧时随时服。

【方解】热伤津液，若白虎汤证，津液耗损较甚，以至渴欲饮水者，因加人参安中以滋液。

【仲景对此方证的论述】

《伤寒论》第 26 条：服桂枝汤，大汗出后，大烦渴不解，脉洪大者，白虎加人参汤主之。

注解：服桂枝汤以微似汗出者佳，若服之不得法，而使大汗出，则病必不除，由于大量亡失体液，胃中干燥，故大烦渴不解。脉洪大为热盛津虚之应，故以白虎加人参汤主之。

《伤寒论》第 168 条："伤寒病，若吐、若下后，七八日不解，热结在里，表里俱热，时时恶风，大渴，舌上干燥而烦，欲饮水数升者，白虎加人参汤主之。"

注解：《脉经》《千金方》均于伤寒后无"病"字，可从。伤寒法当发汗，误施吐下，津液大伤，邪变内陷，因致热结于里。但时时恶风，则外邪还不了了，故谓为表里俱热。大渴、舌上干燥而烦，为津虚热盛之候。欲饮水数升，更见思水自救之情。宜以白虎加人参汤主之。

《伤寒论》第 169 条："伤寒无大热，口燥渴，心烦，背微恶寒者，白虎加人参汤主之。"

注解：无大热，指身热不大，并非无热之谓。口燥渴、心烦为热盛伤津之症。里热甚者，则背反微恶寒，宜白虎加人参汤主之。

按：热实于里，势必迫于外，而身蒸蒸发潮热，为可下证候。无大热谓虽然身热而未至潮热之大，故宜石膏之配剂以清热，而不宜承气辈以攻实也。又热盛于里者，亦常有恶风寒的自觉证，若上条的时时恶风和本条的背微恶寒均属之。

《伤寒论》第170条："伤寒脉浮，发热无汗，其表不解，不可与白虎汤。渴欲饮水，无表证者，白虎加人参汤主之。"

注解：伤寒脉浮、发热无汗，若表不解者，为麻黄汤证，当然不可与白虎汤，尤其加人参的本方更非所宜自在言外。若渴欲饮水，并确知其无表证者，则宜白虎加人参汤主之。

按：由本条的说明，可见以上两条的"时时恶风"和"背微恶寒"均非表不解的征候甚明。

《伤寒论》第221～223条："阳明病，脉浮而紧，咽燥口苦，腹满而喘，发热汗出，不恶寒，反恶热，身重。若发汗则躁，心愦愦，反谵语。若加温针，必怵惕，烦躁不得眠；若下之，则胃中空虚，客气动膈，心中懊侬，舌上胎者，栀子豉汤主之。若渴欲饮水，口干舌燥者，白虎加人参汤主之。若脉浮发热，渴欲饮水，小便不利者，猪苓汤主之。"

注解：此亦表里俱热的三阳合病。脉浮紧属太阳；咽燥口苦属少阳；腹满而喘以下概属阳明。由于阳明的征候独显，固以阳明病冒之。不过身重为有湿郁，里虽热而未实，乃白虎汤证，而不可汗下，若误发其汗，重亡津液，则胃中干、大便硬，其人必躁烦心乱而谵语。若烧针使汗更属逆治，因火助热，其人必惊惧烦躁不得眠。若下之，胃本不实，必因误下而空虚，则客热邪气乘其虚上动于膈。若心中懊侬，舌上苔者，为虚热上犯之证，宜栀子豉汤主之。

若下之后，渴欲饮水，口干舌燥者，则热仍盛而津已虚，故宜白虎加人参汤主之。

若下之后，脉浮发热、渴欲饮水、小便不利者，此水停不行，郁热不除之证，故宜猪苓汤主之。

按：此与白虎汤条的三阳合病，均属表里俱热的温病，只宜白虎汤辈以清热，汗下烧针俱属逆治。本条虽亦论及发汗和烧针误治后的变证，但重点在误下，因其形近阳明病的里实证。医者最易弄错，故于前二者均未出方。不过误下后的变证，亦不只限于栀子豉汤证、白虎加人参汤方证、猪苓汤方证三者而已，由于此三者均主烦热，为示其应用的鉴别法，因并出此。概言之，栀子豉汤证以烦为主，突出的反映为心中懊侬而不渴；白虎加人参汤证与猪苓汤证，虽均渴欲饮水，但白虎加人参汤证的渴，由于热盛津枯，故口舌干燥；而猪苓汤证之渴，由于水停不化，故小便不利，是亦不难区别。

《金匮要略·痉湿暍病》第 26 条："太阳中热者，暍是也，汗出恶寒，身热而渴，白虎加人参汤主之。"

注解：暍即中暑的病名，其状有似表热证，故以太阳中热者冒者。其实身热汗自出，纯属里热。恶寒是因热极汗大泄、腠理开的关系。热盛津伤而致口渴，宜白虎加人参汤主之。

按：许多人每以本方治渴，其功效多归于石膏，后世本草亦多谓石膏治渴，这种看法不是十分恰切的，不符合《伤寒论》的本意。试观白虎汤各条，无一渴证。而白虎加人参各条，无一不渴者，可见治渴不在石膏而在人参。胃为水谷之海、营卫之源，人参补中益气，为治津枯而渴的要药。至于石膏，功在除热，口舌干燥即其应用的主要症状。

【辨证要点】白虎汤证见口渴明显者。

【验案】刘某，女性，50 岁，病历号 66635，1965 年 7 月 10 日初诊。因天热汗出，晚上睡着后受凉，昨天早起即感两腿酸痛、头晕身重、口渴无汗，自服阿司匹林一片，1 小时后大汗不止，而仍发热，不恶寒反恶热，自感口如含火炭，苔白，脉滑数。证属阳明病热盛津伤。治以清热生津，与白虎加人参汤：

生石膏 60 克，知母 15 克，炙甘草 6 克，粳米 30 克，生晒白人参 9 克。

结果：服 1 剂汗止，渴减，热退，再 1 剂诸症已。

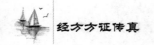

第五章　下瘀血汤类方证

一、下瘀血汤方证

【方剂组成】大黄三两，桃仁二十枚，䗪虫（熬，去足）二十枚。

【用法】上三味，末之，炼蜜和为四丸，以酒一升，煎一丸，取八合，顿服之。新血下如豚肝。

按：新血当是干血，若新血如何能像豚肝？条文亦谓腹中有干血着脐下，可能传抄有误。

【参考处方】大黄 10 克，桃仁 10 克，䗪虫 10 克。

上 3 味，以凉水 500 毫升浸 1 小时，煎取 100 毫升，加黄酒 30 毫升温服。再续水煎一次温服。

【方解】䗪虫咸寒，《神农本草经》谓治血积癥瘕，破坚下血闭，可见为一有力的祛瘀药，并有治瘀血性腹痛的作用。合桃仁、大黄，故治较顽固的瘀血证腹痛而大便不通者。

【仲景对此方证的论述】

《金匮要略·妇人产后病》第 5 条："产后腹痛，法当以枳实芍药散，假令不愈者，此为腹中有干血着脐下，宜下瘀血汤主之。亦主经水不利。"

注解：产后腹痛，多属于气血郁滞，一般与枳实芍药散即治，如果服后不愈者，此为干瘀血固着于脐下不去的关系，宜以下瘀血汤主之。亦主经血不利者，谓本方亦主经闭而腹痛者。

按：本方所主腹痛在脐下，而且非常敏感，甚则手不可近，宜注意。

【辨证要点】少腹痛、硬满，大便干结者。

【验案】杨某，女性，30岁。时在北京新中国成立前夕，因久病卧床不起，家中一贫如洗，邻人怜之，请义诊之。望其骨瘦如柴，面色灰黑，少腹硬满而痛，大便一周未行，舌紫暗，苔黄褐，脉沉弦，知其为干血停聚少腹，治当急下其瘀血，与下瘀血汤加味：

大黄15克，桃仁10克，䗪虫6克，麝香少许。

结果：因其家境贫寒，麝香只找来一点，令其用纱布包裹，汤药煎成，把布包在汤中一蘸，仍留下次用。服一剂，大便泻下黑紫粪便及黑水一大盆，继服血府逐瘀汤加减、桂枝茯苓丸加减，1个月后面色变白变胖，如换一人。

二、桃核承气汤方证

【方剂组成】桃仁（去皮尖）五十个，大黄四两，桂枝（去皮）二两，甘草（炙）二两，芒硝二两。

【用法】上五味，以水七升，煮取二升半，去滓，内芒硝，更上火微沸，下火。先食温服五合，日三服，当微利。

【参考处方】桃仁10克，大黄12克，桂枝10克，炙甘草6克，芒硝10克。

上5味，先以冷水600毫升浸泡前四味1小时，煎开锅后15~20分钟，取汤150毫升，冲入芒硝5克温服。再续水煎一次温服。

【方解】此于调胃承气汤中加祛瘀血的桃仁，和治气冲的桂枝，故治调胃承气汤方证气上冲，而有瘀血者。

【仲景对此方证的论述】

《伤寒论》第106条："太阳病不解，热结膀胱，其人如狂，血自下，下者愈。其外不解者，尚未可攻，当先解其外。外解已，但少腹急结者，乃可攻之，

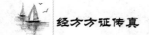

宜桃核承气汤。"

注解：热结膀胱，即指热和血结于膀胱所在的部位。"急"即胀满之意。"结"即结实之意，少腹急结，谓小腹有自觉的硬满证候。太阳病不解，常传里为胃家实的里实证，然亦有热结于膀胱部位的瘀血证，瘀恶之气上犯头脑，故其人如狂，若其血自下则亦常自解，故谓下者愈。假如血不自下，或虽下而不尽，势须以本方攻之。不过太阳证不罢者，还不可攻，当先解其外，外解后，但小腹急结者，乃可攻之，宜桃核承气汤。

按：据本条其人如狂的说明，则精神病、神经系统疾患有由于瘀血所致者，宜注意。又据证合用柴胡剂效果更好。

【辨证要点】调胃承气汤证见腹痛有定处，气上冲者。

【验案】段某，女性，14 岁，病历号 173651，1965 年 10 月 4 日初诊。于 1964 年 3 月月经初潮，但后来未再来潮。今年 4 月 23 日发四肢抽搐、昏厥，近来发作频繁。每发作前厌食、右上腹痛、胸闷，当有气自腹向上冲时即发抽搐及昏厥，时伴呼吸急迫、大声喧喊，口苦便干，苔白腻，脉弦细。证属瘀血阻滞、郁久化热，治以祛瘀清热，与大柴胡汤合桃核承气汤：

柴胡 12 克，白芍 10 克，枳实 10 克，生姜 10 克，大枣 4 枚，半夏 12 克，大黄 6 克，桃仁 10 克，桂枝 10 克，炙甘草 6 克，黄芩 10 克，芒硝 10 克（分冲）。

结果：上药服 3 剂，右上腹痛、胸闷未作，抽搐也未发，据证改服小柴胡汤合当归芍药散加减，调理 3 个月诸症已，月经来潮。

三、大黄牡丹皮汤方证

【方剂组成】大黄四两，桃仁五十枚，牡丹皮一两，瓜子半升，芒硝三合。

【用法】上五味，以水六升，煮取一升，去滓，内芒硝，再煎沸，顿服之，有脓当下，如无脓，当下血。

【参考处方】大黄 12 克，桃仁 10 克，牡丹皮 10 克，冬瓜仁 12 克，芒硝

15 克。

上 5 味，先以冷水 600 毫升浸泡前四味 1 小时，煎开锅后 15～20 分钟，取汤 100 毫升，冲入芒硝 8 克温服，再续水煎一次温服。

【方解】大黄、芒硝伍以祛瘀的桃仁、牡丹皮，和治痈肿有特能的冬瓜子，故治里实有瘀血或痈肿之病变者。

【仲景对此方证的论述】

《金匮要略·疮痈肠痈浸淫病》第 4 条："肠痈者，少腹肿痞，按之即痛如淋，小便自调，时时发热，自汗出，复恶寒，其脉迟紧者，脓未成，可下之，当有血。脉洪数者，脓已成，不可下也，大黄牡丹汤主之。"

注解：肠痈的患者，若小腹部有肿块，按之则感痛引尿道，如淋病的样子，但小便正常，而时时发热自汗出，其非淋病可知，以热实于里，故常发热自汗出。复恶寒者，即洒淅而恶寒，亦里有痈疮的特征。其脉迟紧者，为脓还未成，即可以本方下之，下后大便当有血。若脉洪数者，为脓已成，则不可以本方下之，言外当适证选用排脓的方药治之。

按：本条似述阑尾炎的证治，不过依据经验，对于急性阑尾炎，以用本方合用大柴胡汤的机会为多，而单用本方的机会较少。又据方后语"有脓当下，如无脓，当下血"观之，则本条所谓脓未成，当指脓未成熟，不定是无脓。脓已成，即脓已成熟，亦即全部化脓之意，此时宜与附子败酱散、排脓汤或散等以排脓，而不可与本方以下之。

【辨证要点】右腹痛拒按、里实者。

【验案】齐某，男性，19 岁，病历号 14296，1965 年 6 月 25 日初诊，右下腹痛 4 个月。在某医院诊断为"亚急性阑尾炎"，治疗 1 个月后，症状减轻，但不久复发，继服中药治疗 2 个多月仍未痊愈。经人介绍而来求治。主诉：右下腹痛，按之痛剧，苔白根腻，脉弦滑。证属瘀血夹脓在少腹，治以祛瘀排脓，与大黄牡丹皮汤加减：

丹皮 15 克，桃仁 12 克，冬瓜仁 10 克，生苡仁 24 克，白芍 12 克，炙甘草 6

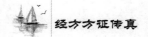

克，大黄6克，芒硝6克。

结果：2日后自感一切良好。但阑尾部位按之仍痛，继服3剂而安。

四、抵当汤方证

【方剂组成】水蛭（熬）、虻虫（去翅足，熬）各三十个，桃仁（去皮尖）二十个，大黄（酒洗）三两。

【用法】上四味，以水五升，煮取三升，去滓，温服一升。不下，更服。

【参考处方】水蛭10克，虻虫10克，桃仁10克，大黄10克。

上4味，先以冷水600毫升浸泡1小时，煎开锅后15~20分钟，取汤200毫升，温服100毫升，大便通下则停服余药，大便不通，继服余药。

【方解】水蛭、虻虫均为有力的祛瘀药，合于桃仁、大黄，故治较顽固的瘀血证而大便难者。

【仲景对此方证的论述】

《伤寒论》第124条："太阳病六七日，表证仍在，脉微而沉，反不结胸，其人发狂者，以热在下焦，少腹当硬满，小便自利者，下血乃愈。所以然者，以太阳随经，瘀热在里故也。抵当汤主之。"

注解：表证仍在后应有"而反下之"四字，前后文义始相属。

太阳病六七日，常为传里而发阳明病的时期。但太阳病不罢者，不可下，今表证仍在，而反下之，阳气内陷，脉微而沉，法当结胸。今反不结胸，其人发狂者，以热与瘀血结在下焦故也。若小腹硬满，小便自利，其为瘀血无疑，故须下血乃愈。其所以病此，由于太阳病邪热内陷，与旧有的瘀血相结合于里所致，宜抵当汤主之。

按：《伤寒论》曰："病发于阳，而反下之，热入因作结胸"，故本条"表证仍在"后须有"而反下之"四字，不然则"反不结胸"句便无法解释，定是传抄有误。

《伤寒论》第 125 条："太阳病，身黄，脉沉结，少腹硬，小便不利者，为无血也。小便自利，其人如狂者，血证谛也，抵当汤主之。"

注解：身黄，指遍身俱黄的黄疸证。病在里则脉沉，血受阻则脉结。少腹硬为蓄水、蓄血的共有症状，故小便不利者，当然为水而无血也。若小便自利，则肯定为无水，尤以其人如狂，更是蓄血的确证，因以抵当汤主之。

按：本条是论述血性黄疸的证治，据脉沉结的说明，可见结脉亦有因瘀血所致者。

《伤寒论》第 237 条："阳明证，其人喜忘者，必有蓄血。所以然者，本有久瘀血，故令喜忘。屎虽硬，大便反易，其色必黑者，宜抵当汤下之。"

注解：里实的阳明证，若其人喜忘者，必有蓄血。蓄血所以忘者，以本有久瘀血的关系，故令喜忘。热结于里则大便硬。血与屎并故排出反易而色必黑，宜以抵当汤下其久瘀血。

按：其人如狂、喜忘，为瘀血的要症，即《内经》所谓"血并于下则乱而喜忘"是也。久瘀血其来也渐，故令喜忘；新瘀血其来也暴，故令如狂。但新者易攻，桃仁承气汤辈即能治之；久者难拔，势须抵当丸，方可克之。忘与狂均属神经症，以是可知，诸神经症，多有瘀血为患，临床常用祛瘀药而治愈。由此也悟出，疯狂、癫痫等脑系病变，用祛瘀法治疗，是有效的方法之一。

《伤寒论》第 257 条："病人无表里证，发热七八日，虽脉浮数者，可下之。假令已下，脉数不解，合热则消谷喜饥，至六七日不大便者，有瘀血，宜抵当汤。"

注解：无表里证，指无表证和半表半里证言，此和无太阳柴胡证同义。但发热、七八日不已，明是里有热，虽脉浮数，当是里热外迫之候，故可以适方下之。假令已下，脉浮解而脉数不解，热合于瘀血则消谷喜饥，至六七日又不大便，故肯定有瘀血也，宜抵当汤下之。

按：下后脉数不解，明是热有所据而不去。消谷喜饥，即嗜食证，为热合瘀血所致。至六七日复不大便，因肯定其有瘀血。

《金匮要略·妇人杂病》第 14 条："妇人经水不利下，抵当汤主之。"

注解：妇人经闭，服其他通经药而仍不利下者，则以抵当汤主之。

【辨证要点】少腹硬满，小便利，或喜忘，或狂躁不安者。

【验案】李某，男性，17岁。在颐和园游泳时发现下腿有紫癜点点，继之腹痛、腹泻、紫斑延及全身，入道济医院，予止血针、止疼针，人渐消瘦，以至骨瘦如柴，但仍残存紫斑，大便干结，予蓖麻油，下大量血便，而腹痛止，人亦渐胖。出院后半年紫癜又复发，又入道济医院，再用蓖麻油则毫无效，无奈接回家拖延时日，后请胡老诊治，查身有紫斑，少腹痛、便干、烦躁、苔黄舌紫、脉沉弦等，认为是瘀血阻络，证属抵当汤合大柴胡汤证：

水蛭6克，虻虫6克，桃仁6克，大黄10克，柴胡12克，生姜10克，半夏12克，枳壳10克，白芍10克，黄芩10克，大枣4枚。

结果：上药服1剂，泄下大便及黑血数升，腹痛止，紫斑随之好转，身体健康。追访10年未见复发。

五、抵当丸方证

【方剂组成】水蛭（熬）二十个，虻虫（去翅足，熬）二十个，桃仁（去皮尖）二十五个，大黄三两。

【用法】上四味，捣分四丸，以水一升，煮一丸，取七合服之，晬时当下血；若不下者，更服。

【参考处方】水蛭3克，虻虫3克，桃仁6克，大黄6克。

上4味，先以冷水300毫升浸泡1小时，煎开锅后15分钟，取100毫升温服，大便通下，或见黑便，止后服。若大便不通者，则再重新煎1剂服。

【方解】此与抵当汤药味同，不过用量较轻，当治抵当汤证之轻者，或不宜猛攻者。

【仲景对此方证的论述】

《伤寒论》第126条："伤寒有热，少腹满，应小便不利，今反利者，为有血也，当下之，不可余药，宜抵当丸。"

注解：伤寒有热，暗示伤寒发汗后而仍脉浮有热之意，今少腹满，可能里有蓄水的关系。蓄水者，应小便不利，而今反利，为有瘀血甚明，当下其血。不可余药者，谓不可用其他药，而宜抵当丸。

按：里有蓄水或蓄血均可致表热不除而脉浮数，并且二者均有少腹满，其主要鉴别点则在小便不利或自利。本条所述的瘀血证，既不发狂亦不喜忘，故不宜抵当汤重剂猛攻，而宜本方轻剂缓下。不可余药亦暗示不宜用汤剂。

【辨证要点】抵当汤证较轻者。

六、大黄䗪虫丸方证

【方剂组成】大黄（蒸）十分，黄芩二两，甘草三两，桃仁一升，杏仁一升，芍药四两，干地黄十两，干漆一两，虻虫一升，水蛭百枚，蛴螬一升，䗪虫半升。

【用法】上十二味，末之，炼蜜和丸小豆大，酒饮服五丸，日三服。

【方解】此虽集䗪虫、干漆、桃仁等祛瘀群药，但大黄蒸用量小，合芍药、黄芩、甘草、杏仁则不过濡干润燥而已，尤其重用生地滋液、补虚，炼蜜为丸缓中养正，实治干血劳的良法。

【仲景对此方证的论述】

《金匮要略·血痹虚劳病》第18条："五劳虚极羸瘦，腹满不能饮食，食伤、忧伤、饮伤、房室伤、饥伤、劳伤、经络荣卫气伤，内有干血，肌肤甲错，两目黯黑。缓中补虚，大黄䗪虫丸主之。"

注解：五劳虚极之病，令人羸瘦腹满，不能饮食，为病之由多端。若食伤、忧伤、饮伤、房室伤、饥伤、劳伤均足致经络荣卫气伤、瘀为干血之变，肌肤甲错、面目黯黑，即其候也。瘀血当去，但以极虚，不宜猛攻，须以缓中补虚，大黄䗪虫丸主之。

【辨证要点】虚劳证见面目黧黑、肌肤甲错者。

【验案】武某，男性，24 岁，病历号 13980，1961 年 4 月 6 日初诊。去年 7 月确诊为慢性肝炎，经服中西药治疗效不明显。现仍肝脾肿大，两胁闷痛，左侧尤甚，倦怠乏力，四肢皮肤甲错，色紫暗黑，二便如常，苔白，舌有瘀斑，脉弦细。证属虚劳夹瘀，治以缓中补虚，活血祛瘀，与四逆散合桂枝茯苓丸加减，兼服大黄䗪虫丸：

柴胡 12 克，白芍 12 克，枳实 10 克，炙甘草 6 克，桂枝 10 克，茯苓 12 克，丹皮 10 克，桃仁 10 克，茵陈 15 克，丹参 20 克，王不留行 10 克。

大黄䗪虫丸每早 1 丸。

结果，上药加减服用约 3 个月，6 月 28 日来诊，胁痛已，肌肤甲错消失，继用丸药调理巩固。

七、桂枝茯苓丸方证

【方剂组成】桂枝、茯苓、丹皮（去心）、桃仁（去皮尖，熬）、芍药各等分。

【用法】上五味，末之，炼蜜和丸，如兔屎大，每日食前服一丸，不知，加至三丸。

【参考处方】桂枝 10 克，茯苓 12 克，丹皮 10 克，桃仁 10 克，白芍 10 克。

上 5 味，以冷水 600 毫升浸泡 1 小时，煎开锅后 15～20 分钟，取汤 150 毫升，温服，再续水煎一次温服。

【方解】桂枝、茯苓镇气冲而治心悸。桃仁、丹皮、芍药祛瘀血而治腹满痛，故此治瘀血证、气冲心悸而腹满痛者。

【仲景对此方证的论述】

《金匮要略·妇女妊娠病》第 2 条："妇人宿有癥病，经断未及三月，而得漏下不止。胎动在脐上者，为癥痼害。妊娠六月动者，前三月经水利时，胎也。

下血者，后断三月，衃也。所以血不止者，其癥不去故也，当下其癥，桂枝茯苓丸主之。"

注解：癥病，即由瘀血结成的病块。衃，即蓄积的恶血。久有癥病的妇人，经断还不到三月而下血不止，且自觉胎动在脐上，当是癥痼为患。因为妊娠胎动于脐，即动亦不全在脐上，故肯定其为癥痼害。至于是否怀胎，则可验之于三月前的经水利否，如果经断前三月经来均很正常，即可断定为胎；若前三月即不断下血，后虽断三月亦必非胎而为衃。无论怀胎与否，而所以下血不止者，概由于其癥不去的缘故，故当下其癥，桂枝茯苓丸主之。

按：本方不仅能治妇人癥病下血，无论男女因瘀血而下血，或其他血证，不宜桃核承气汤的攻下者，大多宜本方。又此和下方本不应分类列于此，为便于祛瘀方药的对照研究，故并附之。

【辨证要点】久有瘀血，腹痛胁痛，或有肿块，或下血者。

【验案】陈某，女性，50 岁，病历号192067，1966 年 3 月 2 日初诊。一年来头晕心悸，气上冲胸闷或胸痛，时汗出，常失眠；服用安眠药，常身疲倦怠，心电图示冠状动脉供血不足，苔黄，脉弦迟。证属久有痰瘀阻滞，治以化痰祛瘀，与桂枝茯苓丸合大柴胡汤加减：

桂枝 10 克，桃仁 10 克，茯苓 15 克，丹皮 10 克，白芍 10 克，柴胡 12 克，半夏 10 克，黄芩 10 克，生姜 10 克，枳实 10 克，大枣 4 枚，大黄 6 克，生石膏 45 克，炙甘草 6 克。

结果：3 月 20 日来诊，上药服 3 剂后诸症均减，睡眠好转，胸痛也好转，上方加赤芍 10 克，继服，今自感无不适，以前不敢走路，现走路如常人。

八、土瓜根散方证

【方剂组成】土瓜根、芍药、桂枝、䗪虫各三钱。

【用法】上四味，杵为散，酒服方寸匕，日三服。阴癥肿亦主之。

【方解】 土瓜根为一寒性祛瘀利尿药，而有治痈肿作用。与䗪虫合用祛瘀消肿，复以桂枝芍药调荣卫，并治腹满痛，故本方为治瘀血有热而腹满痛者。阴癫即阴囊肿大，妇人阴肿痛亦属之。

【仲景对此方证的论述】

《金匮要略·妇人杂病》第10条："带下，经水不利，少腹满痛，经一月再见者，土瓜根散主之。"

注解：经水不利，宜作经水不调解。瘀血结少腹，致少腹满且痛。带下经水不利而少腹满痛者，当知有瘀血。经一月再见者为多热，故宜土瓜根散主之。

按：妇人经血不调，多热者提前，多寒者延后，宜注意。

【辨证要点】 腹满痛、痛有定处而有热者。

第六章　陷胸汤类方证

一、大陷胸汤方证

【方剂组成】大黄（去皮）六两，芒硝一升，甘遂一钱匕。

【用法】右三味，以水六升，先煮大黄，取二升，去滓，内芒硝，煮一二沸，内甘遂末，温服一升，得快利，止后服。

【参考处方】大黄18克，芒硝18克，甘遂末3克。

上3味，以水600毫升，先煎大黄，取200毫升，内芒硝，煮一二沸，内甘遂末，温服二分之一，得大小便快利，止后服。

【方解】甘遂苦寒，为下水峻药，与硝黄为伍则攻下更猛，但热实结胸者，又非此不治。

【仲景对此方证的论述】

《伤寒论》第134条："太阳病，脉浮而动数，浮则为风，数则为热，动则为痛，数则为虚，头痛发热，微盗汗出，而反恶寒者，表未解也。医反下之，动数变迟，膈内拒痛。胃中空虚，客气动膈，短气躁烦，心中懊侬，阳气内陷，心下因硬，则为结胸，大陷胸汤主之。若不结胸，但头汗出，余处无汗，剂颈而还，小便不利，身必发黄。"

注解：脉浮主风邪，脉数主热，脉动主痛，热盛伤津，故脉数亦主虚。今太阳病头痛、发热、微盗汗出，则脉证亦正相应。虽微盗汗出，为欲传阳明征候，但其人反恶寒，为表还未解甚明，而反下之，因使表邪内陷，变动数脉为迟。胃因误下而虚，客邪遂得进犯而动膈，正邪交争，则膈内拒痛。心下有饮则短气，里复有热则烦躁、心中懊侬。饮热相结心下因硬，则为结胸，宜大陷胸汤主之。

若误下，虽使表热内陷，而不结胸，其人但头汗出，余处无汗，并小便不利者，则水与热不得外越，相瘀于里身必发黄也。

按：水和热结于上者成结胸，水和热瘀于里者发黄疸。

《伤寒论》第135条："伤寒六七日，结胸热实，脉沉而紧，心下痛，按之石硬者，大陷胸汤主之。"

注解：伤寒六七日，常为病传阳明的时期，因亦有自发为结胸热实证者。脉沉而紧为里实之应。心下痛，接之石硬则为结胸，宜大陷胸汤主之。

《伤寒论》第136条："伤寒十余日，热结在里，复往来寒热者，与大柴胡汤；但结胸，无大热者，此为水结在胸胁也，但头微汗出者，大陷胸汤主之。"

注解：伤寒十余日，虽已热结于里，而复往来寒热者，乃少阳阳明并病，故宜与大柴胡汤下之。如果不复往来寒热，而但结胸无大热，谓无大承气汤证的身大热，但头微汗出，亦不似大承气汤证的蒸蒸自汗出，因知不只是热结在里，并亦有水相结在胸胁也。宜大陷胸汤主之。

按：此述大陷胸汤证与大柴胡证和大承气汤证的鉴别法，甚关重要，学者宜细研之。

《伤寒论》第137条："太阳病，重发汗而复下之，不大便五六日，舌上燥而渴，日晡所小有潮热，从心下至少腹硬满而痛不可近者，大陷胸汤主之。"

注解：太阳病既重发汗，又不详审表解与否，而复下之，因使邪热内陷。五六日不大便，舌上燥而渴，已有津枯燥结的征候。日晡所发潮热，为阳明里实，但只小有潮热，则里实当微，今竟从心下至少腹硬满不可近者。其非纯热实于里的阳明，而为水热互结的结胸证甚明，故以大陷胸汤主之。

《伤寒论》第149条："伤寒五六日，呕而发热者，柴胡汤证具，而以他药下之，柴胡证仍在者，复与柴胡汤。此虽已下之，不为逆，必蒸蒸而振，却发热汗出而解。若心下满而硬痛者，此为结胸也，大陷胸汤主之。但满而不痛者，此为痞，柴胡不中与之，宜半夏泻心汤。"

注解：蒸蒸而振，即蒸蒸觉热，同时并振战恶寒的意思，亦即所谓战汗的瞑眩状态。

伤寒五六日，常为病传少阳的时期，呕而发热，则为柴胡汤证已备，而医以他药下，若柴胡证还在者，可复与柴胡汤，此虽已下之，而不为逆，其人必蒸蒸而振，遂即发热汗出而解。若下后心下满而硬痛者，则已成结胸，宜以大陷胸汤主之。若只心满而不痛者，则为痞，此非柴胡汤所宜，而宜半夏泻心汤。

按：此述误下少阳柴胡汤证而致结胸者，并提出小柴胡汤证、大陷胸汤证、半夏泻心汤证的鉴别法，亦宜细研。

【辨证要点】心下结硬、满痛拒按而烦躁者。

二、大陷胸丸方证

【方剂组成】大黄半斤，芒硝半升，葶苈子（熬）半升，杏仁（去皮尖，熬黑）半升。

【用法】上四味，捣筛二味，内杏仁、芒硝合研如脂，和散，取如弹丸一枚，别捣甘遂末一钱匕，白蜜二合，水二升，煮取一升，温顿服之，一宿乃下，如不下，更服，取下为效。禁如药法。

【参考处方】大黄6克，葶苈子10克，杏仁10克，芒硝10克，甘遂末3克，蜂蜜30毫升。

上6味，以水200毫升，煎取100毫升，温顿服，大小便利下，止后服。如不利下，更服。

【方解】于大陷胸汤又加葶苈子、杏仁，祛逐水饮当更有力。但服量较小，且合蜜煎，较之汤剂则攻下力缓矣。

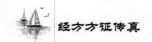

【仲景对此方证的论述】

《伤寒论》第131条："病发于阳，而反下之，热入因作结胸；病发于阴，而反下之，因作痞也。所以成结胸者，以下之太早故也。结胸者，项亦强，如柔痓状，下之则和，宜大陷胸丸。"

注解：病发于太阳，虽已转属阳明，但表未解者，不可下。而反下之，则热陷入内因作结胸。病发于少阴即传入太阴，亦宜温之，而反下之，伤及脏气因作痞。阴证理无下法，故不以迟早论；太阳转属阳明，本可议下，其所以成结胸者，只由于表证未罢，下之太早故也。

结胸的患者，因邪充实胸膈，不但心下硬满，而且也现项背亦强急，如柔痓状者，宜以大陷胸丸下之使和。

按：项背强如柔痓状，为水饮郁结剧甚的结果，因此结胸证，若热多痛剧者，宜大陷胸汤；若水多痛轻者，宜大陷胸丸，此于二方药物的组成亦可知之。

【辨证要点】 心下结硬，疼痛较轻而项背强急者。

三、十枣汤方证

【方剂组成】 芫花（熬），甘遂，大戟。

【用法】 上三味等分，个别捣为散，以水一升半，先煮大枣肥者十枚，取八合，去滓，内药末，强人服一钱匕，羸人服半钱，温服之，平旦服。若下少，病不除者，明日更服，加半钱。得快下利后，糜粥自养。

胡希恕按：曾用大枣一斤煮烂，去皮及核，芫花、甘遂、大戟各用6克，内枣汤再煮数沸，去药，服汤及枣泥，少少服、频服，得快利停后服，治胸水，屡验。

【参考处方】 胡老按语可资参考。

【方解】 三物均属下水峻药，重用大枣制其猛烈，并兼养正，此用毒攻病的要法。

【仲景对此方证的论述】

《伤寒论》第152条："太阳中风，下利呕逆，表解者，乃可攻之。其人漐漐汗出，发作有时，头痛，心下痞硬满，引胁下痛，干呕短气，汗出不恶寒者，此表解里未和也，十枣汤主之。"

注解：太阳中风，下利、呕逆乃表里合病之属，其人漐漐汗出、发作有时、头痛而恶寒为桂枝汤证，服桂枝汤表解而不恶寒，但心下痞硬满、引胁下痛、干呕短气为水饮盘踞心胸不去，故谓此表解里未和也。宜以十枣汤主之。

按：有宿饮的人，外感时往往激动里饮，而为下利、呕逆的表里合病，时汗出头痛恶寒，本桂枝汤证，与桂枝汤不但表证解，即下利、呕逆亦必治（参看桂枝汤方证）。方中汗出不恶寒者，明明是说服桂枝汤后，汗出不恶寒也。余有心下痞硬满、引胁下痛、干呕短气不除，乃水饮盘踞于里，即文中所谓里未和也，因以十枣汤攻其水。

《金匮要略·痰饮咳嗽病》第21条："脉沉而弦者，悬饮内痛。病悬饮者，十枣汤主之。"

注解：《金匮要略》曰："饮后水流在胁下，咳唾引痛，谓之悬饮，脉沉主里饮，弦主痛，故脉沉而弦为悬饮内痛之应，病悬饮者宜十枣汤主之。"

《金匮要略·痰饮咳嗽病》第33条："夫有支饮家，咳烦，胸中痛者，不卒死，至一百日，或一岁，宜十枣汤。"

注解：宿有支饮的患者，咳嗽胸中痛者，虽至百日或一岁若不卒死，即宜十枣汤主之。

按：临床常以本方治腹水、胸水屡验，尤于胸水更有捷效。不过药味用量和煎服法有所改变，即先煮大枣一斤，用大砂锅煮烂去皮核，内芫花、甘遂、大戟各9克，上火再煮少时，去滓，每服一小匙，一日4~5次，得快下，停后服。病不除，明日再续服。此法稳妥，于人无伤。

【辨证要点】 咳而胸闷胁痛、心下痞硬满、脉沉弦者。

【验案】 例1 辽宁省营口大石桥广口诊所贾广田来信述；1955年跟随恩师

学习时，曾治一例肝硬化腹水患者，男性，55 岁，京西煤矿总工程师、政协委员。经中西医治疗 1 年多，病情越来越重，经亲友介绍来诊治时已腹胀如鼓，卧床不起，自感腹胀且痛，大便干结，苔黄腻，脉弦滑。给服十枣汤：

甘遂、芫花、大戟各 6 克，大枣 250 克。

结果：甘遂、芫花、大戟研细面备用。大枣文火煎浓汁 300 毫升，适温频服，送服三味药面，先少量，渐增量，当小便增多，大便通利时停止服药面，而改仅吃大枣。3 日后腹痛已，腹水减。后改茯苓导水汤调理 3 个月，腹水全消。

例 2　胡某，男，84 岁。1983 年 9 月 5 日初诊。咳嗽、咯血二月，经 X 线胸片，断层确诊为左下肺癌。近 1 周来胸闷胁痛，呼吸困难，不能平卧，面目及双下肢重度浮肿。经 X 线胸片证实，左侧胸腔大量积液，右侧胸腔少量积液。于左胸腔抽出血性胸水 500 毫升，症状不见缓解，小便少，大便干，苔白腻，脉弦滑。证系痰饮停滞，与十枣汤：

芫花、甘遂、大戟各 10 克，大枣 500 克。

结果：先煮大枣，煮烂，去皮核，内芫花、甘遂、大戟，上火再煮二开，去滓，每服 1 小匙，每半小时服 1 次。服至 4 次时，大便连泄 10 余次，小便也连续不断，停止服药。第二天浮肿全消，能平卧入睡。4 个月后死于脑转移，胸水、浮肿却未见复发。

四、甘遂半夏汤方证

【方剂组成】甘遂大者三枚，半夏十二枚（以水一升，煮取半升，去滓），芍药五枚，甘草（炙）如指大一枚。

【用法】上四味，以水二升，煮取半升，去滓，以蜜半升，和药汁煎取八合，顿服之。

【参考处方】甘遂 3 克，半夏 15 克，白芍 15 克，炙甘草 6 克。

上 4 味，以水 200 毫升，煎取 100 毫升，加入蜂蜜 30 毫升，煎开锅后，分 2

次温服，大小便利下，止后服。

【方解】甘遂、半夏下水逐饮，芍药、甘草消胀缓急，合以蜜煎解药毒并亦安中，故此治水饮心腹胀满而腹挛急者。

【仲景对此方证的论述】

《金匮要略·痰饮咳嗽病》第 18 条："病者脉伏，其人欲自利，利反快，虽利，心下续坚满，此为留饮欲去故也，甘遂半夏汤主之。"

注解：脉伏主水饮，其人欲自下利，利后一时舒畅，故取以下利为快，但虽下利而心下续坚满，此为有留饮欲去而不能自去也，宜以甘遂半夏汤主之。

按：由本条所述腹水而心下坚满甚者，当有用本方的机会。曾治一肝癌患者，心下坚满而痛剧，服本方收一时良验。惜后复发，终未救其死。

【辨证要点】心下坚满，腹挛急者。

五、大黄甘遂汤方证

【方剂组成】大黄四两，甘遂二两，阿胶二两。

【用法】上三味，以水三升，煮取一升，顿服之，其血当下。

【参考处方】大黄 12 克，甘遂 6 克，阿胶 10 克。

上 3 味，以水 300 毫升，煎取 100 毫升，顿服之，大小便利下，止后服。

【方解】大黄伍甘遂以下水，伍阿胶以下血，故此治水与血结于血室而少腹硬满者。

【仲景对此方证的论述】

《金匮要略·妇人杂病》第 13 条："妇人少腹满如敦状，小便微难而不渴，生后者，此为水与血俱结在血室也，大黄甘遂汤主之。"

注解：敦为盛黍稷的一种祭器。妇人少腹满如敦状，小便微难而不渴，其非单纯蓄水可知，尤其产后见此，肯定为水与血结于血室也，宜以大黄甘遂汤主之。

按：少腹硬满小便不利为蓄水，小便自利为蓄血，今二者俱备，放小便微难。蓄水证多渴，不渴者，其非纯蓄水证甚明。又此方虽治水与血结于血室，但以治水为主，治血为客，凡少腹满或痛，二便闭塞者，无论男女均可用之。

【辨证要点】少腹满痛，小便不利，大便不畅者。

六、己椒苈黄丸方证

【方剂组成】防己、椒目、葶苈子（熬）、大黄各一两。

【用法】上四味，末之，蜜丸如梧子大，先食饮服一丸，日三服，稍增。口中有津液。渴者，加芒硝半两。

【参考处方】防己 10 克，川椒目 10 克，葶苈子 10 克，大黄 10 克。

上 4 味，以水 500 毫升浸 1 小时，煎取 100 毫升，温服，再续水煎一次温服。

【方解】三药均属祛饮逐水之品，伍以大黄，故治膜中有水饮、二便不利者。

按：本方亦可作煎剂。

【仲景对此方证的论述】

《金匮要略·痰饮咳嗽病》第 29 条："腹满，口舌干燥，此肠间有水气，己椒苈黄丸主之。"

注解：水充于里则腹胀满。水停不化则口舌干燥，宜以己椒苈黄丸主之。

按：二便不利的腹水证，有用本方的机会。曾以本方与大柴胡汤合方治肝硬化腹水得捷效。

【辨证要点】腹满、肠鸣、便干者。

【验案】王某，男性，45 岁，病历号 3343，1978 年 4 月 27 日初诊。痢疾后腹胀、腹水、下肢浮肿，诊断为肝硬化已 2 个月。近症：腹胀纳差，右胁胀痛，头晕恶心，口苦咽干，低热乏力。苔黄，舌红，脉弦数。GPT > 600 单位，TTT 17 单位，TFT（＋＋），蛋白电泳：Alb 46.4％，γ 26.7％。此证属肝郁水停，治以舒肝利水，与己椒苈黄丸合大柴胡汤加减：

木防己 10 克，葶苈子 10 克，川椒目 10 克，大黄 6 克，柴胡 12 克，半夏 10 克，黄芩 10 克，枳壳 10 克，白芍 10 克，生姜 10 克，大枣 4 枚。

结果：服药第二天，大便一日两次，小便增多，第三天下肢浮肿明显减轻。腹胀减，纳增。一周后腹水已不明显，据证加减，去利水药，加丹参、茵陈、当归等养肝和血药，12 月 29 日检查 GPT 正常。TFT 与 TTT 皆正常，蛋白电泳：Alb 650％，γ15％，自觉无不适。

七、小陷胸汤方证

【方剂组成】黄连一两，半夏（洗）半升，栝楼实大者一枚。

【用法】上三味，以水六升，先煮栝楼，取三升，去滓，内诸药，煎取二升，去滓，分温三服。

【参考处方】黄连 3 克，清半夏 15 克，全栝楼 30 克。

上 3 味，以水 600 毫升，先煎栝楼，取 300 毫升，去滓，内诸药，煎取 100 毫升，再续水煎一次温服。

【方解】栝楼、半夏开胸逐水。黄连除热解烦，故此治饮与热结、胸胁胀满、心下按之痛或痰咳烦热者。

【仲景对此方证的论述】

《伤寒论》第 138 条："小结胸病，正在心下，按之则痛，脉浮滑者，小陷胸汤主之。"

注解：小结胸证，虽亦为水与热结所致，但为证不剧，故正在心下；按之则痛，较大陷胸汤从心下至少腹硬满不可近者，大相悬殊，由于结实的程度亦较浅，故脉亦不沉而浮滑，此宜小陷胸汤主之。

按：本方的应用并不限于小结胸证，凡胸膈满闷、痰嗽烦热、按之心下有结痛感者，即可用之。

【辨证要点】胸膈满闷，心烦，按之心下痛者。

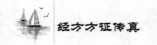

第七章 泻心汤类方证

一、泻心汤方证

【方剂组成】大黄二两，黄连、黄芩各一两。

【用法】上三味，以水三升，煮取一升，顿服之。

【参考处方】大黄6克，黄连3克，黄芩6克。

上3味，先冷水300毫升，煎取100毫升温服，再续水煎一次温服。

【方解】大黄伍以除热解烦的黄连、黄芩，功能泻火。古人以心主火，故名以泻心汤。

【仲景对此方证的论述】

《金匮要略·惊悸吐衄下血胸满瘀血病》第17条："心气不足，吐血、衄血，泻心汤主之。"

注解：心气不足，《千金方》作"心气不定"，可信。吐血衄血，其人心悸烦不安者，为有热，宜泻心汤主之。

按：本方治吐血衄血如神。心气不定即心悸烦、精神不安之谓，以是则失眠惊狂、癫痫以及出现其他神经症等，亦有用本方的机会。高血压现本方证明显者，亦多有之，须注意。

【辨证要点】心烦吐衄、大便干者。

【验案】赵某，男性，53岁，病历号154112，1965年4月2日初诊。发现高血压 20 多年，常头痛失眠，近 1 个月来常鼻衄，烦躁心慌，大便干，血压 170 ～ 200/130 ～ 140 毫米汞柱，苔黄，舌红脉弦数。证属里热上犯，治以清泄里热，与泻心汤：

大黄 10 克，黄连 6 克，黄芩 6 克，生地炭 10 克。

结果：上药服 3 剂。大便通畅，心烦已，睡眠好转。因时有胸闷，改服大柴胡汤合桂枝茯苓丸加生石膏，服 1 个月，鼻衄未作，血压在 150 ～ 160/100 ～ 110 毫米汞柱波动。

二、大黄黄连泻心汤方证

【方剂组成】大黄二两，黄连一两。

【用方】上二味，以麻沸汤二升渍之，须臾，绞去滓，分温再服。

【参考处方】大黄 6 克，黄连 3 克。

上 2 味，以 200 毫升开水浸，去滓，分 2 次温服。

【方解】此于泻心汤去黄芩，固亦泻心，但以沸水渍之不煎，气味俱薄，故只能泻热而解心下痞。

【仲景对此方证的论述】

《伤寒论》第 154 条："心下痞，按之濡，其脉关上浮者，大黄黄连泻心汤主之。"

注解：心下痞，即胃口处有痞塞不通的自觉证。痞属气结，不似结胸证的实结，故按之不硬而濡，关上脉亦应之浮而不沉，故宜大黄黄连泻心汤主之。

《伤寒论》第 164 条："伤寒大下后，复发汗，心下痞，恶寒者，表未解也，不可攻痞，当先解表，表解乃可攻痞，解表宜桂枝汤，攻痞宜大黄黄连泻心汤。"

注解：见桂枝汤方证。

【辨证要点】心烦、心下痞者。

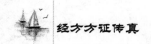

三、附子泻心汤方证

【方剂组成】 大黄二两，黄连一两，黄芩一两，附子（炮，去皮，破）一枚，别煮取汁。

【用法】 上四味，切三味，以麻沸汤二升渍之，须臾，绞去滓，内附子汁，分温再服。

【参考处方】 大黄6克，黄连3克，黄芩6克，炮附片15克。

上4味，先煎附子取汤50毫升。再以沸水200毫升渍前三味，绞去滓，内附子汁，分2次温服。

【方解】 泻心汤减其用量，并渍之而不煎。亦同上方专以解痞，但加附子，救治心下痞而半陷于阴证者。

【仲景对此方证的论述】

《伤寒论》第155条："心下痞，而复恶寒汗出者，附子泻心汤主之。"

注解：心下痞本属里热，既无关乎表证，而复恶寒汗出者，则半陷于阴证甚明，故宜附子泻心汤主之。

按：本条是承前心下痞，按之濡，其脉关上浮者，大黄黄连泻心汤主之的条文而言，不是太阳病误下而致的心下痞，以无关乎表证，则复恶寒汗出者，其为阴证可知。由于是阴阳交错互见的证，因以寒热合用的方药治之。

【辨证要点】 心下痞，恶寒汗出者。

四、大黄硝石汤方证

【方剂组成】 大黄、黄柏、硝石各四两，栀子十五枚。

【用法】 上四味，以水六升，煮取二升，去滓，内硝，更煮取一升，顿服。

【参考处方】 大黄12克，黄柏10克，芒硝12克，栀子6克。

上4味，以水500毫升先煎三味，煮取100毫升，去滓，内芒硝6克，温服。再续水煎一次温服。

【方解】栀子、黄柏均属苦寒除热祛黄药，伍以硝黄故治黄疸证、里实有热、二便不利者。

【仲景对此方证的论述】

《金匮要略·黄疸病》第19条："黄疸腹满，小便不利而赤，自汗出，此为表和里实，当下之，宜大黄硝石汤。"

注解：腹满、小便不利而赤、自汗出，显系实热在里，黄疸见此证，故当以大黄硝石汤下之。

【辨证要点】实热黄疸，大便干、小便黄少者。

五、茵陈蒿汤方证

【方剂组成】茵陈蒿六两，栀子（擘）十四枚，大黄（去皮）二两。

【用法】上三味，以水一斗二升，先煮茵陈减六升，内二味，煮取三升，去滓，分温三服。小便当利，尿如皂荚汁状，色正赤，一宿腹减，黄从小便去也。

【参考处方】茵陈蒿18克，栀子10克，大黄6克。

上3味，以凉水800毫升浸泡1小时，煎15~20分钟，取汤150毫升温服。再续水煎一次温服。

【方解】茵陈蒿除湿解热，与栀子协力以祛黄除烦，伍以通便的大黄，故治黄疸证、烦躁、小便不利而大便难者。

【仲景对此方证的论述】

《伤寒论》第236条："阳明病，发热汗出者，此为热越，不能发黄也。但头汗出，身无汗，剂颈而还，小便不利，渴引水浆者，此为瘀热在里，身必发黄，茵陈蒿汤主之。"

注解：阳明病，发热汗出则热随汗越于外，故不发黄疸。若只头汗出而身无汗，小便不利，且渴欲饮水者，则必使热和湿瘀于里，故必发黄，宜以茵陈蒿汤

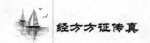

主之。

《伤寒论》第 260 条:"伤寒七八日,身黄如橘子色,小便不利,腹微满者,茵陈蒿汤主之。"

注解:伤寒七八日,常为病传阳明的时期。身黄如橘子色,谓一身尽黄,其色鲜明如橘子皮那样,为多热的阳黄。小便不利、腹微满,为水不下行,此亦热与湿瘀的黄疸证,宜以茵陈蒿汤主之。

《金匮要略·黄疸病》第 13 条:"谷疸之为病,寒热不食,食即头眩,心胸不安,久久发黄,为谷疸,茵陈蒿汤主之。"

注解:谷疸初作,亦似外感而发寒热。因里有湿热,故不欲食,食则助湿动热,故食即头眩,心胸不安、久久发黄而为谷疸,宜以茵陈蒿汤主之。

按:本条所述,颇似急性黄疸型肝炎证治,不过依据经验,此病单用本方的机会较少,而以本方合用大柴胡汤的机会较多,宜注意。

【辨证要点】阳黄见大便干,小便不利者。

【验案】王某,男性,34 岁,某医院会诊病例。1964 年 5 月 8 日初诊。患慢性肝炎有年,近突发黄疸,经中西医治疗,黄疸指数逐渐升高,人亦面目俱黄如橘色,发热口舌干,胸胁苦满,恶心不欲食,大便秘结,苔黄腻,脉滑数。证属湿热郁久化热之阳黄,治以清利湿热,与大柴胡汤合茵陈蒿汤:

柴胡 12 克,黄芩 10 克,枳实 10 克,白芍 10 克,生姜 10 克,半夏 12 克,大枣 4 枚,茵陈 24 克,大黄 10 克,山栀子 10 克。

结果:上药服 2 剂,大便得通,恶心已,胸胁苦满减,精神好转,因坚持服药 28 剂,黄疸退,查肝功完全正常,旧有肝病亦随之而愈,约 1 个月出院。

六、栀子大黄汤方证

【方剂组成】栀子(擘)十四个,枳实(炙)三枚,香豉(绵裹)一升。

【用法】上四味,以清浆水七升,空煮取四升,内枳实、栀子,煮取二升,下豉，更煮五六沸，去滓，温分再服，覆令微似汗。若有宿食者，内大黄如博棋子五六枚，服之愈。

【参考处方】枳实15克，大黄10克，栀子6克，淡豆豉15克。

上4味，以凉水500毫升浸泡1小时，煎15～20分钟，取汤100毫升，温服。续水再煎一次温服。

【方解】此于栀子豉汤加枳实大黄，当治栀子豉汤方证而腹胀满、大便难者。

【仲景对此方证的论述】

《伤寒论》第393条："大病差后，劳复者，枳实栀子豉汤主之。若有宿食者，内大黄如博棋子五六枚，服之愈。"

注解：见枳实栀子豉汤条。

《金匮要略·黄疸病》第15条："酒黄疸，心中懊侬，或热痛，栀子大黄汤主之。"

注解：病黄疸，若心中懊侬或灼热痛者，宜栀子大黄汤主之。

【辨证要点】栀子豉汤证又见腹胀满、大便难者。

【验案】陈慎吾老母，90岁。外感发热，发汗后热更甚，他医视其年迈气虚以小建中汤甘温除热，热益盛，诊其脉弦细数，苔白而干，与小柴胡加石膏汤1剂，热退。第3天因过食厚味而又复高热，心烦，口渴，腹胀，大便干，苔白而干，脉细数。此证为阳明余热与新邪相加，属栀子大黄汤的适应证：

淡豆豉18克，大黄6克，枳实10克，栀子10克。

结果：上药服1剂而愈，嘱慎饮食，未再复发。

七、大黄汤或丸方证

【方剂组成】黄连、黄芩、栀子、大黄各3克。

【用法】水煎温服，亦可制为丸。

【方解】此于泻心汤加栀子，故治泻心汤证而烦热更甚者。

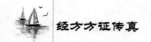

按：本方虽出于后世，其实不外乎泻心汤合栀子豉汤去豉所组成，故应用时亦宜依二方证治而用之。

【辨证要点】心烦、心下痞满、大便难者。

【验案】李某，女性，65 岁，延庆县巡诊病案。初诊日期 1965 年 11 月 9 口。左半身不遂 5 天，头晕不起，懊㤎不得眠，他医给通经活络之品，并用羚羊粉五分，药后诸症不减，反见烦躁。今日听胡老巡诊急来询问：是否包好，否则白花钱就不治了，光羚羊粉就花了五元钱，治不起，胡老劝其服药看之，不用花多少钱。诊其脉弦滑数，舌红苔黄腻。血压 260/160 毫米汞柱。证属阳明里热，与大黄汤加味。

黄连 6 克，黄芩 10 克，栀子 10 克，大黄 6 克，生石膏 45 克。

结果：上药服 1 剂，大便通 1 次，诸症大减，血压为 150/100 毫米汞柱。

第八章　瓜蒂散类方证

【方剂组成】瓜蒂（熬黄）一分、赤小豆一分。

【用法】上二味，个别捣筛，为散已，合治之。取一钱匕，以香豉一合，用热汤七合，煮作稀糜，去滓，取汁和散，温顿服之。不吐者，少少加，得快吐乃止。诸亡血虚家，不可与瓜蒂散。

【参考处方】瓜蒂 10 克，赤小豆 15 克。

上 2 味，共研细散。取豆豉 30 克，煮作稀糜粥，去滓取汁和散，温顿服之。不吐，再服之。

【方解】瓜蒂苦寒，祛湿除热而有催吐的作用，与赤小豆协力以逐湿热，饮之以香豉汁更有助于涌吐也。

【仲景对此方证的论述】

《伤寒论》第 166 条："病如桂枝证，头不痛、项不强，寸脉微浮、胸中痞硬，气上冲咽喉，不得息者，此为胸有寒也，当吐之，宜瓜蒂散。"

注解：病如桂枝证，即指寸脉微浮、气上冲咽喉而言，但头不痛，项不强则知非桂枝汤证。病实于上，故胸中痞硬，而脉亦应之寸微浮。气上咽喉不得息，乃病有欲上越之机，与桂枝汤证的气上冲亦形似而实非。胸中有寒，谓胸中有寒水之毒，不是虚寒之寒，故宜以寒性的催吐剂如本方者催吐之。

《伤寒论》第 324 条："少阴病，饮食入口则吐，心中温温欲吐，复不能吐。始得之，手足寒，脉弦迟者，此胸中实，不可下也，当吐之。若膈上有寒饮，干呕者，不可吐也，当温之，宜四逆汤。"

注解：少阴病，始得之，而手足寒、脉弦迟，有里虚有寒的表现，但其人饮食入口则吐，即口不饮食则亦心中温温欲吐，复不能吐，显然是病有自里上越之机，肯定此为胸中实，气机受阻使手足寒、脉弦迟，而呈少阴病的外观，故当顺其势以本方吐之，不可下也。若其人只干呕，即不饮食入口则吐，亦无心中温温欲吐、复不能之情者，则确为里虚有寒饮，慎不可吐之，而宜以四逆汤温之。

按：此述四逆汤证与本方证的鉴别法，甚重要，须知。

《伤寒论》第 355 条："病人手足厥冷，脉乍紧者，邪结在胸中，心下满而烦，饥不能食者，病在胸中，当须吐之，宜瓜蒂散。"

注解：邪结在胸中，血气受阻，故手足厥冷而脉乍紧。邪自里以上迫，故心下满且烦，饥而不能食，此病在胸中，当吐之，宜瓜蒂散。

《金匮要略·腹满寒疝宿食病》第 24 条："宿食在上脘，当吐之，宜瓜蒂散。"

注解：胃有上脘、中脘、下脘之分，中医谓心下部（即剑突下）为中脘，此以上为上脘，此以下为下脘。宿食当下之，但逆迫于上脘心下逆满，而有欲吐之情者，当吐之，宜瓜蒂散。

按：书中吐剂只此一方，而具体论治亦只此数条，但于吐法中更可清楚地看到，中医辨证施治是适应机体抗病机制的一种原因疗珐。若胸中痞硬、气上冲咽喉不得息者；若胸中满而烦、饥不能食者；若饮食入口则吐、心中温温欲吐而复不能吐者，皆为本方应用的要症，然无一不是机体驱赶病邪于胸中，欲吐出的一种病理反应。

【辨证要点】胸脘满闷、欲吐而不能吐者。

第九章　甘草干姜汤类方证

一、甘草干姜汤方证

【方剂组成】甘草（炙）四两，干姜二两。

【用法】上二味，以水三升，煮取一升五合，去滓，分温再服。

【参考处方】炙甘草 15 克，干姜 10 克。

上 2 味，以冷水 500 毫升浸泡 1 小时以上，煎开锅后 15～20 分钟，取汤 150 毫升温服，续水再煎一次温服。

【方解】甘草益胃气而滋津液，干姜温中逐饮以治呕逆，故此治胃虚有饮、呕逆、吐涎沫或小便数者。

【仲景对此方证的论述】

《伤寒论》第 29 条："伤寒脉浮，自汗出，小便数，心烦，微恶寒，脚挛急，反与桂枝欲攻其表，此误也。得之便厥，咽中干，烦躁，吐逆者，作甘草干姜汤与之，以复其阳；若厥愈足温者，更作芍药甘草汤与之，其脚即伸；若胃气不和，谵语者，稍与调胃承气汤；若重发汗，复加烧针者，四逆汤主之。"

注解：脉浮、自汗出、心烦、微恶寒，虽形似桂枝汤证，但无热而恶寒，则病已有从阳入阴之象，尤其小便数为胃虚不能以制水。脚挛急为津少不足以养筋。若反与桂枝汤攻表以发汗，则津液益虚，故四肢厥而咽中干，激动里饮更必烦躁而吐逆，因与甘草干姜汤温中逐饮，以治烦逆，以复其阳者。谓振兴其胃气，以复津液也。若厥愈足温，而脚挛急不已，再与芍药甘草汤缓其拘挛，其脚即伸。若由于津液亡失，胃中不和而谵语者，可与调胃承气汤微和胃气。假如重发汗或复加烧针，迫使大汗出，必致虚极的阴虚寒重证，虽亦必四肢厥逆，但非本方所能治了，当须四逆汤主之。

《金匮要略·肺痿肺痈咳嗽上气病》第 5 条："肺痿吐涎沫而不咳者，其人不渴，必遗尿，小便数，所以然者，以上虚不能制下故也，此为肺中冷，必眩，多涎唾，甘草干姜汤以温之。若服汤已渴者，属消渴。"

注解：《金匮要略》曰："寸口脉数，其人咳，口中反有浊唾涎沫者何？师曰：为肺痿之病。"

若形似肺痿，吐涎沫但不咳者，此非有热的肺痿，而为肺中冷。胃虚有饮，故其人不满，胃虚于上，则不能制水于下，故遗尿、小便数。至于头眩、多涎唾，皆水气上犯的征候，亦即肺中冷之所由来也，故宜甘草干姜汤温中以逐饮，服后诸症已，若发渴者，此又转为消渴病，当于消渴门中求之，则非本方所能治了。

【辨证要点】胃虚寒，吐涎沫呕逆者。

【验案】宋某，男性，35 岁，病历号 124743，1968 年 3 月 24 日初诊。头晕、呕逆，吐涎沫 1 月余，伴嗳气，右偏头痛，口干不思饮，大便溏，苔白滑，脉沉弦细，右寸浮，证为胃虚寒，饮邪上犯，治应温中化饮，与甘草干姜汤加味：

炙甘草 18 克，干姜 10 克，陈皮 30 克，半夏 15 克。

结果：上药服 3 剂，诸症均已。

二、理中汤或丸方证

【方剂组成】人参、炙甘草、白术、干姜各三两。

【用法】上四味，捣筛，蜜和为丸，如鸡子黄许大。以沸汤数合，和一丸，研碎，温服之，日三四，夜二服。腹中未热，益至三四丸，然不及汤。汤法：以四物依两数切，用水八升，煮取三升，去滓，温服一升，日三服。

【参考处方】人参10克，干姜10克，炙甘草10克，白术10克，。

上4味，以凉水600毫升浸泡1小时，煎取100毫升，温服。续水再煎一次温服。

【方解】此于甘草干姜汤加人参、白术，故治甘草干姜汤证心下痞硬而小便不利者。

【仲景对此方证的论述】

《伤寒论》第159条："伤寒服汤药，下利不止，心下痞硬。服泻心汤已，复以他药下之，利不止。医以理中与之，利益甚。理中者，理中焦，此利在下焦，赤石脂禹余粮汤主之。复不止者，当利其小便。"

注解：太阳伤寒而误与他药下之，因致下利不止、心下痞硬的甘草泻心汤证，服泻心汤则证已，但又复与他药下之，遂使利不止。医以理中汤治之，不仅无效，而利反益甚。由于理中专理中焦的胃，今之下利不止，乃因反复误下，使下焦肠虚失权因滑下不止，宜以收摄止泻的赤石脂禹余粮汤主之。若服后利还不止，则当利其小便，使水谷别，而下利自止。

《伤寒论》第386条："霍乱，头痛、发热、身疼痛、热多欲饮水者，五苓散主之；寒多不用水者，理中丸主之。"

注解：见五苓散条。

《伤寒论》第396条："大病差后，喜唾，久不了了，胸上有寒，当以丸药温之，宜理中丸。"

注解：伤寒病愈后，其人喜唾，久久不已，此为胃中有寒饮，宜以理中丸温以和之。

按：喜唾为胃虚有饮，此证多有，不必限于大病瘥后，本方有良验。

《金匮要略·胸痹心痛短气病》第5条："胸痹心中痞，气结在胸，胸满，胁下逆抢心，枳实薤白桂枝汤主之，人参汤亦主之。"

注解：心中痞，指心中痞塞气不畅通之意。气结在胸，谓气结于胸中而胸满闷也。胁下逆抢心，谓自觉有气自胁下而逆于心胸感。枳实薤白桂枝汤，功能降逆行气以消胀满，故主之，而人参汤（即本方）亦主之者，以中气大虚饮自下乘为主症，亦可有气结胸满的类似证候，但虚实不同耳。

【辨证要点】心下痞，大便溏泄，小便少者。

【验案】李某，男性，58 岁，病历号155413，1965 年 4 月 6 日初诊。受凉后腹泻已 3 个月，每日 3 ~ 4 行，大便完谷不化，胃腹胀满，食后益甚，时有嗳气头昏，苔白润，脉细缓。证属中阳虚衰，升降失常，治以益气和中，与理中汤加减：

党参 10 克，炙甘草 6 克，炮姜 6 克，苍术 10 克，炒扁豆 10 克，陈皮 15 克。

结果：上药服 6 剂，腹泻基本已止，腹胀亦明显减轻，继服 6 剂证已。

三、大建中汤方证

【方剂组成】蜀椒（炒，去汗）二合，干姜四两，人参二两，胶饴一升。

【用法】上三味，以水四升，煮取二升，去滓，内胶饴一升，微火煎取一升半，分温再服；如一炊顷，可饮粥二升，后更服，当一日食糜，温覆之。

【参考处方】蜀椒 15 克，干姜 12 克，人参 10 克，饴糖 50 克。

上 4 味，以凉水 600 毫升浸前 3 味泡 1 小时，煎取 100 毫升，加入饴糖 25 克，温服。续水再煎一次温服。

【方解】蜀椒、干姜祛寒止呕，人参、胶饴补中缓痛，故此治胃虚有寒，腹痛呃逆不能食者。

【仲景对此方证的论述】

《金匮要略·腹满寒疝宿食病》第 14 条："心胸中大寒痛，呕不能饮食，腹中寒，上冲皮起，出见有头足，上下痛而不可触近，大建中汤主之。"

注解：寒气自里迫于上，则心胸中大寒痛，呕而不能食；迫于下，则腹中寒，肠被寒激，蠕动不宁，上冲腹皮起伏无常，出见有头足，痛剧不可触近，宜大建中汤主之。

按：此述本方应用的较重之证，其实凡心腹痛剧、呕逆不能食，确知其里之虚寒者，即可用之。又以蜀椒杀虫，若虫积而心腹痛剧者，本方亦有验。

【辨证要点】心腹痛剧，呕逆不能食属虚寒者。

【验案】李某，男性，32 岁，病历号 478529，1965 年 3 月 16 日初诊。2 年来常胃腹串痛，胃脘喜温喜按，但痛甚时不能按，痛作时恶心、不能食，稍吃生冷胃亦痛，常畏寒，苔薄白，脉沉细弦。证属里虚寒凝，治以温中祛寒，与大建中汤：

川椒 12 克，干姜 15 克，党参 10 克，饴糖 45 克，细辛 6 克。

结果：上药服 3 剂，腹痛发作次数大减，连续 2 天大便中下蛔虫，共 5 条，继服 3 剂诸症已。

四、吴茱萸汤方证

【方剂组成】吴茱萸（洗）一升，人参三两，生姜（切）六两，大枣（擘）十二枚。

【用法】上四味，以水七升，煮取二升，去滓，温服七合，日三服。

【参考处方】吴茱萸 15 克，人参 10 克，生姜 18 克，大枣 4 枚。

上 4 味，以凉水 700 毫升浸泡 1 小时，煎 15～20 分钟，取汤 150 毫升温服。再续水煎一次温服。

【方解】吴茱萸辛温，《神农本草经》谓"温中下气、止痛、除湿血痹"。伍以生姜、人参、大枣健胃止呕之品，故治胃虚寒饮冲逆、因食谷欲呕者，或呕而手足厥冷、烦躁欲死者，或干呕吐涎沫而头痛者，或呕而胸满者。

【仲景对此方证的论述】

《伤寒论》第 243 条："食谷欲呕，属阳明也，吴茱萸汤主之。得汤反剧者，属上焦也。"

注解：属阳明，这里是指胃，不是指阳明病。胃中有寒饮，故食谷欲呕，宜吴茱萸汤主之。若服吴茱萸汤而呕反增剧者，是误犯上焦有热的呕，不当用本方治之。

按：属上焦是暗示小柴胡汤证，由于欲呕为二方的共有症状，故特提出教人临证时要细心辨别，读者宜与小柴胡汤方证条互参。

《伤寒论》第309条："少阴病，吐利，手足逆冷，烦躁欲死者，吴茱萸汤主之。"

注解：少阴病转属太阴病而吐利，若手足厥冷、烦躁欲死者，为寒饮暴迫所致，故宜吴茱萸汤主之。

按：文中虽谓吐利，应以吐为主，即是说吐而不利，或即利亦微不足道。手足厥冷、烦躁欲死，才可能说是寒饮逆迫的急剧情况，否则与另条"少阴病，吐利烦躁，四逆者死"证无所别，又何以吴茱萸汤主之？

《伤寒论》第378条："干呕吐涎沫、头痛者，吴茱萸汤主之。"

注解：干呕或吐涎沫而头痛者，为寒饮冲逆的征候，吴茱萸汤主之。

《金匮要略·呕吐哕下利病》第8条："呕而胸满者，吴茱萸汤主之。"

注解：寒饮自里以上迫，故呕而胸满，吴茱萸汤主之。

按：本方主治寒饮冲逆，若上之食谷欲呕者；呕吐、手足厥冷、烦躁欲死者；干呕吐涎沫、头痛者；呕而胸满者，均属其证，亦即运用本方的要点。应用于胃肠及头脑诸症，均有惊人的疗效，今略举数端以供参考。

剧烈头痛或头晕而呕吐，或恶心欲吐，无热象者（即除外小柴胡加石膏汤证），本方俱有捷验。西医所称的美尼尔氏症亦多见本方证，宜注意。偏头痛，尤其偏于左侧者，大多属于本方证。胃脘疼，呕而不欲食者，宜本方。若更腹鸣、大便溏频者，可于半夏泻心汤加吴茱萸治之，即本方与半夏泻心汤合方，无论胃肠炎、胃溃疡依证用之，均有良验。剧痛的青光眼而呕恶者，也多有应用本方的机会。

【辨证要点】 胃虚寒干呕吐涎沫、胸闷或头痛者。

【验案】李某，女性，43 岁，东北锦州人，头痛呕吐已六七年，近 2 年来视物模糊，到处求医，诊断为青光眼，而服中西药罔数。近 1 个月左眼失明，因专程来京求治，自感有物覆于眼上，常头痛如裂，伴呕吐、目干涩，心中发热、手足心热、口干不欲饮，苔薄白，脉弦细。证属血虚饮盛，治以补血除饮，与吴萸汤合柴胡桂姜汤、当归芍药散：

吴茱萸 10 克，党参 10 克，干姜 6 克，大枣 4 枚，柴胡 12 克，黄芩 10 克，桂枝 10 克，天花粉 12 克，当归 10 克，白芍 10 克，川芎 10 克，泽泻 18 克，生龙骨 15 克，生牡蛎 15 克，茯苓 12 克，苍术 10 克，炙甘草 6 克，玫瑰花 15 克。

结果：上方服 3 剂，诸症即见好转，连服 21 剂，视物渐清，治疗 2 个月未易一药，左眼视物清晰，头痛等症也消失。

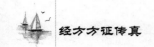

第十章　干姜附子汤类方证

一、干姜附子汤方证

【方剂组成】干姜一两，附子（生用，去皮，破八片）一枚。

【用法】上二味，以水三升，煮取一升，去滓，顿服。

【参考处方】干姜 6 克，生附子（先煎）15~30 克。

上 2 味，以冷水 600 毫升浸泡 1 小时，先煎附子 40 分钟，再共煎干姜，煎开锅后 15~20 分钟，取汤 150 毫升温服。

【方解】干姜、附子均属温中祛寒药，但干姜偏主寒饮上逆，而附子偏主寒饮下迫，二药合用则温彻上下，因成温中逐寒的重剂。

【仲景对此方证的论述】

《伤寒论》第 61 条："下之后，复发汗，昼日烦躁不得眠，夜而安静，不呕，不渴，无表证，脉沉微，身无大热者，干姜附子汤主之。"

注解：下之则虚其里，复发汗又虚其表，今其人昼日烦躁，夜而安静，非其虚烦不得眠的栀子豉汤证甚明。不呕则无关于少阳证，不渴则无关于阳明证。又无表证，当亦无关于表不解的烦躁，而脉沉微、身无大热，故肯定为阴寒极虚的烦躁，因以干姜附子汤主之。

按：里阴证而烦躁不宁，多属极虚寒的险恶征候，若待至呕吐、下利、四肢厥逆则往往不治。三阳证亦均有烦躁，一一详审给予除外，此为从侧面辨证的方法。证候反映较少，不易从正面判定者，常用此法，学者当仔细体会。

【辨证要点】四逆身冷脉沉微者。

二、四逆汤方证

【方剂组成】甘草（炙）二两，干姜一两半，附子（生用，去皮，破八片）一枚。

【用法】上三味，以水三升，煮取一升二合，去滓，分温再服。强人可大附子一枚，干姜三两。

【参考处方】炙甘草 6 克，干姜 6 克，生附子（先煎）15～30 克。

上 3 味，以冷水 500 毫升浸泡 1 小时，先煎附子 40 分钟，再同煎二味，煎开锅后 15～20 分钟，取汤 150 毫升温服，续水再煎一次温服。若针对心衰急救，本方必用生附子 30 克以上，并增干姜用量，意同通脉四逆汤。急煎开锅即可一点一点喂服，直至脉出心衰好转为止。

【方解】此即甘草干姜与干姜附子汤的合方，故治二方的合并证。

【仲景对此方证的论述】

《伤寒论》第 29 条："伤寒脉浮，自汗出，小便数，心烦，微恶寒，脚挛急，反与桂枝欲攻其表，此误也。得之便厥，咽中干，烦躁，吐逆者，作甘草干姜汤与之，以复其阳；若厥愈足温者，更作芍药甘草汤与之，其脚即伸；若胃气不和，谵语者，少与调胃承气汤；若重发汗，复加烧针者，四逆汤主之。"

注解：见甘草干姜汤方证。

《伤寒论》第 92 条："病发热，头痛，脉反沉，若不差，身体疼痛，当救其里，宜四逆汤。"

注解：病发热，头痛，脉反沉，为少阴病麻黄附子细辛汤证。若不瘥，即指服过麻黄附子细辛汤后，若脉沉不解而身疼痛者，此是虚寒在里、血气外郁的证候，故宜四逆汤以救其里。

按：本条所述的身体疼痛，纯由于里气不振、血气外郁所致，已无关于表证，故谓当救其里，宜四逆汤。

《伤寒论》第 225 条："脉浮而迟，表热里寒，下利清谷者，四逆汤主之。"

注解：脉浮而迟，为表热里寒之应，今下利清谷，为寒极于里虚热外浮可知，故宜四逆汤主之。

《伤寒论》第 323 条："少阴病，脉沉者，急温之，宜四逆汤。"

注解：脉沉为里虚寒，少阴病见此脉，虽有表证亦宜四逆汤急温其里，缓则吐利厥逆等险恶证候随之而来。

《伤寒论》第 324 条："少阴病，饮食入口则吐，心中温温欲吐，复不能吐。始得之，手足寒，脉弦迟者，此胸中实，不可下也，当吐之。若膈上有寒饮，干呕者，不可吐也，当温之，宜四逆汤。"

注解：见瓜蒂散方。

《伤寒论》第 353 条："大汗出，热不去，内拘急，四肢疼，又下利厥逆而恶寒者，四逆汤主之。"

注解：大汗出，为精气亡于外。热不去，为邪反留于内。腹内拘急，津虚并复有寒，四肢疼痛，外邪亦兼血郁，中气沉衰。因又下利，阳去入阴，故厥逆而恶寒，则宜四逆汤主之。

按：大汗出而热不去，已是精却邪胜之象，又复下利以至厥逆，胃气已极沉衰。此时虽有表候亦急宜救里，若误与桂枝汤以攻表，则祸变立至。

《伤寒论》第 354 条："大汗，若大下利，而厥冷者，四逆汤主之。"

注解：大汗，大下利均足以亡津液、亡血液，若至血气不充于四末而厥冷者，已虚极陷于阴证，宜以四逆汤主之。

《伤寒论》第 372 条："下利腹胀满，身体疼痛者，先温其里，乃攻其表。温里宜四逆汤，攻表宜桂枝汤。"

注解：见桂枝汤方。

《伤寒论》第 377 条："呕而脉弱，小便复利，身有微热，见厥者难治，四逆汤主之。"

注解：胃虚有寒则呕而脉弱，上虚不能以制下，故小便复利。身有微热而见厥，更属阴寒内盛、虚阳外浮的恶候，故为难治，亦只宜四逆汤主之。

按：本条所述，乍看似无关于生死大证，实际不然，其关键就在身有微热见厥的"见"字上面，里阴证以至于厥，反有微热见于外，多属残阳欲息的凶候。以是可知，呕和小便利，亦非一般痰饮水气的为患，大有上越下泄的虚脱情况。此时惟有以本方温中救里的一策，振起一分胃气，即有一分生机，舍此更无别法。

《伤寒论》第 388 条："吐利汗出，发热恶寒，四肢拘急，手足厥冷者，四逆汤主之。"

注解：既吐且利，又复汗出，津液亡失至速，组织枯燥，故四肢拘急，虚极转阴，故四肢厥冷，虽发热恶寒则宜舍表而救里，宜四逆汤主之。

《伤寒论》第 389 条："既吐且利，小便复利，而大汗出，下利清谷，内寒外热，脉微欲绝者，四逆汤主之。"

注解：既吐且利，小便复利，而大汗出，则津液亡失于上下内外。下利清谷则寒已甚于里，寒甚于内者，热常浮于外，故内寒外热。胃阳不振、津液虚竭，故脉微而欲绝。此种情况只有急于温中以滋液，宜四逆汤主之。

按：以上二条，均述霍乱的虚脱重证，皆属津液外脱、虚寒内甚的危笃证候，乘其生机未至断灭，急以本方温中救里，胃气一振，则谷气布，津液复，还可望其得生。

【辨证要点】四逆，脉微欲绝，里虚寒甚者。

【验案】例1　孙某，男性，38 岁，病历号 134809，1964 年 4 月 6 日初诊。1961 年患无黄疸型肝炎，以后肝功能正常，但时有腹胀，右胁及胃脘疼。先找西医治疗无效，后求中医多方治疗，效也不明显，审其方药多为疏肝理气之类。近来症状为：腹胀，饭后明显，时胃脘及胁痛，四肢逆冷，晚上常用热水袋焐脚，但半夜常因冷而醒。检查：肝大一指，质中硬，轻微压痛，心下有振水声。

舌淡苔白，脉沉细。此属里虚寒甚，为四逆汤方证：

炙甘草 10 克，干姜 8 克，制附片 15 克。

结果：上药服 3 剂，四肢冷大减，已不用热水袋焐脚，仍腹胀，上方加枳壳、陈皮、党参随症加减，服 3 个月腹胀消。

例 2 刘某，女性，50 岁，1976 年 4 月 23 日初诊。近月来食则昏冒，甚则休克，下肢瘦弱不能站立，静卧少许时可复常。自觉胃中冷，脉沉细，苔薄白。此属里虚寒甚，治以温中祛寒，与四逆汤：

炙甘草 10 克，干姜 10 克，制附片 15 克，

结果：服三剂，诸症已，迄今未再发。

三、通脉四逆汤方证

【方剂组成】甘草（炙）二两，附子（生用，去皮，破八片）大者一枚，干姜三两（强人可四两）。

【用法】上三味，以水三升，煮取一升二合，去滓，分温再服，其脉即出者，愈。面色赤者，加葱九茎；腹中痛者，去葱，加芍药二两；呕者，加生姜二两；咽痛者，去芍药，加桔梗一两；利止脉不出者，去桔梗，加人参二两。病皆与方相应者，乃服之。

【参考处方】炙甘草 6 克，干姜 12 克，炮附子 30 ~ 90 克。

上 3 味，以凉水 500 毫升浸泡 1 小时，煎取 100 毫升，温服。

【方解】此即四逆汤而增加干姜、附子的用量，故治四逆汤证虚寒更剧者。

【仲景对此方证的论述】

《伤寒论》第 317 条："少阴病，下利清谷，里寒外热，手足厥逆，脉微欲绝，身反不恶寒，其人面色赤，或腹痛，或干呕，或咽痛，或利止脉不出者，通脉四逆汤主之。"

注解：此亦少阴太阳的并病，下利清谷、手足厥逆，证属里寒身反不恶寒。

面色赤，证属外热，脉微欲绝为极虚欲脱之证，可知里寒为真寒，外热为虚热，即所谓的无根之火，虚浮上泛者是也。或以下均属或有或无的客证，不问其有无，宜以通脉四逆汤主之。

《伤寒论》第370条："下利清谷，里寒外热，汗出而厥者，通脉四逆汤主之。"

注解：下利清谷而厥，为阴寒盛于里，外反有热而汗出，为虚阳欲脱甚明，故宜通脉四逆汤主之。

【辨证要点】四逆汤证虚寒更甚者。

四、通脉四逆加猪胆汤方证

【方剂组成】甘草（炙）二两，干姜三两（强人可四两），附子（生用，去皮，破八片）大者一枚，猪胆汁半合。

【用法】上四味，以水三升，煮取一升二合，去滓，内猪胆汁，分温再服，其脉即来。无猪胆以羊胆代之。

【参考处方】炙甘草6克，干姜10克，炮附子30～90克，猪胆汁10毫升。

上4味，以凉水500毫升浸泡前3味1小时，煎取100毫升，加入猪胆汁温服。

【方解】猪胆汁为一有力的苦味亢奋药。苦入心，当更有作用于心衰。加于通脉四逆汤中，故治通脉四逆汤证沉衰更甚，而脉微欲绝，或脉不出者。

【仲景对此方证的论述】

《伤寒论》第390条："吐已下断，汗出而厥，四肢拘急不解，脉微欲绝者，通脉四逆加猪胆汤主之。"

注解：此承前条"吐利汗出，发热恶寒，四肢拘急，手足厥冷者，四逆汤主之"而言，其意是说，服四逆汤后，虽吐利均止，但汗出而厥，四肢拘急不解，则津液未复，仍续脱汗，且脉微欲绝，心力大衰，故以通脉四逆加猪胆汤主之。

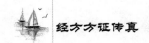

【辨证要点】通脉四逆汤证沉衰更甚，脉微欲绝，或脉不出者。

五、四逆加人参汤方证

【方剂组成】甘草（炙）二两，干姜一两半，附子（生用，去皮，破八片）一枚，人参一两。

【用法】上四味，以水三升，煮取一升二合，去滓，分温再服。

【参考处方】炙甘草6克，炮附子15～30克，干姜6克，人参10克。

上4味，以凉水500毫升浸泡1小时，煎取100毫升，温服。续水再煎一次温服。

【方解】人参补中益津血，加于四逆汤而治四逆汤证胃气虚衰而津血不足者。

【仲景对此方证的论述】

《伤寒论》第385条："恶寒，脉微而复利，利止，亡血也，四逆加人参汤主之。"

注解：恶寒、脉微而复利，谓霍乱瘥后，仍恶寒、脉微而又下利也。利止，指先病霍乱的下利止。亡血者，谓霍乱、吐利期中，津液耗损过甚，吐利虽止，胃气未复，津血大虚，以是恶寒、脉微并复下利也，因以四逆加人参汤主之。

按：霍乱吐利剧烈，虚人至甚，吐利虽止，胃气未复，津液、血液亡失过多，因而复作上证，即论中所谓"昔是霍乱，今是伤寒者是也"。《医宗金鉴》谓"利止亡血，如何用大热补药？利止当是利不止，亡血当是亡阳"，这不但未识透文义，而且不知温中滋液之理。试看四逆汤和通脉四逆汤各条证治，亦多属胃气沉衰、津血欲竭重证，舍大热补药如四逆汤辈，又何足以振兴其沉衰，而能生津液益血？亡阳即由亡津液所致，不能见"阳"字，一律简单作热看。

【辨证要点】吐利后，胃气虚衰，脉微弱者。

六、茯苓四逆汤方证

【方剂组成】茯苓四两，人参一两，附子（生用，去皮，破八片）一枚，甘草（炙）二两，干姜一两半。

【用法】上五味，以水五升，煮取三升，去滓，温服七合，日三服。

【参考处方】茯苓12克，人参10克，炮附子15～30克，炙甘草6克，干姜6克。

上5味，以冷水800毫升浸泡1小时，先煎附子40分钟，加入余药，再煎15～20分钟，取汤150毫升，温服，再续水煎一次温服。

【方解】此于四逆加人参汤又加茯苓，故治四逆加人参汤证、心下悸、烦躁而小便不利者。

【仲景对此方证的论述】

《伤寒论》第69条："发汗，若下之，病仍不解，烦躁者，茯苓四逆汤主之。"

注解：由于汗下误施，病仍不解，若陷于里阴证而烦躁者，宜以茯苓四逆汤主之。

按：本条述证殊不详备，临证应本照四逆加人参汤证和茯苓所主而活用之。

【辨证要点】四逆加人参汤证又见心下悸、烦躁及小便不利者。

【验案】赵某，男性，45岁，1966年3月18日初诊。于1963年发现十二指肠球部溃疡。现症：时胃脘痛，泛酸，腹胀，欲呕，吐涎沫，心烦，口中和不思饮，小便少，时心悸，苔白根腻，脉沉细弦。证为中寒停饮，属茯苓四逆汤证：

茯苓12克，党参10克，制附片10克，干姜6克，炙甘草6克。

结果：上药服1剂，胃脘疼减，3剂后诸症明显减轻，继随证调理月余自感无所苦。

七、白通汤方证

【方剂组成】葱白四茎，干姜一两，附子（生，去皮，破八片）一枚。

【用法】上三味，以水三升，煮取一升，去滓，分温再服。

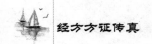

【参考处方】葱白60克，干姜6克，炮附子15克。

上3味，以凉水500毫升浸泡1小时，煎取100毫升，温服。续水再煎一次温服。

【方解】葱白为一辛温发汗药，而有治下利的作用，佐以姜附亦和麻黄附于甘草汤、麻黄附子细辛汤等，同属少阴病的发汗剂。由于本方有作用于下利，故少阴病下利宜本方，而不用前两方。此本应列于表证章，为解说方便，因出于此。

【仲景对此方证的论述】

《伤寒论》第314条："少阴病，下利，白通汤主之。"

注解：既有少阴病的外证，而同时又有下利者，此亦表里合病之属，宜白通汤主之。

按：下利而有表证，现太阳病者，宜葛根汤；现少阴证者，宜白通汤，其理同可互参。

《伤寒论》第315条："少阴病，下利脉微者，与白通汤。利不止，厥逆无脉，干呕烦者，白通加猪胆汁汤主之。服汤脉暴出者死，微续者生。"

注解：白通加猪胆汁汤主之，当是通脉四逆加猪胆汤主之。

少阴病下利，虽宜白通汤主之，但少阴病脉微者，为亡阳，不可发汗，《伤寒论》有明文（如第285条、286条）。若少阴病下利而脉微者，不可与白通汤，今误与之，不但利不止，而且更致厥逆无脉、干呕、烦等虚脱恶候，因以通脉四逆加猪胆汤主之。服药后，若脉暴出者，为烛欲息焰反高的凶兆，主死。若脉微续而出者，为正气的渐复，故生。

按：历来注家，多以为不是白通汤药有所误，而认为是阴寒盛极，初服药热反而格拒，是则利不止，厥逆无脉而干呕烦，宜以热因寒用之法，乃以白通加猪胆汁汤主之。我初读是书亦信其说，但经长期的体验研究乃知其非，今就所见，述之于下，以供参考。

首当讨论一下白通汤究竟是属于哪一类的治剂。葱白为一辛温发汗药，乃众所周知的常识，佐以姜附辛温热药，当更能致汗，此与麻黄附子汤，麻黄附子甘草汤等配伍的大意同，虽主治有所出入，但均属少阴病的发汗剂，这是可以肯定的。有的注家为了附会条文，或谓葱白通阳，或谓能升下陷的阳气，而避言其发汗作用，因而谓其温中逐寒的作用较四逆汤、通脉四逆汤等更为有力，是毫无道理的。温中逐寒振兴沉衰，须赖姜附的作用。白通汤姜附的用量，还不及四逆汤，更不用说通脉四逆汤了。何况主用发汗的葱白，虚寒盛极于里者，依法势在必禁，试看下利清谷、四肢厥冷、脉微欲绝诸治，均用无葱白的四逆汤，或通脉四逆汤，而无一用有葱白的如本方者，就是这个道理。葱白通阳原无可非议，但通阳是谓通津液以致汗，名之为白通汤意即在此。上条的少阴病下利白通汤主之，为下利而同时见少阴病者，即所谓表里合病的一种，用白通汤温中使汗，则表里当均治，此与太阳阳明合病而下利者，用葛根以发汗，是同样的治疗手段。

　　白通汤的功用既明，兹再进一步探讨本条与白通汤后的结果，是不是药有所误。少阴病下利，似与上条的为证同，但明明提出"脉微者"三字，哪能看作是无关重要的浮词！论中原有"少阴病脉微者，不可发汗"的明文，白通汤是一发汗剂，少阴病下利，白通汤主之，当然是脉不微者。今少阴病下利，而脉微，则不可与白通汤汗以解之。若误与之，则不但利不止，而且由于误治，更必致厥逆无脉、干呕烦的虚脱险证。有的注家只看到姜附的辛温，而忽视了葱白的发汗，并把前后为病看作同证，因而说药无所误，是因证极阴寒，初服热药反而格拒云云，是很值得再探讨的。

　　基于以上的说明，可知与白通汤利不止、厥逆无脉、干呕烦者，显系误与白通汤治成的坏病，最后更有"脉暴出者死，微续者生"的说明，这是何等严重的虚脱险证！猪胆汁虽有较强的亢奋作用，但加于白通汤的发汗剂中反攻其表，势必益其虚脱，而速其死亡。厥逆无脉，只有通脉四逆的一法，加猪胆汁亦只能加于通脉四逆汤中才较合理，故谓白通加猪胆汁汤主之，当是通脉四逆加猪胆汤主之，原文可能是传抄有误。

　　【辨证要点】少阴病又见下利者。

第十一章　附子汤类方证

一、附子汤方证

【方剂组成】附子（炮，去皮，破八片）二枚，茯苓三两，人参二两，白术四两，芍药三两。

【用法】上五味，以水八升，煮取三升，去滓，温服一升，日三服。

【参考处方】炮附子 30～60 克，茯苓 12 克，人参 10 克，白术 12 克，白芍10 克。

上 5 味，以凉水 800 毫升浸泡 1 小时，先煎附子 40 分钟，加入余药再煎 15～20 分钟，取汤 150 毫升温服。再续水煎一次温服。

【方解】苓术利小便，伍以附子并解痹痛。人参补胃气之虚，芍药缓挛急之痛，故此治胃虚有寒饮、小便不利、身疼、骨节痛或腹挛痛者。

【仲景对此方证的论述】

《伤寒论》第 304 条："少阴病，得之一二日，口中和，其背恶寒者，当灸之，附子汤主之。"

注解：里有寒则口中和，胃中有饮则背恶寒。少阴病，得之一二日即见此候，急宜温中逐饮，缓则必并于太阴而吐利，故当灸之，并以附子汤主之。

按：《金匮要略》曰："夫心下有留饮，其人背寒冷如掌大。"少阴病虽得之一二日，但口中和而背恶寒，可知为里虚饮聚的为候已显，宜舍表而救里。本方温中逐饮，可止吐利于未萌，此即良工治未病的手段。又白虎汤证的背恶寒与本方证很相似，但白虎汤证为热、口舌燥，而本方证为寒、口中和，是亦不难分辨。

《伤寒论》第 305 条："少阴病，身体痛，手足寒，骨节痛，脉沉者，附子汤主之。"

注解：手足寒而脉沉，则里虚寒甚明，故知身体疼、骨节疼，当为湿痹而非风邪，故以附子汤主之。

按：由本条的说明可知，虚寒痹痛多有用本方的机会。依据经验，下肢拘急痛，屈伸不利而脉沉者，更有良效。

【辨证要点】胃虚寒饮、骨节疼痛、下肢拘急痛而脉沉者。

【验案】郭某，男性，38 岁，病历号 178894，1965 年 11 月 1 日初诊。40 余日来腹痛腹泻，大便日 2～3 行，胃脘自觉有冷气，腰痛。下肢酸痛怕冷。苔薄白润，脉沉细。证属中虚寒饮痹阻，治以温中化饮、祛寒行痹，与附子汤加味：

制附片 10 克，茯苓 10 克，党参 10 克，苍术 10 克，白芍 12 克，炮姜 6 克。

结果：上方服 12 剂，诸症痊愈。

二、真武汤方证

【方剂组成】茯苓、芍药、生姜（切）各三两，白术二两，附子（炮，去皮，破八片）一枚。

【用法】上五味，以水八升，煮取三升，去滓，温服七合，日三服。

【参考处方】茯苓 12 克，芍药 10 克，生姜 15 克，白术 10 克，炮附子 15～30 克。

上 5 味，以冷水 800 毫升浸泡 1 小时，煎开锅后 15～20 分钟，取汤 150 毫升温服，再续水煎一次温服。

【方解】此于附子汤去人参而加生姜，故治附子汤证心下不痞硬而呕者。

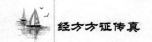

【仲景对此方证的论述】

《伤寒论》第 82 条："太阳病发汗，汗出不解，其人仍发热，心下悸、头眩、身瞤动、振振欲擗地者，真武汤主之。"

注解：振振欲擗地，谓身体振振而欲仆于地，即身振振摇的更剧烈者。太阳病，本宜发汗，但心下有水气，若不兼祛其水，单纯发汗，则虽汗出而病不解，故其人仍发热；水停心下则心悸，水气冲逆则头眩，动及经脉则身瞤动、振振欲擗地，此宜真武汤主之。

按：此与苓桂术甘汤证甚相似，不过前者为阳证，故只身为振振摇而已。而此者虚极入阴，不但身瞤动而且振振欲擗地也。

《伤寒论》第 316 条："少阴病，二三日不已，至四五日，腹痛，小便不利，四肢沉重疼痛，自下利者，此为有水气。其人或咳，或小便利，或下利，或呕者，真武汤主之。"

注解：前既有"自下利"，后之"或下利"，当是"或不下利"，前后文始相应，必是传抄有误，可改之。

少阴病二三日不已，暗示已服麻黄附子甘草汤而病还不已也。至四五日又并发腹痛自下利的里证，由小便不利、四肢沉重疼痛的为证观之，可知前之病不已，和今之腹痛自下利，均不外于里有水气的关系。或以下皆属不定的客证，但均宜本方主之。

按：此亦里有水饮而误发汗，本来少阴病，由于误治因即并于太阴，续得腹痛自下利。本方为水气陷于阴证的治剂。上条之心下悸、头眩、身瞤动、振振欲擗地，和本条之四肢沉重疼痛、小便不利、腹痛下利或呕者，均为其应用的确证。参照以上证候，可活用于痿躄、麻痹、浮肿等病中，皆有效。

【辨证要点】 头晕心悸，下肢浮肿或痛，脉沉者。

【验案】 陈某，男性，41 岁，病历号 189395，初诊日期 1966 年 2 月 8 日。头晕、左肩背疼 3 月余，经 X 线拍片提示第六颈椎增生。近头晕、心悸，左肩背疼，左手拘急疼，肘上下部亦酸痛，夜尿较频，苔白根腻，脉沉滑。此属阳虚水气上犯，为真武汤方证：

茯苓 12 克，白芍 10 克，生姜 10 克，白术 10 克，炮附子 6 克。

结果：上药服 3 剂，头晕减，他症变化不明显，前方加桂枝 10 克，炙甘草 10 克，增炮附子为 10 克，服 1 周，肩背痛减。继渐增附子用量至 15 克，服 2 个月诸症皆消。

三、附子粳米汤方证

【方剂组成】附子（炮）一枚，粳米半升，半夏半升，甘草一两，大枣十枚。

【用法】上五味，以水八升，煮米熟汤成，去滓，温服一升，日三服。

【参考处方】炮附子 30～60 克，粳米 15 克，姜半夏 15 克，炙甘草 6 克，大枣 4 枚。

上 5 味，以凉水 800 毫升浸泡 1 小时，先煎附子 40 分钟，加入余药再煎 15～20 分钟，取汤 150 毫升温服。再续水煎一次温服。

【方解】附子温中祛寒，半夏逐饮止呕，粳米、大枣、甘草安中止痛，故此治里有寒饮、呕吐、逆满而腹中痛者。

【仲景对此方证的论述】

《金匮要略·腹满寒疝宿食病》第 10 条："腹中寒气，雷鸣切痛，胸胁逆满，呕吐，附子粳米汤主之。"

注解：腹中寒气，谓腹中寒，并有水气雷鸣，谓水声如雷，言其声之大。切痛，谓痛如切，言其痛之剧。寒气自下以上迫，故胸胁逆满而且呕吐，宜以附子粳米汤主之。

按：本方治腹痛、呕吐，有似大建中汤方证，不过大建中汤证痛在上腹而上及于心胸，本方证痛在下腹，且不及于心胸。若寒疝痛剧上及心胸者，以此二方合用有奇效。

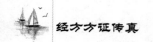

【辨证要点】腹痛肠鸣，恶心，里虚寒者。

【验案】周某，男性，20 岁，病历号 6319，1965 年 4 月 9 日初诊。腹痛 2 年，多于受凉而激发，此次已作痛 3 天，左腹痛明显，呈持续性，上下移动，肠鸣时作，每见腹痛则大便秘结，手足常凉，苔薄白，舌质淡，脉沉迟。证属沉寒在里，治以温里安中，与附子粳米汤：

半夏 12 克，川附子 10 克，粳米 15 克，炙甘草 6 克，大枣 4 枚，生姜 10 克。

结果：上药服 3 剂，腹痛大减，便秘已改善，两手已转温，仍怕冷，继服 6 剂，腹痛已无发作，纳也增。

四、赤丸方证

【方剂组成】茯苓四两，半夏（洗，一方用桂）四两，乌头（炮）二两，细辛一两。

【用法】上四味，末之，内真朱为色，炼蜜丸如麻子大，先食酒饮下三丸，日再夜一服；不知，稍增之，以知为度。

【参考处方】

【方解】茯苓、半夏逐饮，乌头、细辛祛寒，故此亦寒气在里的治剂。

【仲景对此方证的论述】

《金匮要略·腹满寒疝宿食病》第 16 条："寒气厥逆，赤丸主之。"

注解：本条述证简略，但由于"寒气"二字当与附子粳米汤条的腹中寒气同，自然亦有寒疝腹痛一类证而且手足厥冷者。

【辨证要点】因述证简略，以药测证，寒性腹痛可试用之。因方中有乌头和半夏，故不易作煎剂。

五、大乌头煎方证

【方剂组成】乌头（熬，去皮，不咬咀）大者五枚。

【用法】上以水三升，煮取一升，去滓，内蜜二升，煎令水气尽，取二升，强人服七合，弱人服五合。不差，明日更服，不可日再服。

【参考处方】生川乌100克。

上1味，以凉水1000毫升浸泡1小时，煎50分钟，取100毫升，加入蜜200毫升，煎水气尽，取200毫升，分3次温服，一日一次。

【方解】乌头治同附子，而力更猛峻，合以蜜煎缓痛而且解毒，故此治寒疝、腹中痛、自汗出而手足厥冷者。

【仲景对此方证的论述】

《金匮要略·腹满寒疝宿食病》第17条："腹痛，脉弦而紧，弦则卫气不行，即恶寒，紧则不欲食，邪正相搏，即为寒疝，绕脐痛，若发则白汗出，手足厥冷，其脉沉弦者，大乌头煎主之。"

注解：正虚则卫气不行，故恶寒，脉因应之弦。寒盛则食不消，故不欲食，脉因应之紧。正虚邪盛乃为寒疝。若寒疝绕脐痛、发作冷汗出、手足厥冷而脉沉紧者，以大乌头煎主之。

【辨证要点】寒疝腹痛，手足厥逆，脉沉弦者。

六、乌头桂枝汤方证

【方剂组成】乌头五枚

【用法】上一味，以蜜二斤，煎减半，去滓，以桂枝汤五合解之，得一升后，初服二合，不知即服三合，又不知，复加至五合。其知者，如醉状。得吐者，为中病。

【方解】此即大乌头煎与桂枝汤的合方，故治二方的合并证。

【仲景对此方证的论述】

《金匮要略·腹满寒疝宿食病》第19条："寒疝腹中痛，逆冷，手足不仁，若身疼痛，灸刺诸药不能治，抵当乌头桂枝汤主之。"

注解：腹中痛、逆冷、手足不仁，此疝之寒甚于里。若身疼痛，更兼外邪，宜以乌头桂枝汤主之。而非灸刺和诸药等一般常法所能治。

【辨证要点】大乌头煎证与桂枝汤证并见者。

七、乌头汤方证

【方剂组成】麻黄、芍药、黄芪各三两，甘草（炙）三两，川乌（哎咀，以蜜二升，煎取一升，即出乌头）五枚。

【用法】上五味，哎咀四味，以水三升，煮取一升，去滓，内蜜煎中，更煎之，服七合。不知，尽服之。

【参考处方】麻黄 10 克，白芍 10 克，黄芪 12 克，炙甘草 10 克，制川乌 10 ~ 30 克。

上 5 味，以冷水 600 毫升浸泡 1 小时，先煎川乌 40 分钟，加入 4 味继煎 15 ~ 20 分钟，取汤 150 毫升温服，续水再煎一次温服。即一剂药煎两次分服，服药时间最好在上午 9 ~ 10 时，下午 3 ~ 4 时。

【方解】此亦主用乌头煎，合以麻芍芪草之发汗解表药，故与乌头桂枝汤同属里寒外邪的治剂，不过此用麻黄治肢节肿痛。

【仲景对此方证的论述】

《金匮要略·中风历节病》第 10 条："病历节，不可屈伸，疼痛，乌头汤主之。"

注解：历节为一身关节俱疼的病名，病历节疼痛，以至不可屈伸者，乌头汤主之。

《金匮要略·中风历节病》第 11 条："乌头汤方，治脚气疼痛，不可屈伸。"

注解：脚气肿痛而不可屈伸者，宜乌头汤治之。

《金匮要略·腹满寒疝宿食病》附方（一）："《外台》乌头汤，治寒疝腹中绞痛，贼风入攻五脏，拘急不得转侧，发作有时，使人阴缩，手足厥逆。"

注解：病寒疝而腹中绞痛，更由于贼风入攻五脏，以至身体拘急不得转侧，发作有时，令人阴缩、手足厥冷者，宜乌头汤主之。

【辨证要点】关节疼甚、屈伸不利、四肢厥冷者。

按：以上三方，均以乌头煎为主药，若只寒气内盛而腹中痛者，为乌头煎证；若兼外邪而身体疼痛或肢节痛者，则宜适证选用乌头桂枝汤或乌头汤。不过乌头有毒（尤其草乌），必须依法蜜煎。乌头桂枝汤后谓"知者如醉状，得吐者为中病"，其他二方虽未明言，亦不例外，可见是经常导致瞑眩的峻药，用时当慎，并宜详告病家。

第十二章　赤石脂禹余粮汤类方证

一、赤石脂禹余粮汤方证

【方剂组成】赤石脂（碎）一斤、禹余粮（碎）一斤。

【用法】上二味，以水六升，煮取二升，去滓，分温三服。

【参考处方】赤石脂15克，禹余粮15克。

上2味，以水500毫升，煎取150毫升，去滓温服。再续水煎一次温服。

【方解】二药均有收敛、止血、止利的作用，合以为方，故治大便滑泄而久久不止者。

【仲景对此方证的论述】

《伤寒论》第159条："伤寒服汤药，下利不止，心下痞硬。服泻心汤已，复以他药下之，利不止。医以理中与之，利益甚。理中者，理中焦，此利在下焦，赤石脂禹余粮汤主之。复不止者，当利其小便。"

注解：见理中丸方。

【辨证要点】久利而虚寒者。

二、桃花汤方证

【方剂组成】赤石脂一斤（一半全用，一半筛末），干姜一两，粳米一升。

【用法】上三味，以水七升，煮米令熟，去滓，温服七合，内赤石脂末方寸匕，日三服。若一服愈，余勿服。

【参考处方】赤石脂 25 克，干姜 6 克，粳米 15 克，赤石脂面 10 克。

上 4 味，先以凉水 700 毫升浸泡前三味 1 小时，煎 15～20 分钟，取汤 150 毫升加入赤石脂面 5 克，温服。再续水煎一次温服。

【方解】赤石脂固脱止利，佐干姜以温中，粳米治腹痛。故治虚寒下利，便脓血而腹痛者。

【仲景对此方证的论述】

《伤寒论》第 306 条："少阴病，下利便脓血者，桃花汤主之。"

注解：少阴病转属太阴而下利，以至便脓血者，桃花汤主之。

《伤寒论》第 307 条："少阴病，二三日至四五日，腹痛、小便不利，下利不止，便脓血者，桃花汤主之。"

注解：少阴病，二三日至四五日，即常传里并发太阴病。腹痛为里有寒，小便不利，又复有水，大肠失收因而下利不止，终于便脓血者，桃花汤主之。

按：以上两条所述，均属虚寒阴证，故以温中固脱的本方主之。不过一般便脓血的痢疾，多见于里急后重的阳热证，宜早期以适证下之，用本方的机会反少，宜注意。

【辨证要点】虚寒痢疾，或见脓血者。

第十三章　大黄附子汤类方证

一、大黄附子汤方证

【**方剂组成**】大黄三两，附子（炮）三枚，细辛二两。

【**用法**】上三味，以水五升，煮取二升，分温三服；若强人煮取二升半，分温三服。服后如人行四五里，进一服。

【**参考处方**】大黄 10 克，炮附子 30～60 克，细辛 6 克。

上 3 味，先以水 1000 毫升煎附子 40 分钟，取汤 200 毫升，加入大黄、细辛，取汤 100 毫升，温服。再续水煎一次温服。

【**方解**】大黄伍以附子、细辛等热药，此即所谓温下法而治寒于里而宜下者。

【**仲景对此方证的论述**】

《金匮要略·腹满寒疝宿食病》第 15 条："胁下偏痛，发热，其脉紧弦，此寒也，以温药下之，宜大黄附子汤。"

注解：胁下偏痛，指偏于一侧的胁下痛，紧弦为寒实的脉应。今虽发热而脉紧弦，故知为寒实，宜大黄附子汤下其寒。

按：本方治胁下偏痛，无论那一体部，凡偏于一侧痛者，大多属于久寒结聚所致，用之均验。寒疝腹痛，有宜下者，本方亦有效。

【**辨证要点**】寒湿偏注而见身体某侧、某处疼痛者。

【**验案**】刘某，男性，36 岁，某厂门诊病历号 3683，1966 年 5 月 6 日初诊，左小腿腨部疼痛，腰亦强急不适，或痛，经中西药治疗 1 年多不效，口中和，不思饮，苔白润，脉弦迟；证属寒饮阻滞、经筋失养，治以温通化滞，兼养筋和血，与大黄附子汤合芍药甘草汤：

大黄 6 克，赤白芍各 10 克，细辛 6 克，炙甘草 10 克。

结果：上药服 6 剂，腰强急减，遇劳则腨痛，上方加苍术 12 克，服 6 剂，腰强急基本愈，腨部痛亦减，继服 1 个月诸症不复作。

二、走马汤方证

【方剂组成】杏仁二枚，巴豆（去皮心，熬）二枚。

【用法】上二味，以绵缠，捶令碎，热汤二合，捻取白汁饮之，当下，老小量之。通治飞尸鬼击病。

【参考处方】杏仁 2 枚，巴豆 2 枚。

上 2 味，先将巴豆去心，加水约 100 毫升熬干，合杏仁一起纱布包裹，捶令碎，用 50 毫升热水浸，捻取汁饮之，温水送服，以大便通利为度，利太过，服凉水适量。

【方解】巴豆为一温性峻下药，合以杏仁尤能开通闭塞而得快下，此为卒病暴疾胀满闭塞的急救方。

【仲景对此方证的论述】

《金匮要略·腹满寒疝宿食病》附方（三）："《外台》走马汤，治中恶，心痛，腹胀，大便不通。"

注解：中恶、飞尸、鬼击，都不外乎是卒然发作的暴病。其实凡剧烈的心痛、腹胀、大便不通，无热候者，即可用之，不必眩惑于此等病名也。

【辨证要点】胃腹剧烈疼痛，大便不通无热者。

三、三物备急丸方证

【方剂组成】大黄一两，干姜一两，巴豆（去皮心，熬，外研如脂）一两。

【用法】上药，各须精新，先捣大黄、干姜为末，研巴豆内中，合治一千杵，用为散，蜜合丸亦佳，密器中储之，莫令歇。

【参考处方】大黄3克，干姜3克，巴豆3克。

上3味，先将巴豆去皮心，加水约100毫升熬干，研碎，再研大黄、干姜为细末，继三味一起再研细，每服黄豆大许，温水送服，见吐、利，止后服。

【方解】大黄、巴豆合用攻下至猛，伍以干姜更利祛寒，故治里实满无热而有寒者。

【仲景对此方证的论述】

《金匮要略·杂疗方》第3条："（三物备急主方）主心腹诸卒暴百病，若中恶客忤，心腹胀满，卒痛如锥刺，气急口噤，停尸卒死者，以暖水若酒服大豆许三四丸，或不下，捧头起，灌令下咽，须臾当差。如未差，更与三丸，当腹中鸣，即吐下，便差。若口噤，亦须折齿灌之。"

注解：大意是说，凡突然发作的暴病，若心腹胀满，卒痛如锥刺，或呼吸迫促，或口噤不开，甚或假死者，本方均治之。

按：巴豆为吐下快药，古人于卒暴诸病多利用之，以上二方药味虽有出入，但主治很相似。凡卒中风、急惊风、脚气冲心、痘疮内陷、癣疥内攻、干霍乱、以及一般杂病，若病势险恶迫于胸咽不得息者，均可用之。《千金方》于走马汤更加代赭石、赤石脂米糊为丸，命名紫圆，虽下之不至虚人，更属用广良方。

【辨证要点】心腹诸暴百病、心腹胀满卒痛、里寒实者。

四、桔梗白散方证

【方剂组成】桔梗、贝母各三分，巴豆（去皮心，熬黑，研如脂）一分。

【参考处方】桔梗3克，贝母3克，巴豆1克。

上3味，先将巴豆去皮心，加水约100毫升熬干，研碎，再加入桔梗、贝母共研为细末，以温水送服1克，不利进热稀粥一杯；利不止，进冷粥一杯。

【用法】上三味为散，内巴豆更于臼中杵之，以白饮和服，强人半钱匕，羸者减之。病在膈上必吐，在膈下必利。不利，进热粥一杯；利过不止，进冷粥一杯。

【方解】桔梗、贝母排脓，伍以温下的巴豆，故不但治痰饮凝结的寒食结胸，即如肺痈、白喉以及其他咽喉肿痛、痰阻胸咽，或有痛脓之变者，以至于呼吸困难饮食不下而无热证者，亦均治之。

【仲景对此方证的论述】

《伤寒论》第141条："寒实结胸，无热证者，与三物小陷胸汤，白散亦可服。"

注解：寒实结胸，即指寒饮聚结成实的结胸证，若确审其无热证者，宜与白散温下其寒饮。

按：三物小陷胸汤当是三物白散之误，因小陷胸汤治热不治寒，其中必有错简。

《金匮要略·肺痿肺痈咳嗽上气病》附方（五）："《外台》桔梗白散，治咳而胸满，振寒脉数，咽干不渴，时出浊唾腥臭，久久吐脓如米粥者，为肺痈。"

注解：咳而胸满即因咳而致胸满之意。振寒脉数为有痛脓之候，多咳唾故咽干，但无热故不渴。时吐浊痰腥臭，以至吐脓如米粥，故宜本方祛其痰和脓。

按：此与桔梗汤条为文同，当以证有虚实，此以实宜攻，彼以虚则不可攻，临证须细辨。

【辨证要点】胸满，胸痛，咽痛，咳唾脓浊而属寒实证者。

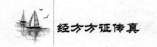

第十四章　柴胡汤类方证

一、小柴胡汤方证

【方剂组成】柴胡半斤，黄芩、人参、甘草（炙）、生姜（切）各三两，大枣（擘）十二枚，半夏（洗）半升。

【用法】上七味，以水一斗二升，煮取六升，去滓，再煎取三升，温服一升，日三服。

【参考处方】柴胡 12～24 克，黄芩 10 克，人参 10 克，炙甘草 6 克，生姜 15 克，大枣（擘）20 克，姜半夏 15 克。

上 7 味，以冷水 1000 毫升浸泡 1 小时，煎开锅后 15～20 分钟，取汤 150 毫升，温服。再续水煎一次温服。发烧时柴胡用 24 克，不发烧用 12 克。

【方解】柴胡苦平，《神农本草经》谓：治心腹肠胃中结气、饮食积聚、寒热邪气、推陈致新。可见是一疏气行滞的解热药。而有治胸胁苦满的特能，方中用为主药，佐以黄芩除热止烦，半夏生姜逐饮止呕，复以人参、大枣、甘草补胃以滋津液。病之所以传入少阳，主要是胃气失振、气血外却。补中滋液，实是此时祛邪的要着。徐灵胎谓"小柴胡汤之妙在人参"，确是见道之语。

【仲景对此方证的论述】

《伤寒论》第 37 条："太阳病，十日以去，脉浮细而嗜卧者，外已解也。设胸满胁痛者，与小柴胡汤。脉但浮者，与麻黄汤。"

注解：见麻黄汤条。

《伤寒论》第 96 条："伤寒五六日中风，往来寒热，胸胁苦满，嘿嘿不欲饮食，心烦喜呕，或胸中烦而不呕，或渴，或腹中痛，或胁下痞硬，或心下悸、小便不利，或不渴、身有微热，或咳者，小柴胡汤主之。"

注解：太阳伤寒或中风，均常于五六日时传入半表半里而发少阳病。往来寒热，即指寒往则热来，热往则寒来，寒和热交替出现的样子。胸胁苦满，即胸胁甚满之意。嘿同默，嘿嘿不欲饮食，即精神郁闷常默默然而不欲食也。心烦喜呕，谓心中烦躁而且欲呕，或邪热较轻但胸中烦而心不烦，胃中无饮并亦不呕。或干于胃则渴，或干于肠则腹中痛，或干于肝脾则胁下痞硬，或干于心肾则心下悸、小便不利，或邪未犯里故不渴、表还未罢而身微热，或干于肺则咳，宜小柴胡汤主之。

按：往来寒热、胸胁苦满、嘿嘿不欲饮食、心烦喜呕四者，为小柴胡汤的主证，或以下均属不定的客证，主证治则客证自已，故无论客证如何，均宜小柴胡汤主之。方后原有加减法，当是后人所附，故去之。

《伤寒论》第 97 条："血弱气尽，腠理开，邪气因入，与正气相搏，结于胁下。正邪分争，往来寒热，休作有时，嘿嘿不欲饮食。脏腑相连，其痛必下，邪高痛下，故使呕也，小柴胡汤主之。服柴胡汤已，渴者，属阳明，以法治之。"

注解：伤寒病初作，则邪气交争于骨肉，此即太阳病在表的一段病理过程，若精气已不足拒邪于外，则退而卫于内，以是体表的血弱气尽、腠理遂开，邪因乘虚进入半表半里，与正气相搏结于胁下，因而胸胁苦满，这就进入少阳病的病理阶段了。正邪分争，即正邪相拒的意思，正进邪退，病近于表则恶寒；邪进正退，病近于里则恶热。邪热郁结胸胁，故嘿嘿不欲饮食。胸胁之处，上有心肺，旁及肝脾，下接胃肠，故谓脏腑相连。热激里饮则腹痛，胸胁在腹上，因谓为邪高痛下。上邪下饮，故使呕也，宜小柴汤主之。若服小柴胡汤上证解而消渴者，则又转属阳明病了，应依治阳明病的方法随证治之。

按：此承上条，进一步阐明病之所以传入少阳和其发作柴胡证的原因，由此

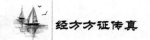

可见小柴胡汤为病始传少阳的主治方。

《伤寒论》第99条："伤寒四五日，身热恶风，颈项强，胁下满，手足温而渴者，小柴胡汤主之。"

注解：伤寒四五日常为病传少阳的时期。身热恶风为太阳病还未罢。脖子两侧为颈，后则为项。颈强属少阳，项强属太阳，胁下满为少阳柴胡证。手足温而渴属阳明。此三阳并病，宜以小柴胡汤主之。

按：少阳病不可发汗或吐下，故三阳并病则取治少阳，此亦定法。外感此证多有依据经验。口舌干而渴者，以小柴胡加石膏汤为宜，多试皆验。

《伤寒论》第100条："伤寒，阳脉涩，阴脉弦，法当腹中急痛，先与小建中汤，不差者，小柴胡汤主之。"

注解：见小建中汤条。

《伤寒论》第101条："伤寒中风，有柴胡证，但见一证便是，不必悉具。凡柴胡汤病证而下之，若柴胡证不罢者，复与柴胡汤，必蒸蒸而振，却复发热汗出而解。"

注解：无论伤寒或中风，若已传少阳而有柴胡证，但见其四证中的一证，便可与小柴胡汤，不必诸症具备。蒸蒸而振，谓先蒸蒸觉热，随即震栗恶寒的样子。凡小柴胡汤证而误下之，若柴胡证未因误下而罢者，宜还与小柴胡汤，其人必蒸蒸而振，然后即发热汗出而解。

按：外感初传少阳，柴胡证往往四证不备，医者不知用小柴胡汤，因使风寒小病久久不愈，此例甚多，学者宜注意。蒸蒸而振，却发热汗出而解，即所谓战汗，亦一种暝眩状态，久病或误治后，病实人虚，药如中病，往往发作暝眩，不可不知。

《伤寒论》第103条："太阳病，过经十余日，反二三下之，后四五日，柴胡证仍在者，先与小柴胡。呕不止，心下急，郁郁微烦者，为未解也，与大柴胡汤，下之则愈。"

注解：心下急，指胃脘有不宽快的痞塞感。太阳病经过十余日，本已传少阳而有柴胡证；医未与柴胡汤而反二三下之，后四五日，若柴胡证未罢而还在，宜先与小柴胡汤。若呕不止，心下急、郁郁微烦者，此由于连续误下，病已半陷于里，故未全解，再以大柴胡汤下之即愈。

《伤寒论》第104条："伤寒十三日不解，胸胁满而呕，日晡所发潮热，已而微利。此本柴胡证，下之以不得利，今反利者，知医以丸药下之，此非其治也。潮热者，实也。先宜服小柴胡汤以解外，后以柴胡加芒硝汤主之。"

注解：太阳伤寒已十三日不解，胸胁满而呕为少阳柴胡证，日晡所发热为阳明里实证。此属少阳阳明并病，本大柴胡汤证，如与大柴胡汤下之，里外当俱解，而不得利，今反微利者，知医以其他丸药下之，乃非法误治之过。今潮热仍然里实，但以微利，故宜先与小柴胡汤以解其外，而后再与柴胡加芒硝汤兼攻其里。

按：半表半里在里之外，小柴胡汤以解外，是指半表半里的少阳证，不要以为是解太阳在表的证。

《伤寒论》第144条："妇人中风，七八日续得寒热，发作有时，经水适断者，此为热入血室，其血必结，故使如疟状，发作有时，小柴胡汤主之。"

注解：妇人患太阳中风证，于七八日时，又续得往来寒热发作有时，而正来潮的月经适于此时而中断，此为邪热乘往来之虚而内入血室，经血即热而中断，故使寒热如疟状而发作有时，宜小柴胡汤主之。

按：热入血室为证不一，因本条之寒热如疟状发作有时，为小柴胡汤证，故以小柴胡汤主之。但不要以为小柴胡汤即为热入血室的专用方，用其他的方药也可治热入血室，今介绍治验一例可供参考。

1940年夏，友人徐某一日来告，谓其爱人病在垂危，在家看护十数日，已备后事，并邀往一诊。当时患者言行如狂，身热汗出，脉弦数急，烦无暂安时。据徐某言，本病初似重感冒，一度经来而突然中止。症状转剧，脉证合参知此为少阳阳明合病兼夹瘀血，发为热入血室之证，当与大柴胡汤与桃核承气汤合方加生石膏，与之服后，遂愈。

《伤寒论》第149条："伤寒五六日，呕而发热者，柴胡汤证具，而以他药下之，柴胡证仍在者，复与柴胡汤。此虽已下之，不为逆，必蒸蒸而振，却发热汗出而解。若心下满而硬痛者，此为结胸也，大陷胸汤主之。但满而不痛者，此为痞，柴胡不中与之，宜半夏泻心汤。"

注解：见大陷胸汤方证。

《伤寒论》第229条："阳明病，发潮热，大便溏，小便自可，胸胁满不去者，与小柴胡汤。"

注解：阳明病，虽发潮热，但大便溏，而小便自可，不宜攻下甚明。尤其胸胁满不去，则柴胡汤证还在，故以小柴胡汤主之。

按：本条所论亦少阳阳明并病之属，日本汤本求真于《皇汉医学》中谓："以余之实验，则本方不特限于本病，凡一般之急性、亚急性、慢性胃肠卡答儿，尤以小儿之疫痢，消化不良证等，最有奇效。若效力微弱时宜加芍药；有不消化之便或黏液、黏血便时，宜加大黄；有口舌干燥、发热、烦渴等证时，当加石膏。盖余根据本条及下条呕而发热者，小柴胡汤主之，及黄芩汤、黄芩加半夏生姜汤、白虎汤诸条，潜心精思，综合玩索而得之者也。"此说甚佳，颇能发挥古方之用。胡老小女六岁时患中毒性痢疾，高烧40度，住院输液、用西药治疗，高烧不退，并令转传染病院。时已过夜半，无法叫车，乃负之归家，与大柴胡加石膏汤，次日即愈。又以小柴胡加生石膏汤，治一重笃的噤口痢，七八日未易一药而愈，今并附此以供参考。

《伤寒论》第230条："阳明病，胁下硬满，不大便而呕，舌上白苔者，可与小柴胡汤，上焦得通，津液得下，胃气因和，身濈然汗出而解。"

注解：阳明病，虽不大便，但舌苔白而不黄，热还未尽入里。胁下硬满而呕，更是柴胡之证，此亦少阳阳明并病，故可与小柴胡通其上焦，则津液得下，胃气自和。上下既通，表里气畅，故身当濈然汗出而解。

《伤寒论》第231条、232条："阳明中风，脉弦浮大而短气，腹都满，胁下及心痛，久按之气不通，鼻干不得汗，嗜卧，一身及目悉黄，小便难，有潮热，时时哕，耳前后肿，刺之小差，外不解，病过十日，脉续浮者，与小柴胡汤。脉但浮，无余证者，与麻黄汤。若不尿，腹满加哕者，不治。"

注解：弦为少阳脉，浮为太阳脉，大为阳明脉。短气、腹都满、胁下及心痛、久按之气不通，属少阳证；鼻干属阳明证；不得汗属太阳证；嗜卧属少阳证；一身及目悉黄、小便难为黄疸病；有潮热、时时哕属阳明证；耳前后肿属少阳证。据以上的脉证，显系三阳合病且并发黄疸和腹水。刺之小瘥，谓经过针刺治疗证稍减轻。病过十日而脉仍续浮者，可与小柴胡汤。若脉但浮而无余证者，可与麻黄汤。若上之腹水证，虽利其小便而终不尿，腹仍满，并加哕逆不已，则胃气已败，故谓不治。

按：本条似述黄疸并发腹水而现三阳合病的重证，与小柴胡汤固无不可，但麻黄汤之用，殊难理解，其中必有错简，故于麻黄汤删去此条。实践证明，黄疸型肝炎并发腹水者，确多预后不良，谓为不治并非虚言。

《伤寒论》第 266 条、267 条："本太阳病不解，转入少阳者，胁下硬满，干呕不能食，往来寒热，尚未吐下，脉沉紧者，与小柴胡汤。若已吐下发汗温针，谵语，柴胡汤证罢，此为坏病，知犯何逆，以法治之。"

注解：本由于太阳病不解而转入少阳者，则一般常现胁下硬满、干呕不能食、往来寒热的小柴胡汤证，若还未经吐、下等误治，即便脉沉紧而有里实象者，与小柴胡汤即治。若已经吐、下、发汗、温针等误治因而发谵语者，柴胡证已罢，则已成误治的坏病，宜详审其所犯何逆，以适当的方法治之。

《伤寒论》第 379 条："呕而发热者，小柴胡汤主之。"

注解：呕吐而且发热者，宜小柴胡汤主之。

《伤寒论》第 394 条："伤寒差以后，更发热，小柴胡汤主之。脉浮者，以汗解之；脉沉实者，以下解之。"

注解：伤寒病愈后，由于不善摄生，而又发热者，一般多宜小柴胡汤主之。但脉浮者，为病在表，则宜以汗解之。脉沉实者，为有宿食，则宜下以解之。

《金匮要略·黄疸病》第 21 条："诸黄，腹痛而呕者，宜柴胡汤。"

注解：腹痛而呕为柴胡汤证。诸黄疸病若腹痛而呕者，当然宜小柴胡汤主之。

《金匮要略·妇人产后病》第1条："问曰：'新产妇人有三病，一者病痉，二者病郁冒，三者大便难，何谓也？'师曰：'新产血虚，多汗出，喜中风，故令病痉；亡血复汗，寒多故令郁冒；亡津液胃燥，故大便难。产妇郁冒，其脉微弱，呕不能食，大便反坚，但头汗出。所以然者，血虚而厥，厥而必冒，冒家欲解，必大汗出。以血虚下厥，孤阳上出，故头汗出。所以产妇喜汗出者，亡阴血虚，阳气独盛，故当汗出，阴阳乃复。大便坚，呕不能食，小柴胡汤主之。病解能食，七八日更发热者，此为胃实，大承气汤主之。'"

注解：痉、郁冒、大便难，为新产妇人所常见的三种病，这是由于新产血虚、多汗出而易感冒、血少津虚，再被外邪，故会病痉；新产亡血复汗再寒饮，故令郁冒；亡津液、胃中燥，故大便难。

郁冒即昏冒不省，俗谓为新产血晕，实即今所谓的脑贫血的症状之一。其脉微弱，为血虚之应，胃中有饮故呕不能食；津液不下故大便反坚但头汗出。血虚饮逆则四肢厥冷，厥冷者，同时也必郁冒。大便坚，呕不能食，为柴胡汤证，故以小柴胡汤主之。冒家欲解，必大汗出者，暗示郁冒本虚，服小柴胡汤后当战汗而解。

服小柴胡汤后，病即解而能食。若七八日后又发热者，此为胃中实，宜以大承气汤主之。

按：新产妇人，由于亡血多汗，易感冒，往往有痉、郁冒、大便难三种病的发作。首段即说明三者之所以出现的道理。二段似专论郁冒的证治，其实是承首段概括三病的治法，但只以三证中郁冒为主，因特着重说明其发病原因，和服小柴胡汤后必致瞑眩战汗而解的理由。文中虽未明言痉，但痉即与郁冒同时存在不可不知。

《金匮要略·妇人产后病》附方（一）："《千金》三物黄芩汤，治妇人在草蓐，自发露得风，四肢苦烦热，头痛者，与小柴胡汤；头不痛，但烦者，此汤

主之。"

注解：妇人于临产时以身露被风，因致四肢苦烦热而头痛者，可与小柴胡汤，若头不痛而但四肢苦烦热者，三物黄芩汤主之。

按：产后中风，由于失治使病久不解，因致烦热。若兼见头痛者，与小柴胡汤即解。如头不痛而但烦热者，已成劳热，宜三物黄芩汤主之。虚劳及诸失血后多此证，宜注意。从以上所论看，小柴胡汤为太阳病初传少阳的主治方，但其为用并不只限于此，故不论伤寒杂病，凡有其证俱宜用之。

【辨证要点】

1. 往来寒热，胸胁苦满，嘿嘿不欲饮食，心烦喜呕，或胸中烦而不呕，或渴，或腹中痛，或胁下痞硬，或心下悸小便不利，或不渴身有微热，或咳者。

2. 无论伤寒或中风，有柴胡证，但见四主症中的一症便是，不必悉具。

3. 太阳病，脉浮细，嗜卧而胸满胁痛者。

4. 伤寒四五日，身热恶风，颈项强，胁下满，手足温而渴者。

5. 热入血室经水适断，寒热如疟状者。

6. 阳明发潮热，大便溏，小便自可，胸胁满不去者。

7. 呕而发热者。

8. 阳明病胁下硬满，不大便而呕，舌上白苔者。

9. 伤寒瘥以后更发热者。

10. 诸黄腹痛而呕者。

11. 妇人产后痉，郁冒，大便难而呕不能食者。

12. 四肢苦烦而头痛者。

【附】常用的加味方：

（1）小柴胡加生石膏汤：于小柴胡汤中加生石膏45～90克，煎服法同原方。此为日常应用的良方，小柴胡汤证而口干舌燥者即可用之。外感表解而烧不退多现本方证。发热、不欲食而口苦、头痛者，本方有捷效。肺炎汗出而喘，设有柴胡证，不可与麻杏甘石汤，宜本方，尤其小儿肺炎更多出现本方证，宜注意。他如腮腺炎、淋巴腺炎、乳腺炎、睾丸炎等均有奇效。

（2）小柴胡加桔梗汤：原方加桔梗 10 克，煎服法同原方。治小柴胡汤证咽痛，或排痰困难者。若口舌干燥，宜更加生石膏。

（3）小柴胡加橘皮汤：原方加橘皮 12 ~ 24 克，治小柴胡汤证而哕逆，或干嗽频发者。若口舌干燥宜加生石膏。排痰困难宜更加桔梗。

（4）小柴胡加芍药汤：原方加芍药 10 ~ 18 克，煎服法同原方。治小柴胡汤证而腹挛痛者。

（5）小柴胡加吴萸汤：原方加吴茱萸 10 克，煎服法同原方。此即小柴胡汤与吴萸汤合方，故治二方的合并证。

（6）小柴胡加苓术汤：原方加茯苓、苍术各 10 克，煎服法同原方。治小柴胡汤证大便溏，或身浮肿而小便不利者。

（7）小柴胡加丹参茵陈汤：原方加丹参 15 ~ 30 克、茵陈 18 克。治小柴胡汤证胸胁满而烦，小便黄赤者。肝炎患者常见本方证，小儿尤多。

【验案】孔某，男性，2 岁，1965 年 1 月 24 日初诊。感冒发烧 10 日不愈，仍咳嗽，痰盛而喘，呼吸困难，腹胀，便溏，手足心热，已用青霉素、氨茶碱、四环素及中药汤药治疗均不效，而找胡老诊治。苔白腻，脉弦数。证属三阳合病又兼夹痰湿，治以清解三阳，兼祛痰湿，与小柴胡加生石膏合半夏厚朴汤：

柴胡 24 克，半夏 12 克，党参 10 克，黄芩 10 克，生姜 10 克，大枣 4 枚，炙甘草 6 克，生石膏 45 克，厚朴 10 克，苏子 10 克，茯苓 12 克。

结果：上药水煎 2 次得 200 毫升，频频喂饮，约一天半服完。药后絷絷汗出，热退身凉。咳减喘已，腹胀已，继给半夏厚朴汤 2 剂，咳也自止。

二、柴胡加芒硝汤方证

【方剂组成】柴胡二两十六铢，黄芩一两，甘草（炙）一两，人参一两，生姜（切）一两，半夏（本云五枚，洗）二十铢，大枣（擘）四枚，芒硝二两。

【用法】上八味，以水四升，煮取二升，去滓，内芒硝，更煮微沸，分温再服，不解更作。

【参考处方】柴胡12～24克，黄芩10克，党参10克，半夏15克，炙甘草6克，生姜15克，枳实10克，大枣4枚，芒硝10克。

上8味，先以冷水800毫升浸泡前7味1小时，煎开锅后15～20分钟，取汤150毫升，冲入芒硝5克温服。再续水煎一次温服。

【方解】于小柴胡汤中加除热通便的芒硝，故治小柴胡汤证里有热而大便难者。

【仲景对本方证的论述】

《伤寒论》第104条："伤寒十三日不解，胸胁满而呕，日晡所发潮热，已而微利。此本柴胡证，下之以不得利，今反利者，知医以丸药下之，此非其治也。潮热者，实也。先宜服小柴胡汤以解外，后以柴胡加芒硝汤主之。"

注解：见小柴胡汤方证。

【辨证要点】小柴胡汤证里有热而大便难者。

【验案】李某，男，65岁，病历号95114，1965年5月24日初诊。左胸不适，灼热感，胸闷气短，活动后明显，阜外医院诊断为心肌梗死，经住院治疗1个月，度过危险期，但胸闷等症状不见好转，因请中医会诊，近症：左胸灼热，憋气，时头胀，寒热往来，口腔上部肿疼，心下痞满，口苦咽干，纳差，大便干结，失眠，苔黄，脉弦细。证属少阳阳明合病，为小柴胡加芒硝汤的适应证：

柴胡18克，黄芩10克，半夏15克，党参10克，炙甘草6克，生姜10克，大枣4枚，芒硝15克（分冲），栀子10克。

结果：上药服6剂，诸症好转。因感冒咳嗽来诊，与半夏厚朴汤加栝楼治之遂安。

三、柴胡去半夏加栝楼汤方证

【方剂组成】柴胡八两，人参三两，黄芩三两，生姜二两，甘草三两，栝楼

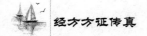

根四两，大枣十二枚。

【用法】上七味，以水一斗二升，煮取六升，去滓，再煎取三升，温服一升，日二服。

【参考处方】柴胡 12 克，姜半夏 15 克，黄芩 10 克，人参 10 克，桂枝 10 克，白芍 10 克，生姜 15 克，大枣 4 枚，炙甘草 6 克。

上 9 味，先以冷水 800 毫升浸泡 1 小时，煎开锅后 15～20 分钟，取汤 150 毫升，温服。再续水煎一次温服。

【方解】此于小柴胡汤去逐饮止呕的半夏，而加润燥解渴的栝楼根，故治小柴胡汤证不呕而渴者。

【仲景对此方证的论述】

《金匮要略·疟病》附方（二）："柴胡去半夏加栝楼汤，治疟病发渴者，亦治劳疟。"

注解：疟病津液枯燥而发渴者，宜以柴胡去半夏加栝楼根汤主之。劳疟指疟久不愈，其人瘦弱虚乏，有似虚劳者，本方亦主之。

按：栝楼根所主之渴，为由于津液枯燥所致，即所谓虚热证，故常伴有疲劳倦怠证候，与石膏所主之烦渴不同，凡小柴胡汤不呕而渴、困倦乏力者，即可用之。不必限于治疟。

【辨证要点】小柴胡汤方证不呕而渴明显者。

四、柴胡桂枝干姜汤方证

【方剂组成】柴胡半斤，桂枝（去皮）三两，干姜二两，栝楼根四两，黄芩三两，牡蛎（熬）二两，甘草（炙）二两。

【用法】上七味，以水一斗二升，煮取六升，去滓，再煎取三升，温服一升，日三服。初服微烦，复服汗出便愈。

【参考处方】柴胡 12～24 克，桂枝 10 克，干姜 6 克，栝楼根 12 克，黄芩 10

克，生牡蛎 15 克，炙甘草 6 克。

上 7 味，先以冷水 800 毫升浸 1 小时，煎开锅后 15～20 分钟，取汤 150 毫升，温服。再续水煎一次温服。

【方解】此亦柴胡去半夏加栝楼汤的变剂。黄芩苦寒，伍干姜之辛温以理微结。栝楼根之润得牡蛎之收，更能止渴。桂枝甘草治气冲并兼和外。人参补中、大枣壅满均非微结所宜，故去之。故此治柴胡去半夏加栝楼汤证，气上冲有微结或外不和者。

【仲景对此方证的论述】

《伤寒论》第 147 条："伤寒五六日，已发汗而复下之，胸胁满微结，小便不利，渴而不呕，但头汗出，往来寒热，心烦者，此为未解也，柴胡桂枝干姜汤主之。"

注解：伤寒五六日，虽已发汗，病不解则常转入少阳柴胡汤证。医不详查，而复下之，因使邪热内陷，虽胸胁满未去，但已微结。津液不下，故小便不利。津液虚少、热更伤津致燥，故渴而不呕；气冲于上，故但头汗出。往来寒热、心烦，为柴胡证还未解，宜以柴胡桂枝干姜汤主之。

按：此微结是对大陷胸汤证说的，即是说此结轻微，与大陷胸汤证结如石硬者显异。

《金匮要略·疟病》附方（三）："柴胡桂姜汤，治疟寒多，微有热，或但寒不热，服一剂如神。"

注解：当疟发作时，若寒多微有热，或但寒不热者，宜本方治之。

按：病欲自表解则恶寒，疟发作时寒多热少，或但寒不热，亦病有欲自表解之机。本方含有桂枝、甘草，有致汗解外的作用。试看方后初服微烦、复服汗出便愈的注语可知。不过只凭寒多热少而用本方，则与牝疟诸方的应用难以区别，其中可能有错简，用时仍宜参照上条所论为妥。同学张秋水在江西时治疗疟疾，惯用本方随症加减治之，无不应手取效。虽谓服一剂如神之说似属夸张，但其有效性确可证信。依据经验，久久不愈的无名低烧，和一般的慢性病，有用本方、

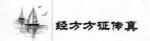

其加味方或合方的机会，宜注意。

【辨证要点】小柴胡汤证而见口干渴明显，但呕不明显，心下微结、气上冲或外不和者。

【验案】胡某，男性，14岁，病历号177285，1965年10月18日初诊。4年前曾患黄疸型急性传染性肝炎，经西药治疗后黄退，但食纳不佳，肝功时有波动，时头晕目眩，近1年来大约每半月有一次癫痫发作，发作时先觉气上冲咽，旋即四肢抽搐，继则牙关紧闭，口吐白沫，不省人事，经常服用西药镇静药，但仍每半月发作一次，常感乏力，每发作过后尤为明显，因食欲不振而现身体瘦弱，舌净无苔，脉弦微数。证属邪郁少阳，寒饮上犯、治以疏解少阳，温化寒饮。与柴胡桂枝干姜汤合当归芍药散：

柴胡12克，黄芩10克，天花粉12克，桂枝10克，赤芍10克，白芍10克，生龙骨15克，生牡蛎15克，当归10克，川芎10克，干姜10克，苍术10克，茯苓10克，泽泻15克，炙甘草9克。

结果：上药服6剂食纳好转，他症如前，继服6剂头晕好转，未发癫痫，又服1周力气增加。仍宗原方稍增损，服1个月也未见癫痫发作。又服1个月停药观察也未见发作。

五、柴胡桂枝汤方证

【方剂组成】柴胡四两，半夏（洗）二合半，黄芩一两半，人参一两半，桂枝（去皮）一两半，芍药一两半，生姜（切）一两半，大枣（擘）六枚，甘草（炙）一两。

【用法】上九味，以水七升，煮取三升，去滓，温服一升。

【参考处方】柴胡12克，姜半夏15克，黄芩10克，人参10克，桂枝10克，白芍10克，生姜15克，大枣4枚，炙甘草6克。

上9味，先以冷水800毫升浸泡1小时，煎开锅后15~20分钟，取汤150毫升，温服。再续水煎一次温服。

【方解】此即柴胡桂枝各半汤，故治二方证的合并者。

【仲景对此方证的论述】

《伤寒论》第146条："伤寒六七日，发热微恶寒，支节烦疼，微呕，心下支结，外证未去者，柴胡桂枝汤主之。"

注解：支节烦疼，即四肢关节痛甚的意思。心下支结，支为侧之意，即心下两侧有结滞不快感，为胸胁苦满的轻微者。伤寒六七日，以传少阳为常，又以治用柴胡汤为常，今发热微恶寒、支节烦疼，则太阳病证未已。但微呕、心下支结，则柴胡汤证已显。外证未去者，暗示伤寒已发汗而桂枝汤的外证还未解，故以柴胡桂枝汤主之。

按：太阳病转属少阳柴胡证，外证未去则与柴胡桂枝汤。假设表证未去，当然亦有用柴胡、麻黄合方的机会，不过依据经验则以柴胡与葛根汤合用的机会较多。外感重证往往于发病之初即常见柴胡葛根汤方证。可见太少并病或合病均有用以上合方的机会。无论柴胡桂枝汤或柴胡葛根汤，若口舌干燥者，均宜加石膏。又由于本条有支节烦疼之治，故本方可用于治疗急性风湿性关节炎。

《金匮要略·腹满寒疝宿食病》附方（二）："《外台》柴胡桂枝汤方，治心腹卒中痛者。"

注解：心腹卒中痛，即指心下及腹中突然疼痛的意思。

【辨证要点】小柴胡汤证与桂枝汤证同时并见者。

【验案】岩某，女性，34岁，病历号16753，1961年1月26日初诊。3天前感冒经水适来，因致寒热往来，身体疼痛，口苦咽干，微呕，微恶风寒，在本国使馆以西药治疗不效而求中医会诊。苔薄白，脉弦细。证属太少合病，治以和解少阳兼以解表，与柴胡桂枝汤：

柴胡12克，桂枝10克，白芍10克，生姜10克，半夏10克，黄芩10克，大枣4枚，党参10克，炙甘草6克。

结果：上药服1剂诸症已，月经已净。

六、大柴胡汤方证

【方剂组成】柴胡半斤，黄芩三两，芍药三两，半夏（洗）半升，生姜（切）五两，枳实（炙）四枚，大枣（擘）十二枚，大黄二两。

【用法】上八味，以水一斗二升，煮取六升，去滓，再煎，温服一升，日三服。

【参考处方】柴胡 12 ~ 24 克，黄芩 10 克，半夏 15 克，白芍 10 克，生姜 15 克，枳实 10 克，大枣 4 枚，大黄 6 克。

上 8 味，以凉水 800 毫升浸泡 1 小时，煎 15 ~ 20 分钟，取汤 150 毫升，温服。再续水煎一次温服。

【方解】病初传少阳，势需人参补中益气，既防邪侵及里，又助正以祛邪于外。但已并于阳明，则须大黄兼攻里，人参之补，甘草之缓；反非所宜，故去之，加枳实以治心下坚，加芍药以治腹满痛，故此治小柴胡汤证而里实心下坚、腹满痛者。

【仲景对此方证的论述】

《伤寒论》第 103 条："太阳病，过经十余日，反二三下之，后四五日，柴胡证仍在者，先与小柴胡。呕不止，心下急，郁郁微烦者，为未解也，与大柴胡汤，下之则愈。

注解：见小柴胡汤方。

按：大柴胡汤证之呕和烦，除柴胡证外，还有里实热壅的成分，故与小柴胡汤不同，而见呕不止、心下急、郁郁微烦等。

《伤寒论》第 165 条："伤寒发热，汗出不解，心下痞硬，呕吐而下利者，大柴胡汤主之。"

注解：伤寒证，虽发汗，汗出而发热不解，若其人心下痞硬、呕吐而下利者，大柴胡汤主之。

按：心下痞硬，即心下急的剧甚者，外感发汗、汗出而发热不解，大多见于小柴胡加石膏汤证、本方证或本方加石膏汤证。又由于本条的发热呕吐下利之治，故本方有用于急性胃肠炎、胆道感染、胆囊炎、痢疾等的机会。

《伤寒论》第 136 条："伤寒十余日，热结在里，复往来寒热者，与大柴胡汤；但结胸，无大热者，此为水结在胸胁也，但头微汗出者，大陷胸汤主之。"

注解：见大陷胸汤方证。

《金匮要略·腹满寒疝宿食病》第 12 条："按之心下满痛者，此为实也，当下之，宜大柴胡汤。"

注解：按之心下满且痛，此为里实，宜以大柴胡汤下之。

按：心下痞硬，接之心下满痛，皆心下急的一类，为应用本方的要征，宜记。

外感表解而烧不退，有柴胡证，多宜小柴胡加石膏汤。若大便干，舌苔黄，已非上方所能治，与本方有捷效。曾治一患者，住某医院高烧 50 余日，西医用尽退烧方法不解。请各医院会诊，多疑为癌变，最后邀胡老往诊，其人呕不能食，胸胁满，心下痞，大便难，脉弦有力，与本方 1 剂烧退，3 剂痊愈出院。此证多有，故出此例以供参考。

【辨证要点】胸胁苦满，口苦咽干，心下急，里实者。

【验案】康某，男性，36 岁，病历号 143153，1964 年 4 月 29 日初诊。3 年前因食青辣椒而发哮喘，久治不愈。冬夏皆作，始终未离氨茶碱。半年来多服补肺益肾之剂，证反有增无减。近日哮喘发作，昼轻夜重，倚息不得卧，伴胸闷腹满，口干便秘，心悸眠差，苔薄白，脉沉缓。证属少阳阳明合病，兼夹瘀血而现大柴胡汤合桂枝茯苓丸方证，故与之：

柴胡 12 克，黄芩 10 克，生姜 10 克，枳实 10 克，炙甘草 6 克，白芍 10 克，大枣 4 枚，大黄 6 克，桂枝 10 克，桃仁 10 克，茯苓 10 克。

结果：上服 2 剂，诸症减轻。3 剂后大便通畅，哮喘未作，停用氨茶碱等。但因仍有口干，原方再进 3 剂遂愈。经 2 年半随访未复发。

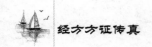

七、柴胡加龙骨牡蛎汤方证

【方剂组成】柴胡四两，龙骨、黄芩、生姜、铅丹、人参、桂枝、茯苓各一两半，半夏（洗）二合半，大黄二两，牡蛎（熬）一两半，大枣（擘）六枚。

【用法】上十二味，以水八升，煮取四升，内大黄，切如碁子，更煮一两二沸，去滓，温服一升。本云：柴胡汤，今加龙骨等。

【参考处方】柴胡12～24克，生龙骨15克，生牡蛎15克，黄芩10克，生姜15克，党参10克，桂枝10克，茯苓15克，半夏15克，大黄6克，炙甘草6克，大枣4枚。

上八味，先以冷水800毫升浸泡前七味1小时，煎开锅后15～20分钟，取汤150毫升，冲入芒硝5克温服。再续水煎一次温服。

【方解】此于小柴胡汤去甘草，而加治气冲的桂枝，利尿的茯苓，泻下的大黄，和镇静安神的龙骨、牡蛎，铅丹，故治小柴胡汤证气冲心悸、二便不利、而烦惊不安者。

【仲景对此方证的论述】

《伤寒论》第107条："伤寒八九日，下之，胸满烦惊，小便不利，谵语，一身尽重，不可转侧者，柴胡加龙骨牡蛎汤主之。"

注解：伤寒八九日，已传少阳，医误下之，胸满为柴胡证还未罢。湿热上结，故烦惊而小便不利。胃不和，故谵语。水气外溢，故一身尽重而不可转侧，因以柴胡加龙骨牡蛎汤主之。

按：《伤寒论》少阳篇有："胸中满而烦者，不可吐下，吐下则悸而惊。"本条所述为误下少阳柴胡证甚明。又由于烦惊谵语之治，故本方有用于狂痫病的机会。

【辨证要点】小柴胡汤证见气冲心悸，二便不利，烦惊不安者。

【验案】关某，男性，28岁，某部队干部，1985年10月18日初诊。原有肝大、肝功能不正常。近半年来，性情急躁，不能入睡，自言妄想不休，语无伦次，口苦欲饮冷，头痛头晕欲呕，胸闷身痒，大便成形日二行，舌苔黄腻，脉弦数有力，证属邪居少阳而致心烦神不安，治以和解少阳，佐以安神定志，与柴胡加龙骨牡蛎汤加减：

柴胡12克，生龙骨30克，生牡蛎30克，黄芩10克，半夏10克，党参8克，桂枝6克，生姜6克，茯苓10克，大黄3克，大枣3枚，生铁落15克。

结果；服3剂，已能入睡，精神好转，已不欲呕，但心下堵闷，继服9剂，精神基本好转。

八、四逆散方证

【方剂组成】柴胡，芍药，枳实（破，水渍，炙干），甘草（炙）。

【用法】上四味，各十分，捣筛，白饮和服方寸匕，日三服。

【参考处方】柴胡12克，白芍10克，枳实10克，生姜15克，炙甘草6克。

上4味，先以冷水600毫升浸泡1小时，煎开锅后15～20分钟，取汤150毫升，温服。再续水煎一次温服。

【方解】柴胡、枳实、芍药均属行气解热药，但柴胡主胸胁苦满，枳实主心下坚满，芍药主腹挛痛。另以甘草和诸药而缓急迫，故此治热壅气郁、胸胁苦满、心下痞塞、腹挛痛而急迫者。

【仲景对此方证的论述】

《伤寒论》第318条："少阴病，四逆，其人或咳，或悸，或小便不利，或腹中痛，或泄利下重者，四逆散主之。"

注解：热壅气郁，血行受阻因致四逆。其人或咳者，波及于肺也；或悸者，波及于心也，或小便不利者，波及于肾也；或腹中痛，或泄利下重者，波及于胃肠也，宜四逆散主之。

按：本条所述明明是少阳病证，而冠之以少阴病者，可有以下二义：（一）

原本少阴病，今传入半表半里而转属少阳也；（二）由于热壅气郁，血行受阻，因致脉微细、四逆、形似少阴病的外观，因以少阴病冠之，嘱人加意鉴别也。不过验之实践，四逆见本方证者甚少，故本方的应用，不必限于以上所述的四逆，凡形似大柴胡汤证、不呕且不可下者，大都宜本方。又由于本条所述或腹中痛，或泄利下重之治，则痢疾有用本方的机会甚明，宜注意。

【辨证要点】胸胁苦满，或腹痛，大便溏泄者。

【验案】薛某，男性，38 岁，病历号 242788，1965 年 10 月 13 日初诊。患阳痿不举已 2 年，服滋补之品甚多，不见效应。常有胸闷太息，少腹拘挛痛，小便急迫，下肢酸软，精神不佳，小劳则两眼发酸，视物昏花，苔白微黄，脉弦细。证属气郁血瘀，宗筋失养，治以疏气行血，与四逆散加味：

柴胡 12 克，白芍 12 克，枳实 12 克，生牡蛎 15 克，生龙骨 10 克，桂枝 10 克，炙甘草 6 克，生姜 6 克，大枣 4 枚，川芎 6 克。

结果：上药连进 9 剂，诸症均减，阳事已举，但尚不坚。上方加附子 6 克，苍术 10 克，又服 6 剂而痊愈。

第十五章 半夏汤类方证

一、小半夏汤方证

【方剂组成】半夏一升，生姜半斤。

【用法】上二味，以水七升，煮取一升半，分温再服。

【参考处方】姜半夏30克，生姜24克。

上2味，以水600毫升浸泡1小时，煎取150毫升，分2次温服。

【方解】半夏下气逐饮，生姜温中降逆，故治胃中有水饮而呕逆者。

【仲景对本方证的论述】

《金匮要略·痰饮咳嗽病》第28条："呕家本渴，渴者为欲解。今反不渴，心下有支饮故也，小半夏汤主之。"

注解：呕吐丧失胃液，故呕家本来应渴，渴者乃饮去胃中干的为候，依法则呕当止，故谓渴者为欲解。今呕反不渴，则胃中有水饮不去甚明，故以小半夏汤主之。

《金匮要略·黄疸病》第20条："黄疸病，小便色不变，欲自利，腹满而喘，不可除热，热除必哕。哕者，小半夏汤主之。"

注解：欲自利，指小便不多而有欲自利之情。

黄疸病多属湿热，一般宜茵陈蒿汤、栀子大黄汤等祛湿除热的治法为常，今小便不红赤，而且有欲自利之情，乃湿盛少热之证，腹满而喘显系多饮逆迫为候。此但宜利其小便，慎勿以苦寒药下之除其热，除热则必使胃虚饮逆而哕，哕者宜以小半夏汤主之。

《金匮要略·呕吐哕下利病》第 12 条："诸呕吐，谷不得下者，小半夏汤主之。"

注解：有声有物则谓呕，无声有物则谓吐。凡诸呕吐而饮食不得下咽者，小半夏汤主之。

按：本方为治呕吐的主剂，乃医家所周知者，不过本方所治应以胃有水饮为主，呕而不渴，饮食不得下咽，皆是胃有饮的证候，为应用本方的标志。又本方虽能治哕，但亦限于水饮冲逆的为证，否则非其所主也。眉棱骨痛不可忍，世所谓痰厥者，其实亦饮气逆迫所使然，故用本方亦验。

【辨证要点】呕逆或头痛，口不渴者。

二、生姜半夏汤方证

【方剂组成】半夏半升，生姜汁一升。

【用法】上二味，以水三升，煮半夏，取二升，内生姜汁，煮取一升半，小冷，分四服，日三，夜一服，止，停后服。

【参考处方】姜半夏 30 克，生姜汁 100 毫升。

上 2 味，以水 300 毫升浸泡半夏 1 小时，煎取 200 毫升，加入生姜汁，煎取 150 毫升，分 4 次温服。呕哕止停后服。

【方解】此于小半夏汤大增生姜的用量，故治小半夏汤证而饮剧甚者。

【仲景对本方证的论述】

《金匮要略·呕吐哕下利病》第 21 条："病人胸中似喘不喘，似呕不呕，似哕不哕，彻心中愦愦然无奈者，生姜半夏汤主之。"

注解：水饮逆迫胸中，因致其人似喘不喘、似呕不呕、似哕不哕而心中闷乱无奈何者，宜生姜半夏汤主之。

【辨证要点】小半夏汤证而饮剧者。

三、小半夏加茯苓汤方证

【方剂组成】半夏一升，生姜半斤，茯苓三两。

【用法】上三味，以水七升，煮取一升五合，分温再服。

【参考处方】姜半夏 30 克，生姜 24 克，茯苓 12 克。

上 3 味，以水 600 毫升浸泡 1 小时，煎取 150 毫升，温服。再续水煎一次温服。

【方解】此于小半夏汤再加茯苓，故治小半夏汤证而有茯苓证者。

【仲景对本方证的论述】

《金匮要略·痰饮咳嗽病》第 30 条："卒呕吐，心下痞，膈间有水，眩悸者，小半夏加茯苓汤主之。"

注解：卒呕吐，谓突然呕吐也。心下痞，为有水饮所致，故以膈间有水饮明之。头眩心悸亦皆水饮的征候，因以小半夏加茯苓汤主之。

《金匮要略·痰饮咳嗽病》第 41 条："先渴后呕，为水停心下，此属饮家，小半夏加茯苓汤主之。"

注解：先渴饮而后呕吐者，为水停胃中不清，此属饮家而非消渴，治宜小半夏加茯苓汤主之。

按：本方治渴呕有似五苓散证，不过五苓散证渴甚，而呕急。本方证则渴轻，而呕缓。

【辨证要点】小半夏汤证又见心悸头晕者。

四、半夏干姜散方证

【方剂组成】半夏、干姜各等分。

【用法】上二味，杵为散，取方寸匕，浆水一升半，煎取七合，顿服之。

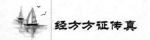

【参考处方】姜半夏 30 克，干姜 10 克。

上 2 味，以水 500 毫升浸泡 1 小时，煎取 100 毫升，温服。再续水煎一次温服。

【方解】此于小半夏汤以干姜易生姜，虽亦治呕逆，但偏于治寒。

【仲景对本方证的论述】

《金匮要略·呕吐哕下利病》第 20 条："干呕吐逆，吐涎沫，半夏干姜散主之。"

注解：干呕无物，只吐涎沫，此胃中有寒饮，半夏干姜散主之。

【辨证要点】干呕，吐涎沫而属胃虚寒者。

【验案】赵某，男性，22 岁，首都机场医院病历号 471，初诊日期 1965 年 5 月 27 日。反胃呕吐已 2~3 个月，食后胃脘胀满，恶心，口干多饮，有时脘腹疼痛，胸闷或痛，腹部常怕冷，大便溏。服半夏泻心汤加吴茱萸 6 剂，诸症不减，反见吐酸水，苔薄白，脉浮弦。此为寒饮停胃，胃气失降，服温药和胃，正邪相争，邪即上越，因见吞酸。应专于温胃，与半夏干姜散：

半夏 30 克，干姜 30 克。

结果：上药共研细面，每服 2 克，1 日 3 次，服 1 日即未见呕吐，服 1 周，诸症已。

五、大半夏汤方证

【方剂组成】半夏（洗）二升，人参三两，白蜜一升。

【用法】上三味，以水一斗二升，和蜜扬之二百四十遍，煮取二升半，温服一升，余分再服。

【参考处方】姜半夏 50 克，党参 15 克，白蜜 30 毫升。

上 3 味，以水 600 毫升浸泡 1 小时，煎取 100 毫升，温服。再续水煎一次温服。

【方解】半夏下气逐饮，人参补中益气，复用白蜜助人参以安中。同时又解半夏之毒，故此治胃虚有饮，宿食不化而呕吐者。

【仲景对本方证的论述】

《金匮要略·呕吐哕下利病》第 16 条："胃反呕吐者，大半夏汤主之。"

注解：胃反指朝食暮吐，暮食朝吐的病证言。若胃反的呕吐证，宜大半夏汤主之。

按：小半夏汤证不食亦吐，甚者食不得下。而大半夏汤证，食后则吐，不食则不吐。此二方应用主要鉴别点。《外台秘要》谓"本方治呕，心下痞硬者"是就药物的主治以说明本方证，可从。

【辨证要点】胃虚之心下痞，呕吐者。

六、干姜人参半夏丸方证

【方剂组成】干姜一两，人参一两，半夏二两。

【用法】上三味，末之，以生姜汁糊为丸，如梧子大，饮服十丸，日三服。

【方解】此合小半夏汤和半夏干姜散为一方，逐饮止呕俱较有力，复加人参则更含有理中汤之意，故治呕吐而心下痞硬者。丸药效缓，但施于妇人妊娠恶阻，反较稳妥。

【仲景对本方证的论述】

《金匮要略·妇人妊娠病》第 6 条："妊娠呕吐不止，干姜人参半夏丸主之。"

注解：妇人妊娠恶阻剧甚，服其他治呕药而呕吐还不止者，宜干姜人参半夏丸主之。

按：后世方家多谓半夏害胎，干姜为热药妊娠尤当禁用，但常以本方治此证屡验，并无一失。另外，本方并不只限于妊娠恶阻，凡有此证即使男人亦宜用之。

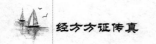

【辨证要点】呕吐甚而心下痞硬者。

七、厚朴生姜半夏甘草人参汤方证

【方剂组成】厚朴（炙，去皮）半斤，生姜（切）半斤，半夏（洗）半升，甘草（炙）二两，人参一两。

【用法】上五味，以水一斗，煮取三升，去滓，温服一升，日三服。

【参考处方】厚朴24克，生姜24克，半夏15克，炙甘草6克，人参10克。

上5味，以冷水800毫升浸泡1小时，煎开锅后15～20分钟，取汤150毫升，温服，再续水煎一次温服。

【方解】此于生姜半夏汤加大量厚朴以消胀满，加甘草人参以补中虚，故治生姜半夏汤证腹胀满而中气虚者。

【仲景对本方证的论述】

《伤寒论》第66条："发汗后，腹胀满者，厚朴生姜半夏甘草人参汤主之。"

注解：发汗不得法，伤及中气而腹胀满者，厚朴生姜半夏甘草人参汤主之。

按：1972年曾治中年妇女，体丰腹大形似腹水，而详查无腹水，因胀满而不能食，已多年不愈，其脉沉细，苔薄白润。乃与本方，连服10余剂即愈，为效之速，出乎意料，因附此以供参考。

【辨证要点】中气虚之腹胀满者。

八、半夏厚朴汤方证

【方剂组成】半夏一升，厚朴三两，茯苓四两，生姜五两，干苏叶二两。

【用法】上五味，以水七升，煮取四升，分温四服，日三夜一服。

【参考处方】半夏15克，厚朴10克，茯苓12克，生姜15克，苏叶6克。

上5味，以冷水600毫升浸泡1小时，煎开锅后15～20分钟，取汤150毫升，温服，再续水煎一次温服。

【方解】此小半夏加茯苓汤更加厚朴、苏叶消胀行气之品，故治小半夏加茯苓汤证而满闷气结者。如以苏子代苏叶更良。

【仲景对本方证的论述】

《金匮要略·妇人杂病》第5条："妇人咽中如有炙脔，半夏厚朴汤主之。"

注解：咽中如有炙脔，指咽中如有炙肉粘着，咯之不出，咽之不下，即自觉的一种神经症，为痰气郁滞所致，故以半夏厚朴汤主之。

按：此证不限妇人，男人亦多有，但本方的应用并不仅限于此证。若以咽中不利和胸闷满为主症，可活用于各种神经证，均有良效。曾治一年老妇人，经常冒眩，发则但卧不能起，胸闷咽塞，不进饮食，口舌干燥，与本方加生石膏获速愈。又本方开胃进食、消胀止呕，用于胃病的机会亦多。他如伤风、咳嗽等疾患，适证加桑白皮，栝楼、橘皮、杏仁之属亦有捷效。

【辨证要点】痰饮气结所致胸满，咽堵，咳逆者。

【验案】黄某，女性，38岁，病历号67951，1966年2月12日初诊。近1周来咳嗽，吐白痰，咽痒胸闷，口干不欲饮，两胁胀，服汤药数剂而不效，苔白厚腻，脉滑细。证属痰饮上犯，肺气失宣，治以化饮宣肺降逆，与半夏厚朴汤：

半夏12克，厚朴10克，茯苓12克，苏子10克，橘皮15克，杏仁10克，桔梗10克，生姜10克。

结果：上药服2剂，咳即止。

九、旋覆代赭汤方证

【方剂组成】旋覆花三两，人参二两，生姜五两，代赭石一两，甘草（炙）三两，半夏（洗）半升，大枣（擘）十二枚。

【用法】上七味，以水一斗，煮取六升，去滓，再煎取三升，温服一升，日三服。

【参考处方】旋覆花10克，人参10克，生姜15克，代赭石15克，炙甘草

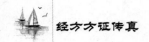

10 克，清半夏 15 克，大枣 4 枚。

上 7 味，先以冷水 800 毫升浸 1 小时，煎开锅后 15～20 分钟，取汤 150 毫升，温服。再续水煎一次温服。

【方解】旋覆花温中健胃而下结气，代赭石镇虚逆，半夏、生姜降饮逆，人参、甘草、大枣安中养正，故此治胃虚有饮而有诸呕逆证者。

【仲景对本方证的论述】

《伤寒论》第 161 条："伤寒发汗，若吐、若下，解后，心下痞硬，噫气不除者，旋覆代赭汤主之。"

注解：伤寒经发汗或攻下等法治疗，伤寒证虽解，但胃气大虚，故心下痞硬。噫气不除者，谓服其他药而噫气仍不除也，宜以旋覆代赭汤主之。

按：胃虚极，客气结于心下，大便不通，气逆不降者，不限于噫气一证，呕哕噎膈诸症本方亦有良效。但心下不痞硬者，用之则不验。常以本方加乌贼骨，治十二指肠溃疡心下痞硬、疼痛、噫气而大便秘者亦验，读者试之。

【辨证要点】心下痞、噫气呕逆者。

【验案】白某，男性，48 岁，病历号 17044，1965 年 1 月 17 日初诊。胃脘痛胀、心下堵闷已 3 年，经检查诊为"十二指肠溃疡""胃下垂"，经多治不效。据现症有噫气呕吐，口干不思饮，苔白腻，脉沉弦细，知为胃虚有饮，故以益胃化饮治之，与旋覆代赭汤加味：

旋覆花 10 克（包），生赭石 10 克，党参 10 克，生姜 15 克，炙甘草 6 克，半夏 15 克，大枣 4 枚，乌贼骨 15 克，川贝母 10 克。

结果：服 3 剂知，6 剂诸症减轻。

十、泽漆汤方证

【方剂组成】半夏半升，紫参（一作紫菀）五两，泽漆三斤（以东流水五斗，煮取一斗五升），生姜五两，白前五两，甘草、黄芩、桂枝、人参各三两。

【用法】上九味，㕮咀，内泽漆汁中，煮取五升，温服五合，至夜尽。

【参考处方】泽漆 50～150 克，姜半夏 15 克，紫菀 10 克，生姜 15 克，白前 15 克，炙甘草 6 克，黄芩 10 克，人参 10 克，桂枝 10 克。

上 9 味，先以冷水 3000 毫升煎泽漆，取 600 毫升，加入众药，再煎取汤 150 毫升，分 2 次温服。

【方解】既以泽漆利水于下，复以半夏、生姜逐饮于上，使顽痰宿饮不得复留。另以参草安中，黄芩除热，紫参、白前散结止咳，桂枝镇气冲，故此治痰饮咳逆而无外感者。

【仲景对本方证的论述】

《金匮要略·肺痿肺痈咳嗽上气病》第 8 条："咳而脉浮者，厚朴麻黄汤主之；脉沉者，泽漆汤主之。"

注解：见厚朴麻黄汤方。

按：痰饮咳逆兼有外邪者，宜依证选用厚朴麻黄汤、射干麻黄汤、小青龙汤治之。若无外邪但寒多者，则宜苓甘五味姜辛夏辈。若多热者，宜本方。

十一、苦酒汤方证

【方剂组成】半夏（洗，破如枣核）十四枚，鸡子（去黄，内上苦酒，着鸡子壳中）一枚。

【用法】上二味，内半夏著苦酒中，以鸡子壳置刀环中，安火上，令三沸，去滓，少少含咽之。不差，更做三剂。

【参考处方】生半夏 10 克，米醋 30 毫升，鸡蛋清一枚。

上 3 味，先以水 100 毫升煎半夏，取 50 毫升，加入米醋，煎取 50 毫升，乘热加入鸡子清，搅匀，放于瓷碗中放凉，少少抿服。

【方解】半夏除痰涎，并主咽喉肿痛，复以苦酒之酸以敛疮疡。蛋清之润以利音声，少少咽之。不但易下，而且使溃患处，实治咽中生疮的妙法。

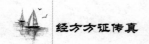

【仲景对本方证的论述】

《伤寒论》第312条："少阴病，咽中伤，生疮，不能语言，声不出者，苦酒汤主之。"

注解：咽中伤，生疮，以至不能语言、声不出者，苦酒汤主之。

按：此非真少阴病，而所以冠之以少阴病者，与半夏散及汤方证的取意同，可互参。

【辨证要点】 咽干痛，声哑表证不明显者。

按：本方常用于治疗外感后，或多语而致声音嘶哑。煎药可改用铝勺、砂锅（更好），先用米醋适量煎半夏15克约5分钟，然后加入等量鸡子清，看变白浊即离火，放瓷碗中，放冷，频频抿服，治愈尤多，不再举例。

第十六章　橘皮汤类方证

一、橘皮汤方证

【方剂组成】橘皮四两，生姜半斤。

【用法】上二味，以水七升，煮取三升，温服一升，下咽即愈。

【参考处方】橘皮30克，生姜15克。

上2味，先以冷水500毫升浸1小时，煎开锅后15～20分钟，取汤150毫升，温服。再续水煎一次温服。

【方解】橘皮理气，利水谷，止呕咳，与生姜为伍更有力于呕哕诸逆之治。

【仲景对本方证的论述】

《金匮要略·呕吐哕下利病》第22条："干呕哕，若手足厥者，橘皮汤主之。"

注解：有声无物为干呃。哕即呕逆，干呕哕甚，气逆而不下，因致手足厥冷者，橘皮汤主之。

【辨证要点】干呕，纳差者。

二、橘皮枳实生姜汤方证

【方剂组成】橘皮一斤，枳实三两，生姜半斤。

【用法】上三味，以水五升，煮取二升，分温再服。《肘后》《千金》云：治胸痹，胸中愊愊如满、噎塞习习如痒、喉中涩，唾燥沫。

【参考处方】橘皮 50 克，枳实 10 克，生姜 15 克。

上 2 味，先以冷水 500 毫升浸 1 小时，煎开锅后 15～20 分钟，取汤 150 毫升，温服。再续水煎一次温服。

【方解】此于橘皮汤增量橘皮，更加消胀破结的枳实，故治橘皮汤证逆满剧甚而心胸痞塞者。

【仲景对本方证的论述】

《金匮要略·胸痹心痛短气病》第 6 条："胸痹，胸中气塞，短气，茯苓杏仁甘草汤主之，橘枳姜汤亦主之。"

注解：胸痹为病名，《金匮要略》曰："夫脉当取太过不及，阳微阴弦，即胸痹而痛，所以然者，责其极虚也，今阳虚知在上焦，所以胸痹心痛者，以其阴弦故也。"大意是说：心阳上虚，寒邪下乘，因致胸痹心痛，故脉亦应之寸微而尺弦。胸痹病，若其人胸中气塞，呼吸困难而短气者，此为气壅饮逆所致，茯苓杏仁甘草汤主之，橘枳姜汤亦主之。

按：短气属茯苓杏仁甘草汤证。气塞属气，宜橘枳姜汤，临证宜审主客择一而用之。

【辨证要点】胸痹，短气，堵闷者。

三、橘皮竹茹汤方证

【方剂组成】橘皮二斤，竹茹二升，大枣三十枚，甘草五两，人参一两，生姜半斤。

【用法】上六味，以水一斗，煮取三升，温服一升，日三服。

【参考处方】橘皮 90 克，竹茹 10 克，大枣 6 枚，炙甘草 6 克，党参 10 克，生姜 15 克。

上 6 味，先以冷水 1000 毫升浸 1 小时，煎开锅后 15～20 分钟，取汤 150 毫升，温服。再续水煎一次温服。

【方解】于橘皮汤重用橘皮，复加治咳逆上气的竹茹，和甘草、人参、大枣安中缓急，故治橘皮汤证哕逆剧烈而急迫者。

【仲景对本方证的论述】

《金匮要略·呕吐哕下利病》第 23 条：“哕逆者，橘皮竹茹汤主之。”

注解：胃气虚则客邪乘之，故哕，橘皮竹茹汤主之。

按：本方加半夏治呕哕诸逆尤妙，百日咳哕逆者用之亦验。

【辨证要点】胃虚呃逆，呕哕咳逆者。

四、茯苓饮方证

【方剂组成】茯苓、人参、白术各三两，枳实二两，橘皮二两半，生姜四两。

【用法】上六味，水六升，煮取一升八合，分温三服，如人行八、九里进之。

【参考处方】茯苓 12 克，党参 10 克，白术 10 克，枳实 10 克，橘皮 30 克，生姜 15 克。

上 6 味，先以冷水 800 毫升浸 1 小时，煎开锅后 15～20 分钟，取汤 150 毫升，温服。再续水煎一次温服。

【方解】此于橘皮枳实生姜汤加健胃的人参、利尿的苓术，故治橘枳姜汤证心下痞硬、小便不利或有停饮者。

【仲景对本方证的论述】

《金匮要略·痰饮咳嗽病》附方：“《外台》茯苓饮，治心胸中有停痰宿水，自吐出水后，心胸间虚，气满不能食，消痰气，令能食。”

注解：心胸中有停痰宿水，即指胃中有水饮。胃中有宿饮，因常自吐水，但吐出水后，心胸间仍有气胀而不能食，本方有祛水饮消胀、使人进食的作用，故治之。

按：本方加半夏则效尤捷，不问其吐水与否，若以心胸满不能食为目的活用于胃炎、胃下垂以及溃疡诸病，均有良验。此与旋覆代赭汤均属常用的治胃良方。本方证亦常有噫气，但患者以噫气为快，且大便多溏，与旋覆代赭汤证苦于噫气不除、大便虚秘者显异。心胸满甚，可酌增橘枳用量；痛剧可加延胡索。

【辨证要点】 胸满，腹胀，心下痞，纳差，小便不利者。

【验案】 宋某，女性，44 岁，病历号 71969，1965 年 10 月 29 日初诊。腹胀纳差已多年，经针灸、中药理气和中等法治疗症或有减，但停药后，腹胀纳差如前。近状：腹胀、纳差、乏力、短气、下肢浮肿、小便短少、大便溏，苔薄少，脉沉细弦，证属胃虚饮停，治以温胃化饮，与茯苓饮加味：

党参 10 克，陈皮 30 克，枳实 10 克，茯苓 15 克，苍术 10 克，生姜 10 克，半夏 12 克。

结果：上方服 1 个月余，腹胀消，纳如常。1966 年 3 月 11 日随访如常人。

第十七章　黄芩黄连汤类方

一、黄芩汤方证

【方剂组成】黄芩三两，甘草（炙）二两，芍药二两，大枣（擘）十二枚。

【用法】上四味，以水一斗，煮取三升，去滓，温服一升，日再夜一服。

【参考处方】黄芩 10 克，白芍 10 克，炙甘草 6 克，大枣 4 枚。

上 4 味，以水 600 毫升浸泡 1 小时，煎开锅后 15～20 分钟，取汤 150 毫升温服。再续水煎一次温服。

【方解】黄芩主肠澼下利，本方用为主药。甘草、芍药、大枣治腹挛痛且缓急迫，故本方为治下利有热、腹挛痛而急迫者。

【仲景对本方证的论述】

《伤寒论》第 172 条："太阳与少阳合病，自下利者，与黄芩汤；若呕者，黄芩加半夏生姜汤主之。"

注解：太阳病之发热恶寒与少阳病之口苦咽干同时出现，故谓太阳与少阳合病，若此合病自下利者，宜与黄芩汤；若更呕者，则宜黄芩加半夏生姜主之。

按：发热腹泻，或痢疾而腹挛痛者，即可用本方，不必限于太阳与少阳合病。若里急后重，或便脓血，宜更加大黄。

【辨证要点】发热腹泻，腹痛者。

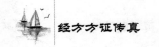

二、黄芩加半夏生姜汤方

【方剂组成】 黄芩三两，甘草（炙）二两，芍药二两，大枣（擘）十二枚，半夏（洗）半升，生姜（切）一两半（一方三两）。

【用法】 上六味，以水一斗，煮取三升，去滓，温服一升，日再夜一服。

【参考处方】 黄芩 10 克，白芍 10 克，炙甘草 6 克，大枣 4 枚，姜半夏 15 克，生姜 15 克。

上 6 味，以水 600 毫升浸泡 1 小时，煎开锅后 15～20 分钟，取汤 150 毫升温服。再续水煎一次温服。

【方解】 此于黄芩汤中加半夏、生姜，即黄芩汤与小半夏汤的合方，故治二方的合并证。

【仲景对本方证的论述】

《伤寒论》第 172 条："太阳与少阳合病，自下利者，与黄芩汤；若呕者，黄芩加半夏生姜汤主之。"

注解：见黄芩汤方。

《金匮要略·呕吐哕下利病》第 11 条："干呕而利者，黄芩加半夏生姜汤主之。"

注解：干呕较呕证轻，干呕而下利者，当然有用本方的机会，但宜参照上条所述证候为妥。

【辨证要点】 黄芩汤方证又见恶心、呕吐者。

【验案】 刘某，女 50 岁，初诊日期 1965 年 9 月 12 日。因吃不洁葡萄后，患急性胃肠炎，出现身热恶寒，腹泻稀水便，温温欲吐，服葛根加半夏汤后，热退而吐利不止，苔白厚，脉弦细数。证属太少合病，为黄芩加半夏生姜汤证：

黄芩 10 克，炙甘草 6 克，白芍 10 克，大枣 4 枚，半夏 12 克，生姜 10 克。

结果：上药服 1 剂，体温恢复正常，腹泻止，胃稍和，仍不思饮食，服 2

剂，身微汗出，食饮如常，仍感乏力。

三、六物黄芩汤方证

【方剂组成】黄芩三两，人参三两，干姜三两，大枣十二枚，桂枝一两，半夏半升。

【用法】上六味，以水七升，煮取三升，温分三服。

【参考处方】黄芩 10 克，人参 10 克，干姜 10 克，大枣 4 枚，桂枝 6 克，半夏 15 克。

上 6 味，以水 800 毫升浸泡 1 小时，煎开锅后 15～20 分钟，取汤 150 毫升温服。再续水煎一次温服。

【方解】此亦黄芩加半夏生姜汤的复制，不过以干姜易生姜，以人参易芍药，且加少量桂枝，虽主治大致同，但此偏于寒者。

【仲景对本方证的论述】

《金匮要略·呕吐哕下利病》附方（二）："《外台》黄芩汤，治干呕下利。"

注解：本方治干呕下利的作用，虽与黄芩加半夏生姜同，但本方有人参，当有心下痞硬。无芍药则腹肌当虚软而不挛急，临证时宜细辨。

按：《伤寒论》的黄芩汤与《外台》黄芩汤名同而药不同，为便于区别，故把《外台》的黄芩汤称之为六物黄芩汤。

【辨证要点】干呕下利而心下痞硬者。

四、三物黄芩汤方证

【方剂组成】黄芩一两，苦参二两，干地黄四两。

【用法】上三味，以水六升，煮取二升，温服一升，多吐下虫。

【方解】三物均有解热除烦的作用，由于生地的用量独多，故尤宜于有发热心烦之血证。

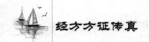

【仲景对本方证的论述】

《金匮要略·妇人产后病》附方（一）："《千金》三物黄芩汤，治妇人在草褥，自发露得风，四肢苦烦热，头痛者，与小柴胡汤；头不痛，但烦者，与三物黄芩汤。"

注解：见小柴胡汤方。

【辨证要点】 里热血热见心烦，手足心热者。

五、黄连汤方证

【方剂组成】 黄连三两，甘草（炙）三两，干姜三两，桂枝（去皮）三两，人参二两，半夏（洗）半升，大枣（擘）十二枚。

【用法】 上七味，以水一斗，煮取六升，去滓，温服，昼三夜二。疑非仲景方。

【参考处方】 黄连10克，炙甘草10克，干姜10克，桂枝10克，人参10克，大枣4枚，清半夏15克。

上7味，以水800毫升浸泡1小时，煎开锅后15~20分钟，取汤150毫升温服。再续水煎一次温服。

【方解】 此于六物黄芩汤以黄连易黄芩而加甘草，故主治亦略同。但黄连尤长于治烦悸，且治腹痛，故治六物黄芩汤证心烦悸甚而腹中痛者。

【仲景对本方证的论述】

《伤寒论》第173条："伤寒，胸中有热，胃中有邪气，腹中痛，欲呕吐者，黄连汤主之。"

注解：胸中有热，指胸中发烦热。胃中有邪气，指胃中有水气。腹中痛，欲呕吐，为热与水气相搏的结果，故以黄连汤主之。

按：本条虽未言下利，但就药物论，治疗呕而下利当亦有验。

【辨证要点】 心烦，心下痞满，腹痛，或干呕下利者。

六、黄连阿胶汤方证

【方剂组成】黄连四两，黄芩二两，芍药二两，阿胶三两（一云三挺），鸡子黄二枚。

【用法】上五味，以水六升，先煮三物，取二升，去滓，内胶烊尽，小冷，内鸡子黄，搅令相得，温服七合，日三服。

【参考处方】黄连 12 克，黄芩 6 克，白芍 10 克，鸡子黄 2 枚，阿胶 10 克。

上 5 味，以水 600 毫升先煎前三物，取汤 150 毫升，阿胶烊化加入 5 克，内鸡子黄一枚温服。再续水煎一次温服。

【方解】黄连、黄芩除热止烦，芍药、阿胶、鸡子黄养阴补虚，故治虚热而心中烦悸不得眠，或失血，或便脓血者。

【仲景对本方证的论述】

《伤寒论》第 303 条："少阴病，得之二三日以上，心中烦、不得卧，黄连阿胶汤主之。"

注解：少阴病二三日以上，即常传里，或半表半里，今心中烦不得卧，为内传半表半里的虚热证候，宜以黄连阿胶汤主之。

按：本方不仅治此证，若虚热心烦为目标，可活用于诸失血和久痢便脓血者俱有验。

【辨证要点】虚烦心悸不得眠，手足心热，或下利便脓血者。

【验案】张某，男性，48 岁，病历号 182577，1965 年 12 月 13 日初诊。因患肺炎而高烧半月方退，但遗心烦、失眠 1 月不愈，口苦思饮，手足心热且易汗出，苔黄，舌质红，脉弦细数，证属久热伤阴，致使阳不得入于阴，治以养阴清热，与黄连阿胶汤：

黄连 10 克，黄芩 6 克，白芍 6 克，生阿胶烊化 10 克，鸡子黄一枚。

结果：上药服 1 剂即感心烦减，夜眠好转，3 剂诸症竟全解。

七、白头翁汤方证

【方剂组成】白头翁二两，黄连三两，黄柏三两，秦皮三两。

【用法】上四味，以水七升，煮取二升，去滓，温服一升，不愈，更服一升。

【参考处方】白头翁 10 克，黄柏 10 克，黄连 10 克，秦皮 10 克。

上 4 味，以凉水 600 毫升浸泡 1 小时，煎取 100 毫升，温服。续水再煎一次温服。

【方解】四物均属苦寒收敛药而有除烦热、止下利等作用，白头翁更能逐血止痛，合以为方，故治热利下重、心烦腹痛等。

【仲景对本方证的论述】

《伤寒论》第 371 条："热利下重者，白头翁汤主之。"

注解：因内热而下利、里急后重者，宜白头翁汤主之。

《伤寒论》373 条："下利欲饮水者，以有热故也，白头翁汤主之。"

注解：热盛则思饮，故下痢而欲饮水者则为热痢可知，宜以白头翁汤主之。

按：由以上所述，则急性肠炎或痢疾，均有应用本方的机会，不过必须详审其为热痢乃可用之。若里急后重，渴欲饮水俱属其候，但后重滞下，宜更加大黄。

【辨证要点】热痢下重，腹痛者。

八、白头翁加甘草阿胶汤方证

【方剂组成】白头翁、甘草、阿胶各二两，黄连、柏皮、秦皮各三两。

【用法】上六味，以水七升，煮取二升半，内胶，令消尽，分温三服。

【参考处方】白头翁 10 克，黄柏 10 克，黄连 10 克，秦皮 10 克，甘草 6 克。

上 5 味，以凉水 600 毫升浸泡 1 小时，煎取 100 毫升，温服。续水再煎一次温服。

【方解】于白头翁汤中加益气的甘草和止血的阿胶，故治白头翁汤证之虚乏少气而有血证，或血便，或粘血便者。

【仲景对本方证的论述】

《金匮要略·妇人产后病》第10条："产后下利虚极，白头翁加甘草阿胶汤主之。"

注解：虚极，即疲乏少气的意思。妇人产后而以病痢。因使其人疲乏少气者，宜以白头翁加甘草阿胶汤主之。

按：凡白头翁汤证，若所下为血便，或粘血便而虚乏少气者，即宜本方主之，并不仅限于产后虚极。

【辨证要点】白头翁汤证又见血便、粘血便而虚乏少气者。

【验案】张某，女性，31岁，病历号493431，1965年3月10日初诊。诉自前日开始腹泻便红白黏液，日2～3次，夜7次，腹痛里急后重，恶心，纳少乏味，发冷溲黄，服西药无效，现孕已7个月，有血吸虫病史。苔薄白，舌质红，脉沉细滑数。证属湿热滞下，伤及血分，治以清热凉血，兼以祛湿导滞，与白头翁加甘草阿胶汤：

白头翁10克，黄连5克，黄柏3克，秦皮3克，甘草10克，阿胶10克（烊化）。

结果：服2剂后，大便未见脓血，稍带黏液，每日2次。上方增黄连为15克，黄柏为6克，加茯苓10克，服1剂后腹痛已，大便日2次仍稀。上方再加焦白术10克，服3剂而诸症愈。

九、干姜黄连黄芩人参汤方证

【方剂组成】干姜、黄连、黄芩、人参各三两。

【用法】上四味，以水六升，煮取二升，去滓，分温再服。

【参考处方】干姜10克，黄连6克，黄芩10克，人参10克。

上4味，以凉水600毫升浸泡1小时，煎取100毫升，温服。续水再煎一次温服。

【方解】干姜、人参理中焦之虚寒，黄连、黄芩解上亢之烦热，故此治上热下寒、呕吐、下利而心下痞硬者。

【仲景对本方证的论述】

《伤寒论》第359条："伤寒本自寒下，医复吐下之，寒格，更逆吐下，若食入口即吐，干姜黄芩黄连人参汤主之。"

注解：本自寒下尤其不可吐下，医者无知而复吐下之。寒格指上热下寒的为证言，即是说，伤寒则上有热，本自寒下则下有寒，再逆之吐下，邪热内陷则上愈热。伤其中气则下愈寒。若食入口即吐者，宜干姜黄连黄芩人参汤主之。

按：依据经验，以本方治胸中烦热，吐逆不受食而下利者，确有验。以是可见，本自寒下，当指其人本有旧微溏的一类下寒证甚明。

【辨证要点】 胸中烦热、恶心呕吐而大便溏者。

十、半夏泻心汤方证

【方剂组成】 半夏（洗）半升，黄芩、干姜、甘草（炙）、人参各三两，黄连一两，大枣（擘）十二枚。

【用法】 上七味，以水一斗，煮取六升，去滓，再煎取三升，温服一升，日三服。

【参考处方】 半夏15克，黄芩10克，干姜10克，人参10克，炙甘草6克，黄连3克，大枣4枚。

上7味，先以冷水800毫升浸1小时，煎开锅后15~20分钟，取汤150毫升，温服。再续水煎一次温服。

【方解】 半夏、干姜祛饮止呕，黄芩、黄连解痞止利，饮留邪聚均由于胃气的不振，故补之以人参，和之以甘草、大枣，此为呕而肠鸣、心下痞硬的主治方。

【仲景对本方证的论述】

《伤寒论》第 149 条："伤寒五六日，呕而发热者，柴胡汤证具，而以他药下之，柴胡证仍在者，复与柴胡汤，此虽已下之，不为逆，必蒸蒸而振，却发热汗出而解。若心下满而硬痛者，此为结胸也，大陷胸汤主之。但满而不痛者，此为痞，柴胡不中与之，宜半夏泻心汤。"

注解：见大陷胸汤方证。

《金匮要略·呕吐哕下利病》第 10 条："呕而肠鸣，心下痞者，半夏泻心汤主之。"

注解：水因热激故呕而肠鸣；胃虚邪凑故心下痞硬，半夏泻心汤主之。

【辨证要点】 上热下寒因见呕而肠鸣，心下痞硬者。

【验案】 程某，女性，33 岁，病历号 37488，1967 年 3 月 7 日初诊。原有肝炎，近一个月来恶心纳差，心下痞满，腹鸣便溏，舌糜且痛，苔黄，脉细弱。证属上热下寒，治以辛开苦降，与半夏泻心汤：

半夏 12 克，党参 10 克，黄芩 10 克，黄连 6 克，干姜 10 克，大枣 4 枚，炙甘草 6 克，生石膏 45 克。

结果：药服 3 剂证愈。

十一、甘草泻心汤方证

【方剂组成】 甘草（炙）四两，人参三两，黄芩三两，干姜三两，半夏（洗）半升，黄连一两，大枣（擘）十二枚。

【用法】 上七味，以水一斗，煮取六升，去滓，再煎取三升，温服一升，日三服。

【参考处方】 炙甘草 12 克，人参 10 克，黄芩 10 克，干姜 10 克，清半夏 15 克，大枣 4 枚，黄连 3 克。

上 7 味，先以冷水 800 毫升浸 1 小时，煎开锅后 15～20 分钟，取汤 150 毫升，温服。再续水煎一次温服。

【方解】此于半夏泻心汤增量缓急安中的甘草，故治半夏泻心汤证，中气较虚而急迫者。

【仲景对本方证的论述】

《伤寒论》第158条："伤寒中风，医反下之，其人下利，日数十行，谷不化，腹中雷鸣，心下痞硬而满，干呕，心烦不得安。医见心下痞，谓病不尽，复下之，其痞益甚。此非结热，但以胃中虚，客气上逆，故使硬也，甘草泻心汤主之。"

注解：伤寒或中风，均当汗以解之，而医反下之，虚其里则邪热内陷，因使下利日数十行，以至食物不得消化，水被热激，走于肠中则腹中雷鸣；胃虚邪凑则心下痞硬；水热壅逆则干呕心烦不得安。医见心下痞硬，又误认为病去未尽，而复下之，遂使痞硬益甚，因此心下痞硬并非里实之热结，而是胃中虚客气上逆所致，愈下愈虚，痞亦愈甚，宜以甘草泻心汤主之。

《金匮要略·百合狐惑阴阳毒病》第10条："狐惑之为病，状如伤寒，默默欲眠，目不得闭，卧起不安，蚀于喉为惑，蚀于阴为狐，不欲饮食，恶闻食臭，其面目乍赤、乍黑、乍白。蚀于上部则声嗄，甘草泻心汤主之。"

注解：形色善变，精神不安，有如神灵所作，因谓为狐惑病，此病亦常有烦热、状如伤寒、默默欲眠、目不得闭、卧起不安，为虚烦有热；不欲饮食、恶闻食臭为胃虚多湿。其有蚀疮在喉者，即称之为惑；其有蚀疮在阴者，即称之为狐。蚀于喉之上部而语声沙哑者，宜以甘草泻心汤主之。

按：《金匮要略》关于狐惑病的证治，除本条外，还说："蚀于下部则咽干，苦参汤洗之。"又说："蚀于肛者，雄黄熏之。"又说："病者脉数，无热微烦，默默但欲卧，汗出，初得之三四日，目赤如鸠眼，七八日目四眦黑，若能食者，脓已成也，赤小豆当归散主之。"基于以上的说明，则古人所谓为狐惑病，颇似今之白塞氏综合征，实践证明，甘草泻心汤对于口腔溃疡确有明显疗效。胡老曾治一产后患者，口腔及舌全部烂赤，饮食不入，痛苦万状，与本方1剂，满口红赤均生白膜，即能进粥。3 剂后痊愈。临床还常遇久久不愈的顽固重证，以本方加生石膏，或更加生地而多取捷效，并以本方治愈确诊为白塞氏综合征者 1 例。胡老讲述道："说起来亦很有趣，1970 年夏刚从河南归来，吕尚清院长告诉我，有一位解放军女同志曾几次来院找我，她说数年前曾患白塞氏综合征，经我治愈，但住意大利后病又复发，因特回国找我诊治。对于西医病名本无所知，乍听之下，不禁愕然，未久患者果然前来，但事隔多年，我已不复记忆。经过一番问答，乃知数年前曾以口腔溃疡来门诊，近在意大利经西医确诊为白塞氏综合征，口腔及前阴俱有蚀疮，与服甘草泻心汤加生石膏，另与苦参汤嘱其熏洗下阴，不久均治。"

【辨证要点】半夏泻心汤证中气更虚，或见口舌糜烂、肠鸣腹泻、前后阴溃疡者。

【验案】史某，男性，42 岁，住东四六条 80 号，1965 年 11 月 15 日，反复发作口舌溃疡 2 年，本次发作已半月。舌上舌下皆有巨大溃疡，因疼痛不能吃饭及说话，右胁微疼，大便少微溏，苔黄厚，脉弦滑。证为上热下寒，治以辛开苦降，与甘草泻心汤：

炙甘草 12 克，黄芩 10 克，干姜 6 克，半夏 12 克，大枣 3 枚，黄柏 10 克，党参 10 克。

结果：上药服 2 剂，舌疼已，进食如常，继调半月诸症消除。

十二、生姜泻心汤方证

【方剂组成】生姜（切）四两，甘草（炙）三两，人参三两，干姜一两，黄芩三两，半夏（洗）半升，黄连一两，大枣（擘）十二枚。

【用法】上八味，以水一斗，煮取六升，去滓，再煎取三升，温服一升，日三服。附子泻心汤，本云加附子。半夏泻心汤，甘草泻心汤，同体别名耳。生姜泻心汤，本云理中人参黄芩汤，去桂枝、术，加黄连并泻肝法。

【参考处方】生姜 15 克，炙甘草 10 克，人参 10 克，干姜 6 克，黄芩 10 克，

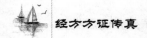

黄连 3 克，清半夏 15 克，大枣 4 枚。

上 8 味，先以冷水 800 毫升浸 1 小时，煎开锅后 15～20 分钟，取汤 150 毫升，温服。再续水煎一次温服。

【方解】 此于半夏泻心汤减干姜量，而加大量生姜量，故治半夏泻心汤证寒饮较重，呕逆下利较甚者。

【仲景对本方证的论述】

《伤寒论》第 157 条："伤寒汗出，解之后，胃中不和，心下痞硬，干噫食臭，胁下有水气，腹中雷鸣，下利者，生姜泻心汤主之。"

注解：伤寒经过发汗汗出后，伤寒证已解，但又发作胃中不和的证候。噫气即嗳气。食臭即伤食的酸臭味，干噫食臭，即所谓消化不良，吞酸嘈杂的意思。胁下有水气，即胃中有水气。心下痞硬、腹中雷鸣、下利与前甘草泻心汤的为证同，此宜生姜泻心汤主之。

按：人有宿痰，常由新病而诱发，本条所述胃中不和，并不是药有所误，而是早有的宿病，因新感后又复发作也。又由于本条干噫食臭、胁下有水气的说明，则本方有用于胃下垂、胃扩张以及胃酸过多等疾患的机会甚明，并由于腹中雷鸣下利的说明，更可知亦有应用于胃肠炎的机会。总之，一般胃肠疾病，现以上三方证者很多，依证选用之均有良效。

【辨证要点】 心下痞满、干噫食臭、肠鸣下利者。

【验案】 彭某，女性，30 岁，病历号 31221，1965 年 8 月 26 日初诊。因吃葡萄而患腹泻已 3 天，每日 3 次水样便，腹微痛，咽干不思饮，心下痞满，纳差，嗳气，腹时胀满而肠鸣辘辘，四肢乏力，苔白腻，脉弦滑。原本中寒，又值外邪相加，中阳不运，水饮内作，因见肠鸣下利，嗳气，纳差等症，与生姜泻心汤：

生姜 12 克，干姜 3 克，炙甘草 10 克，党参 10 克，半夏 12 克，黄芩 10 克，黄连 10 克，大枣 4 枚。

结果：上药服 1 剂，腹泻、腹痛止，服 3 剂诸症好转。

第十八章　栀子豉汤类方

一、栀子豉汤方证

【方剂组成】栀子（擘）十四个，香豉（绵裹）四合。

【用法】上二味，以水四升，先煮栀子得二升半，内豉，煮取一升半，去滓，分为二服，温进一服，得吐者，止后服。

【参考处方】栀子6克，香豉10克。

上2味，以冷水500毫升浸泡1小时，煎开锅后15～20分钟，取汤150毫升，温服，再续水煎一次温服。

【方解】二物均属苦寒除热药，并均有解烦的特能，合以为方故治烦热而心中懊侬者。

【仲景对本方证的论述】

《伤寒论》第76条："发汗吐下后，虚烦不得眠，若剧者，必反复颠倒，心中懊侬，栀子豉汤主之。若少气者，栀子甘草豉汤主之；若呕者，栀子生姜豉汤主之。"

注解：心中懊侬谓心中烦闷不可名状，实即心烦的剧烈的意思。经过汗、吐、下的治疗后，实邪虽去，但遗热未除，攻冲头脑，因使虚烦不得眠。证之剧者，则更辗转反侧而心中懊侬，宜以栀子豉汤主之。若上证而其人自觉虚怯少气者，则宜栀子甘草豉汤主之；若上证而又见呕者，则宜栀子生姜豉汤主之。

按：此所谓虚烦是相对于实烦而言，不要以为本方能治虚，本条所述，即炎症或充血而脑受刺激的剧烈证候。

《伤寒论》第77条："发汗，若下之，而烦热，胸中窒者，栀子豉汤主之。"

注解：胸中窒，即指胸部的正中间有窒塞感，实即食道狭窄的自觉证。发汗或下之，其人仍烦热并胸中有窒塞感者，栀子豉汤主之。

按：此证多有，但不定见之于发汗或下之后，即使有烦，然亦不甚明显。患者主述胸中窒塞而烦闷者即是。此与咽中如有炙脔的半夏厚朴汤证不同，半夏厚朴汤证常由于患者主述不清而易混淆，故问诊必须精细。胡老讲道："昔时邻居老工人尹某，一日来告。谓经过钡餐造影检查，确诊为食道憩室，请我治疗，因笑答曰：'食道憩室我未曾见过，请告所苦。'据述只觉食道阻塞，心烦不宁，因与栀子豉汤3服后，症大减，但食时尚觉不适，续服20余剂，症全消失。后再进行钡剂造影检查，未再见憩室。"此案较奇，故附此以供参考。

《伤寒论》第78条："伤寒五六日，大下之后，身热不去，心中结痛者，未欲解也，栀子豉汤主之。"

注解：伤寒五六日，常为病传少阳而现柴胡证的时期，病不在里，故虽大下之后而身热不去。心中结痛，即胃上口处有结滞疼痛感，此亦因于误下，邪热内陷，因使该体部发炎的结果，宜栀子豉汤主之。

《伤寒论》第81条："凡用栀子汤，病人旧微溏者，不可与服之。"

注解：栀子清热泻火，而不宜于虚寒证，病人久有大便溏泄症，乃中虚多寒，故不可与栀子为主的配剂。

《伤寒论》第221条："阳明病，脉浮而紧，咽燥口苦，腹满而喘，发热汗出，不恶寒，反恶热，身重。若发汗则躁，心愦愦，反谵语。若加温针，必怵惕，烦躁不得眠。若下之，则胃中空虚，客气动膈，心中懊憹，舌上胎者，栀子豉汤主之。"

注解：见白虎加人参汤方证。

《伤寒论》第228条："阳明病，下之，其外有热，手足温，不结胸，心中懊憹，饥不能食，但头汗出者，栀子豉汤主之。"

注解：阳明病，表证未罢即下之，必使邪热内陷，若其外有热，手足温，则热未结实于里，故不结胸，热自内上迫，故心中懊憹。饥不能食，但头汗出，为大陷胸汤和栀子豉汤的共有证，但结胸则热结于里，而外无大热。栀子豉汤证则外有热，手足温，此是两方证的主要鉴别点。

《伤寒论》第 375 条："下利后更烦，按之心下濡者，为虚烦也，宜栀子豉汤。"

注解：下利后更烦者，遗热未除。按其心下濡软则里不实，知为虚烦，因以栀子豉汤主之。

按：至此乃出示栀子豉汤的腹证，由于胃中空虚，故按之濡，以是可知本方证所主虚烦的意义了。

【辨证要点】胸中窒塞而烦闷者。

【验案】刘某，女性，12 岁，1966 年 3 月 10 日初诊。感冒后头痛，恶心，呕吐，寒热往来，咽干口渴思凉饮，心中烦躁，服小柴胡加生石膏汤后，热降烦除，刻下仍心中懊憹，口干欲凉饮，饮食二便如常，苔白而干，舌尖红，脉滑数。此上焦得通，津液得下，胃气因和，身濈然汗出为向愈之兆，惟仍有内邪虚热未解，阳明之热未除，为栀子豉汤合小柴胡汤方证：

栀子 6 克，淡豆豉 10 克，柴胡 6 克，黄芩 6 克，党参 6 克，炙甘草 3 克，生姜 6 克，大枣 3 枚，生石膏 30 克。

结果：上药服 1 剂，睡眠好，全身汗出，寒热未作，体温正常。继以复胃阳以生津调理一周而愈。

二、栀子甘草豉汤方证

【方剂组成】栀子（擘）十四个，香豉（绵裹）四合，甘草（炙）二两。

【用法】上三味，以水四升，先煮栀子、甘草取二升半，内豉，煮取一升

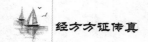

半，去滓，分二服，温进一服，得吐者，止后服。

【参考处方】栀子6克，甘草6克，香豉10克。

上3味，以冷水500毫升浸泡1小时，煎开锅后15～20分钟，取汤150毫升，温服，再续水煎一次温服。

【方解】此于栀子豉汤加安中益气的甘草，故治栀子豉汤证而虚怯少气者。

【仲景对本方证的论述】

《伤寒论》第76条："发汗吐下后，虚烦不得眠，若剧者，必反复颠倒，心中懊憹，栀子豉汤主之。若少气者，栀子甘草豉汤主之；若呕者，栀子生姜豉汤主之。"

注解：见栀子豉汤条。

【辨证要点】栀子豉汤证而虚怯少气者。

三、栀子生姜豉汤方证

【方剂组成】栀子（擘）十四个，香豉（绵裹）四合，生姜（切）五两。

【用法】上三味，以水四升，先煮栀子、生姜，取二升半，内豉，煮取一升半，去滓，分二服，温进一服，得吐者，止后服。

【参考处方】栀子6克，生姜15克，香豉10克。

上3味，以冷水500毫升浸泡1小时，煎开锅后15～20分钟，取汤150毫升，温服，再续水煎一次温服。

【方解】于栀子豉汤加治呕逆的生姜，故治栀子豉汤证而呕逆者。

【仲景对本方证的论述】

《伤寒论》第76条："发汗吐下后，虚烦不得眠，若剧者，必反复颠倒，心中懊憹，栀子豉汤主之。若少气者，栀子甘草豉汤主之；若呕者，栀子生姜豉汤主之。"

注解：见栀子豉汤方。

【辨证要点】栀子豉汤证而呕者。

四、枳实栀子豉汤方证

【方剂组成】枳实（炙）三枚，栀子（擘）十四个，香豉（绵裹）一升。

【用法】上三味，以清浆水七升，空煮取四升，内枳实、栀子，煮取二升，下豉，更煮五六沸，去滓，温分再服，覆令微似汗。若有宿食者，内大黄如博棋子五六枚，服之愈。

【参考处方】枳实6克，栀子6克，淡豆豉15克。

上3味，以凉水500毫升浸泡1小时，煎15～20分钟，取汤100毫升，温服。续水再煎一次温服。

【方解】此于栀子豉汤加消胀的枳实，故治栀子豉汤证而心下胀满者。

【仲景对本方证的论述】

《伤寒论》第393条："大病差后，劳复者，枳实栀子豉汤主之。若有宿食者，内大黄如博棋子五六枚，服之愈。"

注解："大病差后"即指伤寒病愈以后，"劳复"谓不善摄生，因使病复。但本条所指是由于饮食无节所致外无寒热，而只心中懊憹、心下胀满者，当可以本方主之。若有宿食、大便不通者，更宜加大黄服之即愈。

按："若有宿食"以下一段，原是方后语，本条为文过于简略，有此一段，乃可理解为食复所致病，故并为一条解之。

【辨证要点】栀子豉汤证而心下胀满者。

五、栀子厚朴汤方证

【方剂组成】栀子（擘）十四个，厚朴（炙，去皮）四两，枳实（水浸，炙令黄）四枚。

【用法】上三味，以水三升半，煮取一升半，去滓，分二服，温进一服，得

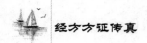

吐者，止后服。

【参考处方】栀子 6 克，厚朴 12 克，枳实 10 克。

上 3 味，以冷水 500 毫升浸泡 1 小时，煎开锅后 15～20 分钟，取汤 150 毫升，温服，再续水煎一次温服。

【方解】栀子解烦热，厚朴、枳实消胀满，故治心烦热而腹胀满者。

【仲景对本方证的论述】

《伤寒论》第 79 条："伤寒下后，心烦腹满，卧起不安者，栀子厚朴汤主之。"

注解：太阳伤寒证，本宜汗而不宜下，今以误下后，则邪热内陷，因致心烦热、腹胀满、卧起不安者，栀子厚朴汤主之。

按：此腹满亦属虚满，但与太阳病的腹满有寒热之别。由于心烦热和腹胀满，故使其人卧起不安。此证亦多有，宜注意。

【辨证要点】心烦热和腹胀满者。

六、栀子柏皮汤方证

【方剂组成】肥栀子（擘）十五个，甘草（炙）一两，黄柏二两。

【用法】上三味，以水四升，煮取一升半，去滓，分温再服。

【参考处方】栀子 6 克，炙甘草 6 克，黄柏 6 克。

上 3 味，以凉水 500 毫升浸泡 1 小时，煎 15～20 分钟，取汤 150 毫升温服。再续水煎一次温服。

【方解】栀子、黄柏解热止烦，并有祛黄机能。甘草缓急迫，故治黄疸证烦热而急迫者。

【仲景对本方证的论述】

《伤寒论》第 261 条："伤寒身黄发热，栀子柏皮汤主之。"

注解：形似太阳伤寒，发热而身黄者，栀子柏皮汤主之。

按：黄疸病发烦热而不可下者，宜本方。

【辨证要点】黄疸病发热心烦者。

七、栀子干姜汤方证

【方剂组成】栀子（擘）十四个，干姜二两。

【用法】上二味，以水三升半，煮取一升半，去滓，分二服，温进一服，得吐者，止后服。

【参考处方】栀子6克，干姜6克。

上2味，以冷水500毫升浸泡1小时，煎开锅后15～20分钟，取汤150毫升温服，再续水煎一次温服。

【方解】栀子豉汤不用豆豉，而伍以温中的干姜，故治栀子豉汤证烦热较轻而有呕逆或下利者。

【仲景对本方证的论述】

《伤寒论》第80条："伤寒，医以丸药大下之，身热不去，微烦者，栀子干姜汤主之。"

注解：太阳伤寒，医误以丸药大下之，徒伤中气，而身热不去，并其人微烦者，则宜栀子干姜汤主之。

【辨证要点】身热微烦而呕逆或下利者。

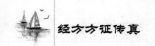

第十九章 甘草汤类方证

一、甘草汤方证

【方剂组成】甘草二两。

【用法】上一味，以水三升，煮取一升半，去滓，温服七合，日二服。

【参考处方】生甘草10克。

上1味，以水500毫升，煎取汤200毫升，去滓，分2次温服。

【方解】甘草有缓急安中止痛、解毒等作用，本方主治当亦不外于此。

【仲景对本方证的论述】

《伤寒论》第311条："少阴病，二三日，咽痛者，可与甘草汤，不差，与桔梗汤。"

注解：咽痛之轻证，则可与甘草汤，若服后而痛不止，则宜与桔梗汤治之。

按：此当是论述咽喉部发炎的证治，红肿轻者则痛轻，与甘草汤即治。红肿重者则痛重，须更加桔梗治之。至于少阴病云云，已解于半夏散及汤方证，可互参。

【辨证要点】咽喉痛之轻证者。

二、桔梗汤方证

【方剂组成】桔梗一两，甘草二两。

【用法】上二味，以水三升，煮取一升，去滓，温分再服。

【参考处方】桔梗6克，生甘草10克。

上2味，以水500毫升，煎取100毫升，温服。续水再煎一次温服。

【方解】桔梗味辛微温而有排脓作用，并有治胸胁痛的功能，于甘草汤中加入此味，故治甘草汤证而有上述的桔梗证者。

【仲景对本方证的论述】

《伤寒论》第311条："少阴病，二三日，咽痛者，可与甘草汤，不差，与桔梗汤。"

注解：见甘草汤方证。

《金匮要略·肺痿肺痈咳嗽上气病》第12条："咳而胸满，振寒脉数，咽干不渴，时出浊唾腥臭，久久吐脓如米粥者，为肺痈，桔梗汤主之。"

注解：咳而胸满，即因咳而胸满的意思。振寒、脉数为有痈脓之候。多咳唾故咽干，里无热故不渴。时出浊唾腥臭以至吐脓如米粥者，此肺痈的明征，宜以桔梗汤主之。

按：肺痈用桔梗，不只为排脓，并亦治胸胁痛，临床于肝炎患者，诉肝区痛剧则常于适方加桔梗，确有效验。《神农本草经》谓桔梗治胸胁痛如刀刺，可信。

【辨证要点】咽痛，咳吐脓痰，或胸痛者。

三、芍药甘草汤方证

【方剂组成】白芍药、甘草（炙）各四两。

【用法】上二味，以水三升，煮取一升五合，去滓，分温再服。

【参考处方】芍药18克，炙甘草10克。

上2味，以冷水500毫升浸泡1小时以上，煎开锅后15～20分钟，取汤150毫升温服，续水再煎一次温服。

【方解】此于甘草汤中加芍药，故治甘草汤证腹挛痛，或其他体部挛急者。

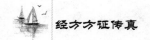

【仲景对本方证的论述】

《伤寒论》第 29 条：“伤寒脉浮，自汗出，小便数，心烦，微恶寒，脚挛急，反与桂枝欲攻其表，此误也。得之便厥，咽中干，烦躁，吐逆者，作甘草干姜汤与之，以复其阳；若厥愈足温者，更作芍药甘草汤与之，其脚即伸；若胃气不和，谵语者，少与调胃承气汤；若重发汗，复加烧针者，四逆汤主之。”

注解：见甘草干姜汤方证。

按：本方不只治脚挛急，即脚弱无力、行步困难者，用之亦验，古人名为去杖汤即由于此。

【辨证要点】四肢、胃腹等处挛急疼痛者。

【验案】刘某，男性，50 岁，初诊日期 1968 年 9 月 21 日。前阴抽痛，伴经常胃脘痛半年，经补肾养肝等法治疗不效，经友人介绍来会诊，舌苔薄白，脉沉细弦。属津血虚而筋脉失养，为芍药甘草汤的适应证：

白芍 18 克，炙甘草 18 克。

结果：服 3 剂前阴抽痛好转，服 6 剂诸症已。

四、芍药甘草附子汤方证

【方剂组成】芍药、甘草（炙）各三两，附子（炮，去皮，破八片）一枚。

【用法】上三味，以水五升，煮取一升五合，去滓，分温三服。

【参考处方】芍药 10 克，炙甘草 10 克，炮附子 15 ~ 30 克。

上 3 味，以冷水 600 毫升浸泡 1 小时，先煎附子 40 分钟，加入芍药、甘草再煎 15 ~ 20 分钟，取汤 150 毫升，温服，再续水煎一次温服。

【方解】此于芍药甘草汤更加附子，故治芍药甘草汤证而陷于阴证者。

【仲景对本方证的论述】

《伤寒论》第 68 条：“发汗，病不解，反恶寒者，虚故也，芍药甘草附子汤主之。”

注解：发汗表解，则不恶寒，今反恶寒者，是因发汗不合法，亡失津液，使其陷于阴虚寒证，故用芍药甘草附子汤治之。

按：本宜桂枝汤以解肌，而反用麻黄汤以发汗，或本宜小发汗，而反大发其汗等，均属发汗不合法，因使津液大量亡失而陷于阴证，现芍药甘草汤证而更恶寒者，宜本方主之。论中只言反恶寒，亦简文，不可不知。

【辨证要点】芍药甘草汤证更见阳虚寒证者。

五、甘草小麦大枣汤方证

【方剂组成】甘草三两，小麦一升，大枣十枚。

【用法】上三味，以水六升，煮取三升，温分三服。

【参考处方】炙甘草 10 克，小麦 30 克，大枣 4 枚。

上 3 味，以冷水 600 毫升浸泡 1 小时，煎 15～20 分钟，取汤 150 毫升，温服，再续水煎一次温服。

【方解】三药皆味甘缓急之品，故治精神失常而急迫者。

【仲景对本方证的论述】

《金匮要略·妇人杂病》第 6 条："妇人脏躁，喜悲伤欲哭，象如神灵所作，数欠伸，甘麦大枣汤主之。"

注解：喜悲伤欲哭，即屡有悲伤欲哭的意思，象如神灵所作，谓其言行动作，像有神灵凭依的样子。欠伸即呵欠，数欠伸，谓呵欠频频也。此宜甘草小麦大枣汤主之。

按：脏躁所指不明，但通过实践，凡无故哭笑，情难自已的精神病，不论男女用之多验。虚证小儿夜哭用之也效。

【辨证要点】无故哭笑难以自控而偏虚者。

六、甘草粉蜜汤方证

【方剂组成】甘草二两，粉一两，蜜四两。

【用法】上三味，以水三升，先煮甘草，取二升，去滓，内粉蜜，搅令和，煎如薄粥，温服一升，差即止。

按：原书只谓粉，为治蛔虫，当是铅粉，不过铅粉有毒。以上按古法一剂分二服，若按今法，各药宜减半用。

【参考处方】炙甘草 24 克，白及 12 克，蜂蜜 45 克。

上 3 味，以冷水 600 毫升浸泡前二味 1 小时，煎 15～20 分钟，取汤 100 毫升，加入蜂蜜煎开锅，温服，再续水煎一次温服。

【方解】铅粉杀虫，甘草蜂蜜既能止痛，又以甘草而诱杀之，实治虫痛的妙法。

【仲景对本方证的论述】

《金匮要略·跌蹶手指臂肿转筋阴狐疝蛔虫病》第 6 条："蛔虫之为病，令人吐涎，心痛，发作有时。毒药不止，甘草粉蜜汤主之。"

注解：吐涎、心腹痛发作有时，为有蛔虫，用其他毒药而痛不止者，以甘草粉蜜汤主之。

按：甘草蜂蜜治心腹痛有奇效。本方去铅粉，加白及 10 克，治溃疡病剧痛者，屡用皆验。

【辨证要点】胃脘疼痛急迫而胀满不甚者。

【验案】夏某，女性，52 岁，病历号 35866，1980 年 4 月 17 日初诊。反复发作胃脘疼痛已 10 多年，经钡剂造影检查诊断为"十二指肠球部溃疡"，近 1 周来痛如刀割，夜晚尤甚，用中西药多治无效，苔白微腻，脉弦细沉，证属中寒急迫，急以温中缓急，与甘草粉蜜汤加减：

甘草 18 克，白蜜 45 克，白及 10 克。

结果：当日服一煎痛未作，夜得安眠，第 2 天服第二煎尽。自觉如常人，又继服小建中汤 3 剂，疗效巩固，停药 1 周也未见不适。

七、生姜甘草汤方证

【方剂组成】生姜五两，人参三两，甘草四两，大枣十五枚。

【用法】上四味，以水七升，煮取三升，分温三服。

【参考处方】生姜 15 克，党参 10 克，炙甘草 6 克，大枣 4 枚。

上 4 味，以冷水 600 毫升浸 1 小时，煎 15 ~ 20 分钟，取汤 100 毫升，温服，再续水煎一次温服。

【方解】生姜治呕，余皆健胃养正之品，此亦胃虚饮逆的治剂。

【仲景对本方证的论述】

《金匮要略·肺痿肺痈咳嗽上气病》附方（三）："《千金》生姜甘草汤，治肺痿，咳唾涎沫不止，咽燥而渴。"

注解：胃虚饮逆，故咳唾涎沫不止，以是则伤津损液，因致咽燥而渴者，本方治之。

按：此咽燥而渴，只是咽中干思水润之而已，与白虎汤证烦渴引饮者大异，宜注意。

【辨证要点】咳吐白痰而呕，胃虚纳差者。

八、排脓汤方证

【方剂组成】甘草二两，桔梗三两，生姜一两，大枣十枚。

【用法】上四味，以水三升，煮取一升，温服五合，日再服。

【参考处方】桔梗 10 克，生甘草 10 克，生姜 15 克，大枣 4 枚。

上 4 味，以水 500 毫升，煎取 100 毫升，温服。续水再煎一次温服。

【方解】此于桔梗汤增量桔梗，加强排脓的作用，复加姜枣辅甘草安中以养正，疮痈耗人气血，排脓养正是为要法。

按：此方见于《金匮要略·疮痈肠痈浸淫病》篇，但有方无证，就其方名，知为疮痈排脓而设，由于来源于桔梗汤，若参照桔梗汤证而活用之，可无大错。

【辨证要点】咳唾浊痰、胸痛而病久者。

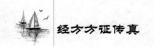

第二十章　枳术汤类方证

一、枳术汤方证

【方剂组成】枳实七枚，白术二两。

【用法】上二味，以水五升，煮取三升，分温三服。腹中软，即当散也。

【参考处方】枳实 15 克，白术 10 克。

上 2 味，以冷水 600 毫升浸 1 小时，煎 15～20 分钟，取汤 100 毫升，温服，再续水煎一次温服。

【方解】枳实行气、破结而消胀满，伍以逐饮利尿的白术，故治有水饮、心下坚满而小便不利者。

【仲景对本方证的论述】

《金匮要略·水气病》第 30 条："心下坚，大如盘，边如旋盘，水饮所作，枳术汤主之。"

注解：旋盘为何物不明，但谓边如旋盘明明是边缘界限分明。心下坚满，其大如盘，按之边缘分明，此为水饮所作，宜以枳术汤主之。

【辨证要点】心下坚满而边界清楚又见小便不利者。

二、枳实芍药散方证

【方剂组成】枳实（烧令黑，勿太过）、芍药等分。

【用法】上二味，杵为散，服方寸匕，日三服，并主痈脓，以麦粥下之。

【参考处方】枳实10克，白芍10克。

上2味，以凉水500毫升浸1小时，煎15～20分钟，取汤100毫升，温服。再续水煎一次温服。

【方解】此于枳实伍以除血痹、治腹挛痛的芍药，故治血阻气滞而腹满痛者。腹满痛者。下之以麦粥，亦不外于安中养正之意，故亦主痈脓。

【仲景对本方证的论述】

《金匮要略·妇人产后病》第4条："产后腹痛，烦满不得卧，枳实芍药散主之。"

注解：产后腹痛多由于血阻气滞所致，烦满不得卧，更是热郁气壅之象，故宜枳实芍药散主之。

《金匮要略·妇人产后病》第5条："师曰：'产妇腹痛，法当以枳实芍药散，假令不愈者，此为腹中有干血着脐下，宜下瘀血汤主之。'"

注解：见下瘀血汤方证。

【辨证要点】腹满挛痛或有心烦不安者。

三、排脓散方证

【方剂组成】枳实十六枚，芍药六分，桔梗二分。

【用法】上三味，杵为散，取鸡子黄一枚，以药散与鸡子黄相等，揉和令相得，饮和服之，日一服。

【参考处方】枳实10克，白芍10克，桔梗10克。

上3味，以凉水500毫升浸1小时，煎取100毫升，加入鸡子黄1枚，温服。续水再煎一次温服。

【方解】此于枳实芍药散而加排脓的桔梗，故治枳实芍药散证而有痈脓者。

按：此和排脓汤，亦有方无证。由于是枳实芍药散的加味方，可参照枳实芍

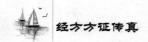

药散方证而施用之。

四、桂枝生姜枳实汤方证

【方剂组成】桂枝三两，生姜三两，枳实五枚。

【用法】上三味，以水六升，煮取三升，分温三服。

【参考处方】桂枝10克，生姜15克，枳实10克。

上3味，以冷水500毫升浸泡1小时，煎开锅后15～20分钟，取汤150毫升，温服，再续水煎一次温服。

【方解】此于枳实配伍主气冲的桂枝，和治饮逆的生姜，故治诸逆（指痰饮客气冲逆而言），以至心中痞塞而心悬痛者。

【仲景对本方证的论述】

《金匮要略·胸痹心痛短气病》第8条："心中痞，诸逆，心悬痛，桂枝生姜枳实汤主之。"

注解：心中痞，即心脏有痞塞的自觉证。心悬痛，即心脏所处的一侧痛。由于诸逆，因致心中痞塞而心悬痛者，桂枝生姜枳实汤主之。

按：本条颇能说明心绞痛的证治，不过实践证明，此证单用本方的机会反少，而以用大柴胡汤与桂枝茯苓丸或桃核承气汤合方的机会为多，此于大柴胡汤条文论述中已详述之。可互参。

【辨证要点】心下痞塞，胸胁闷痛者。

第二十一章　栝楼薤白汤类方证

一、栝楼薤白白酒汤方证

【方剂组成】栝楼实一枚（捣），薤白半升，白酒七升。

【用法】上三味，同煮，取二升，分温再服。

【参考处方】栝楼45克，薤白15克。

上2味，以冷水600毫升浸1小时，煎15～20分钟，取汤100毫升，加入黄酒30毫升，温服，再续水煎一次温服。

【方解】栝楼开胸逐痰止嗽，薤白散结止痛，合以为方，故治胸痹痛而喘息咳唾者。煎以白酒，更使药力畅行无阻也。

【仲景对本方证的论述】

《金匮要略·胸痹心痛短气病》第3条："胸痹之病，喘息咳唾，胸背痛，短气，寸口脉沉而迟，关上小紧数，栝楼薤白白酒汤主之。"

注解：寸口以候胸中，今关脉沉而迟，知为胸中的气虚。关上以候心下，今关上小紧弦，知为心下寒饮盛，寒饮乘虚逆迫于胸中，因致喘息咳唾、胸背痛而短气，此胸痹之病，宜以栝楼薤白白酒汤主之。

按：心一动则三部脉皆动，寸关尺可有形象的不同，但绝无至数的互异。若寸脉迟，关上亦不可能数，数当是弦之误，宜改之。

【辨证要点】胸闷，胸背痛，短气或喘息者。

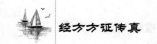

二、栝楼薤白半夏汤方证

【方剂组成】栝楼实（捣）一枚，薤白三两，半夏半升，白酒一斗。

【用法】上四味，同煮，取四升，温服一升，日三服。

【参考处方】栝楼45克，薤白15克，姜半夏30克。

上3味，以冷水600毫升浸1小时，煎15～20分钟，取汤100毫升，加入黄酒30毫升，温服，再续水煎一次温服。

【方解】此于栝楼薤白白酒汤减少薤白量，而加大下气逐饮的半夏之量，故治栝楼薤白白酒汤证，饮逆较甚而喘息咳唾更剧者。

【仲景对本方证的论述】

《金匮要略·胸痹心痛短气病》第4条："胸痹不得卧，心痛彻背者，栝楼薤白半夏汤主之。"

注解：不得卧，谓胸闷心痛，或喘息咳唾剧甚而致不得卧。心痛彻背，即从心到背俱疼的意思，此宜以栝楼薤白半夏汤主之。

【辨证要点】胸闷心痛、咳逆短气甚者。

【验案】安某，女性，74岁，病历号162346，1965年6月14日初诊。患心绞痛1年多，常胸前剧痛，每发作则不能平卧，呼吸困难，大汗出，经常服用硝酸甘油、氨茶碱，大便干，口干不思饮，苔白厚，脉弦细。证属痰阻胸阳，瘀血阻络。治以化痰通阳，祛瘀通脉，与栝楼薤白半夏汤加味：

栝楼45克，薤白27克，半夏70克，白酒60克，桂枝10克，枳实10克，桃仁10克，陈皮30克，白芍12克。

结果：上药服3剂，痛减，但小有劳则发心区痛，上方加茯苓12克，继服6剂，胸痛时作时休，仍以上方稍加减，服1月后，胸痛不再发作。

三、枳实薤白桂枝汤方证

【方剂组成】枳实四枚，厚朴四两，薤白半斤，桂枝一两，栝楼实一枚

（捣）。

【用法】上五味，以水五升，先煮枳实、厚朴，取三升，去滓，内诸药，煮数沸，分温三服。

【参考处方】枳实 10 克，厚朴 10 克，栝楼 45 克，薤白 15 克，桂枝 10 克。

上 6 味，以冷水 800 毫升浸 1 小时，煎 15～20 分钟，取汤 100 毫升，温服，再续水煎一次温服。

【方解】此于栝楼薤白白酒汤加行气消胀的枳实、厚朴，和降冲气的桂枝，故治栝楼薤白白酒汤证而胸腹逆满者。

【仲景对本方证的论述】

《金匮要略·胸痹心痛短气病》第 5 条："胸痹，心中痞气，气结在胸，胸满，胁下逆抢心，枳实薤白桂枝汤主之，人参汤亦主之。"

注解：见理中汤方证。

【辨证要点】栝楼薤白白酒汤证胸腹逆满明显者。

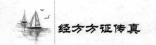

第二十二章　芎归胶艾汤类方证

一、芎归胶艾汤方证

【方剂组成】川芎二两，阿胶二两，甘草二两，艾叶三两，当归三两，芍药四两，干地黄。

【用法】上七味，以水五升，清酒三升，合煮，取三升，去滓，内胶，令消尽，温服一升，日三服，不差更作。

按：干地黄原无剂量，可能其意为据证而定，一般应以六至八两为宜。

【参考处方】川芎 6 克，阿胶 10 克，炙甘草 6 克，艾叶 10 克，当归 10 克，白芍 12 克，生地 15～30 克。

上 7 味，以冷水 800 毫升浸 1 小时，煎 15～20 分钟，取汤 100 毫升，乘热加入阿胶，同时加入黄酒 30 毫升，温服，再续水煎一次温服。

【方解】生地、阿胶、艾叶协力以止血，当归、川芎、芍药、甘草调血脉而治腹痛，故此治失血证腹中痛而有脱血的虚候者。

【仲景对本方证的论述】

《金匮要略·妇人妊娠病》第 4 条："师曰：'妇人有漏下者，有半产后因续下血都不绝者，有妊娠下血者。假令妊娠腹中痛，为胞阻，胶艾汤主之。'"

注解：妇人漏下，即子宫出血，半产即流产。妇人有漏下者，有因半产续下血不绝者，亦有妊娠下血者。假令妊娠腹中痛，是子宫有瘀血的阻碍，故谓为胞阻，此均宜芎归胶艾汤主之。

按：本方的应用并不限于以上所述妇人诸病，凡诸失血，属虚而腹中痛者，不问男女均可用之。又芎归地芍四味，后世名之为四物汤，谓为补血的要药。芍药除血痹而主腹痛，已屡言之，至于当归、川芎、生地，均不外是强壮性的祛瘀药。不过芎归性温宜于虚寒，生地性寒宜于虚热。补虚定痛则川芎较逊于当归，行瘀开郁则当归稍次于川芎。生地除烦热，并有止血的特能。此三药的性能概要区分，于具体的应用可详参以下诸方。

【辨证要点】诸失血症属虚证而见腹中痛者。

【验案】宋某，女性，17岁，某医院会诊病例，病历号114533，1982年10月11日会诊。

患者出生时即有唇、腭裂，2岁时将唇裂缝合。因有"先天性肝糖元累积症"，GPT经常高，一直未进行腭裂缝合，直至上月经内科多方检查，认为可以手术，方于9月25日在全麻下进行了腭裂修复术（兰氏＋咽后壁瓣），术中输少量血，手术顺利。术后前2天除低热（37.5℃）外无不良反应，但于第3天伤口开始渗血，用碘条填塞无效。继用止血敏、Vc、Vk、6－氨基乙酸、抗血纤溶芳酸等皆无效。又服益气止血中药数剂也无效。因失血过多，不得不输新鲜血液维持生命。第1～2天尚能维持24小时，但自第3天起，仅能维持12小时，因此每天输血，至今输血已逾3000毫升，故请紧急会诊。

会诊时实验室检查所见：GPT 111单位，血红蛋白9.4克，白细胞总数10400，血小板126000，血钾4.1，血钠140，血氨100，出血时间1分钟，凝血时间1分钟，凝血象检查：复钙时间2分（对照2分30秒），凝血酶元时间15秒（对照14.5秒），第V因子19秒（对照21秒），第Ⅶ因子19.5秒（对照20.5秒），凝血酶凝固试验21秒（对照18秒），血清剩余凝血3小时22秒，第Ⅷ因子不少。

会诊时症状：神识尚清，但目喜闭合而不愿看人，烦躁汗出，面色苍白，双鼻孔见黑紫血块，口干思饮，常有饥饿感而思食（因伤口渗血未敢让其进食），大便溏稀而色黑，一日一行，舌质红无苔而见血染，脉细滑数。证属血虚热扰，急宜清热止血而兼补虚育阴之治，方用芎归胶艾汤加减：

生地 30 克，当归 10 克，川芎 10 克，阿胶 10 克，艾叶 10 克，党参 10 克，白芍 10 克，炙甘草 10 克，生石膏 50 克，白术 6 克。

结果：服药 1 剂血即止，第 2 天进流食，停止输血。第 3 天因感食欲较差，而改生地为 15 克，加生地炭 15 克，继服 3 剂，食欲如常，停止输液。至 10 月 18 日复诊时，面色红润，两眼睁睁有神，除稍有汗出外，别无不适，继服 2 剂痊愈出院。

二、当归芍药散方证

【方剂组成】当归三两，川芎三两，芍药一斤，茯苓四两，白术四两，泽泻半斤。

【用法】上六味，杵为散，取方寸匕，酒和，日三服。

【参考处方】当归 10 克，川芎 6 克，白芍 18 克，茯苓 12 克，白术 10 克，泽泻 18 克。

上 6 味，以冷水 800 毫升浸 1 小时，煎 15～20 分钟，取汤 100 毫升，加入黄酒 30 毫升，温服，再续水煎一次温服。

【方解】芍药缓挛急而治腹痛，当归、川芎调经血并兼补虚，茯苓、白术、泽泻利小便而逐水气，故此治瘀血性的腹中急痛症，其人或冒眩，或心下悸、或小便不利而有血虚的表现者。

【仲景对本方证的论述】

《金匮要略·妇人妊娠病》第 5 条："妇人怀妊，腹中㽲痛，当归芍药散主之。"

注解：妇人怀孕而腹中急痛，当亦胞阻的为患，但不下血，故不与芎归胶艾汤而以本方主之。

《金匮要略·妇人杂病》第 17 条："妇人腹中诸疾痛，当归芍药散主之。

注解：妇人腹中诸疾痛，多属虚寒血滞的为患，宜本方主之。

按：以上二条所述证治，很不完备。本方主用芍药，伍以当归、川芎，其治瘀血性和腹中急痛当无问题，但妇人怀孕腹中急痛，和妇人腹中诸疾痛，虽暗示有瘀血的一面，亦不定必须本方主之。因本方有大量苍术，泽泻等利尿药，应有头冒眩、心下悸、和小便不利等证候，不可不知。

【辨证要点】腹痛拘急，头晕心悸，小便不利者。

【验案】刘某，女性，50 岁，病历号 14938，1965 年 10 月 27 日初诊。47 岁时行子宫手术摘除，术后时腹胀汗出，或腹痛，屡经中西医治疗未愈。近感头晕、心悸、失眠明显，大便色黑不畅，全身不适，血压 200/110 毫米汞柱，苔白润，脉沉细。证属瘀血内阻，痰饮上犯，拟以活血祛饮，与当归芍药散加减：

白芍 24 克，当归 10 克，川芎 10 克，茯苓 30 克，泽泻 5 克，白术 10 克，桂枝 12 克，桃仁 10 克，丹皮 10 克。

结果：上药服 5 剂，诸症均减，血压亦下降为 180/102 毫米汞柱。继加减服用，11 个月自感无不适，血压为 128/85 毫米汞柱。

三、温经汤方证

【方剂组成】吴茱萸三两，当归、川芎、芍药、人参、桂枝、阿胶、牡丹皮（去心）、生姜、甘草各二两，半夏半升，麦门冬（去心）一升。

【用法】上十二味，以水一斗，煮取三升，分温三服。亦主妇人少腹寒，久不受胎，兼取崩中去血，或月水来过多，及至期不来。

【参考处方】吴茱萸 15 克，当归 10 克，川芎 6 克，白芍 10 克，人参 10 克，桂枝 10 克，阿胶 10 克，牡丹皮 10 克，生姜 15 克，炙甘草 6 克，半夏 15 克，麦冬 15 克。

上 12 味，以凉水 800 毫升浸泡 1 小时，煎取 100 毫升，温服。续水再煎一

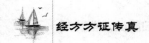

次温服。

【方解】既用吴茱萸汤去大枣加桂枝降逆止呕以祛胃之寒，又用麦门冬汤去大枣滋枯润燥以补胃之虚，另以当归、川芎、芍药、阿胶、丹皮行瘀和血以调经脉。胃为生化之本，气血之源，胃气利则津血生，此为生新祛瘀兼备的治剂，故带下崩中、月事不调久不受孕者，并皆主之。

【仲景对本方证的论述】

《金匮要略·妇人杂病》第9条："问曰：'妇人年五十所，所病下利，数十日不止，暮即发热，少腹里急，腹满，手掌烦热，唇口干燥，何也？师曰：此病属带下。何以故？曾经半产，瘀血在少腹不去。何以知之？其证唇口干燥，故知之，当以温经汤主之。'"

注解：《医宗金鉴》所谓"病下利"之"利"字，当是"血"字。就前后文义看，此说可信。带下，即指崩淋下血病。

大意是说，妇人年已五十，经血当止，今下血数十日不止，暮即发热为瘀血的表现。少腹里急、腹满，不只是虚寒，而亦有少腹急结瘀血的腹证在。手足烦热、唇口干燥亦不只津枯血燥，而必有瘀血的关系，故肯定此属带下的为病。其所以病此，是因其人曾经半产，瘀血在少腹久久不去的缘故，当以温经汤主之。

按：本方的应用面很广，并不限于此证。以其含有芎归胶艾汤、当归芍药散、吴茱萸汤、麦门冬汤诸方义及诸方的合并证，即本方的适应证。证情相当复杂，宜参照各方证而活用之，即可不误。

【辨证要点】芎归胶艾汤、当归芍药散、吴茱萸汤、麦门冬汤诸方证合并证者。

【验案】刘某，女性，23岁，病历号139194，初诊日期1964年9月23日。左手麻木、无力1年余，伴见头晕、身倦、时欲呕，口咽干不思饮，面色苍白无华，舌红无苔，脉细滑稍数。证属津血不足，瘀血阻滞，筋脉失养之证，为温经汤的适应证：

吴茱萸6克，当归10克，川芎6克，党参10克，桂枝10克，阿胶10克，丹皮 6 克，生姜 10 克，炙甘草 6 克，半夏 10 克，麦门冬 18 克。

结果：上药服 3 剂，头晕、呕逆好转，继服 10 剂，诸症已。

四、当归散方证

【方剂组成】当归、黄芩、芍药、川芎各一斤，白术半斤。

【用法】上五味，杵为散，酒饮服方寸匕，日再服。妊娠常服即易产，胎无疾苦。产后百病悉主之。

【参考处方】当归 10 克，黄芩 10 克，白芍 10 克，川芎 6 克，白术 10 克。

上 5 味，以水 600 毫升浸泡 1 小时，煎开锅后 15 ~ 20 分钟，取汤 150 毫升温服。再续水煎一次温服。

【方解】此于当归芍药散去茯苓、泽泻，减芍药和白术的用量而加黄芩，故治当归芍药散证腹痛较轻，无水饮或少有水饮而较烦热者。

【仲景对本方证的论述】

《金匮要略·妇人妊娠病》第 9 条："妇人妊娠，宜常服当归散主之。"

注解：妇人妊娠，无病无须服药。若贫血有热，可服此方以安胎。

【辨证要点】当归芍药散证腹痛较轻，或妊娠血虚有热者。

五、当归四逆汤方证

【方剂组成】当归三两，桂枝（去皮）三两，芍药三两，细辛三两，甘草（炙）二两，通草二两，大枣（擘）二十五枚（一法，十二枚）。

【用法】上七味，以水八升，煮取三升，去滓，温服一升，日三服。

【参考处方】当归 10 克，桂枝 10 克，白芍 10 克，细辛 10 克，炙甘草 6 克，通草 5 克，大枣 4 枚。

上 7 味，以凉水 800 毫升浸泡 1 小时，煎取 100 毫升，温服。续水再煎一次温服。

【方解】通草有通利血脉的作用，加入桂枝汤，同时加入细辛、当归，去生姜，故治血气虚滞于内、荣卫不利于外，因而手足厥寒而脉细欲绝者。

【仲景对本方证的论述】

《伤寒论》第 351 条："手足厥寒，脉细欲绝者，当归四逆汤主之。"

注解：手足厥寒而无呕吐下利，或下利清谷等证，其非虚寒在里甚明。脉细欲绝，则为荣气不足，血少之应，故以当归四逆汤主之。

按：此为桂枝汤的加减方，故主荣卫不利的外寒。与四逆汤、通脉四逆汤专以里寒为治者大异。此所谓厥寒，亦为伤寒之寒，以示寒之在外，与厥冷不同。本方治冻疮有验，亦由于寒伤于外也。

【辨证要点】 手足凉表虚而里寒不甚者。

【验案】 郝某，女性，30 岁，华北无线电厂工人，初诊日期 1965 年 12 月 6 日。四肢关节疼 10 余年，遇冷即发，近三四年来发作较频，常有头晕、四肢逆冷，天气刚冷手足即出现冻疮，口中和不思饮，苔白润，舌质暗红，脉沉细。此属荣卫不利，寒凝血滞之证，治以调荣和卫，温通气血，与当归四逆汤：

当归 10 克，桂枝 10 克，白芍 10 克，细辛 10 克，炙甘草 6 克，通草 6 克，大枣 5 枚。

结果：上药服 3 剂，四肢觉温，继服 20 余剂四肢冷及关节疼消除。

六、当归四逆加吴茱萸生姜汤方证

【方剂组成】 当归三两，桂枝（去皮）三两，芍药三两，细辛三两，甘草（炙）二两，通草二两，大枣（擘）二十五枚，吴茱萸二升，生姜（切）半斤。

【用法】 上九味，以水六升，清酒六升和，煮取五升，去滓，温分五服。（一方，水、酒各四升）。

【参考处方】 当归 10 克，桂枝 10 克，白芍 10 克，细辛 10 克，生姜 24 克，吴茱萸 30 克，炙甘草 6 克，通草 5 克，大枣 4 枚。

上9味，以凉水800毫升浸泡1小时，煎取150毫升，加入黄酒20毫升，温服。续水再煎一次温服。

【方解】 于当归四逆汤加大量吴茱萸、生姜，故治当归四逆汤证而有吴茱萸、生姜证者。

【仲景对本方证的论述】

《伤寒论》第352条："若其人内有久寒者，宜当归四逆加吴茱萸生姜汤。"

注解：此承上条当归四逆汤证言，即是说，若上证其人更内有久寒证者，宜以当归四逆加吴茱萸生姜汤主之。

按：条文只言内有久寒者，未详其证，但由所加吴茱萸、生姜观之，当不外有心腹剧痛、呕逆、头痛等证。

【辨证要点】 当归四逆汤证更见心腹痛、呕逆或头痛者。

【验案】 李某，女性，36岁，病历号1915，初诊1966年5月6日。产后所患左侧偏头痛，已3年未愈，时心下痛，左侧上下肢酸胀，口干不思饮，有时恶心吐清水，苔白润，脉弦细。证属表虚饮盛，治以建中和荣固卫，更以温中化饮，与当归四逆加吴茱萸生姜汤：

当归10克，桂枝10克，芍药10克，生姜15克，炙甘草6克，细辛10克，通草6克，大枣6枚，吴茱萸10克。

结果：上药服4剂头痛明显减轻，心下痛未作，左侧上下肢酸胀亦减，上方增吴茱萸为12克继服7剂，已自感无不适。

七、当归生姜羊肉汤方证

【方剂组成】 当归三两，生姜五两，羊肉一斤。

【用法】 上三味，以水八升，煮取三升，温服七合，日三服。

【参考处方】 当归10克，生姜15克，羊肉50克。

上3味，以冷水800毫升，煎15～20分钟，取汤100毫升，温服，再续水

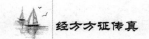

煎一次温服。

【方解】 当归活血定痛，生姜、羊肉养正补虚，故治血虚津枯而腹中痛者。

【仲景对本方证的论述】

《金匮要略·妇人产后病》第 3 条："产后腹中疠痛，当归生姜羊肉汤主之，并治腹中寒疝，虚劳不足。"

注解：产后由于亡血而腹中疠痛者，当归生姜羊肉汤主之。以其有养正补虚作用，故亦治虚劳不足。又因能温中养血活血，故也治寒疝腹痛。

《金匮要略·腹满寒疝宿食病》第 18 条："寒疝腹中痛，及胁痛里急者，当归生姜羊肉汤主之。"

注解：此里急与小建中汤证的里急同，为血虚津枯的应征，故此腹中痛及胁痛，主要是血虚津枯所致，与乌头所主之寒疝痛不同，故以本方主之。

【辨证要点】 血虚腹痛里急者。

八、赤小豆当归散方证

【方剂组成】 赤小豆（浸令芽出，曝干）三升，当归。

【用法】 上二味，杵为散，浆水服方寸匕，日三服。

按：当归原无剂量，《千金》《外台》为三两。

【参考处方】 赤小豆 15 克，当归 10 克。

上 2 味，以冷水 500 毫升，煎 15～20 分钟，取汤 100 毫升，温服，再续水煎一次温服。

【方解】 赤小豆排痈肿脓血，当归养正祛瘀，此治诸疮有痈脓恶血者。

【仲景对本方证的论述】

《金匮要略·百合狐惑阴阳毒病》第 13 条："病者脉数，无热，微烦，默默但欲卧，汗出，初得之三四日，目赤如鸠眼；七八日，目四眦黑，若能食者，脓已成也，赤小豆当归散主之。"

注解：病者脉数，谓患狐惑病人的脉数。脉数主热，但热不在表，故外无热，内有虚热，故只微烦而汗出，默默但欲卧，即默默欲眠目不得闭，卧起不安的简词。初得三四日，炎热初起，故目赤如鸠眼，七八日则已化脓，故目四眦黑。狐惑病本不欲饮食、恶闻食臭，若能食者，即脓已成之候也，赤小豆当归散主之。

按：此述狐惑病，亦有蚀疮在目者。

《金匮要略·惊悸吐衄下血胸满瘀血病》第16条："下血，先血后便，此近血也，赤小豆当归散主之。"

注解：下血。若先见血而大便后下者，此血来自肛门近处，故谓近血，赤小豆当归散主之。

按：近血在肛门属痔，以本方治其疮，故能治愈。

【辨证要点】诸疮有痈脓恶血者。

九、黄土汤方证

【方剂组成】甘草、干地黄、白术、附子（炮）、阿胶、黄芩各三两，灶中黄土半斤。

【用法】上七味，以水八升，煮取三升，分温二服。

【参考处方】炙甘草6克，干地黄15克，白术10克，炮附子10克，生阿胶10克，黄芩10克，灶心土90克。

上7味，以水1000毫升煎灶心土，去滓，以汤代水煎余药，取汤150毫升，入阿胶烊化，温服。再续水煎一次温服。

【方解】灶中黄土，也称伏龙肝，为温性收敛药而有止血的特能，伍以生地、阿胶协力止血，佐以甘草、白术理中燥湿。既用附子之大温，又用黄芩之苦寒，故治诸失血阴阳寒热交错互见而陷于虚证者。本方不仅治下血，也主吐血、衄血。

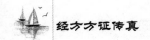

【仲景对本方证的论述】

《金匮要略·惊悸吐衄下血胸满瘀血病》第 15 条："下血，先便后血，此远血也，黄土汤主之。"

注解：下血，若先排便而后下血者，此血出自远处的胃肠，故谓远血，黄土汤主之。

按：本条述证亦很不备，远血在脏，虽以止血为先务，但不定即须本方。若就各药主证言之，生地、阿胶皆兼补虚，当有羸疲、面色苍白等极虚贫血等症，有大量附子可能有肢寒或厥冷脉微等阴寒征候。附子伍术当有水气痹痛，或大便微溏等症。与生地为伍，亦或有麻木不仁。生地与黄芩合用而治热烦，尤其四肢当苦烦热。以上诸症，虽未必一时俱见，但亦绝不能一无所见。应用时，伏龙肝常用至二三两，先煮数沸，澄清去滓留汤煎余药。

【辨证要点】大便溏而下血黑紫，兼见四肢冷痹反心烦热者。

【验案】王某，男性，39 岁，病历号 185193，1968 年 6 月 12 日初诊。患胃脘痛，大便下血已 9 年未愈，经各种检查诊断为"结肠炎出血"。近症，时有黑便，时有黑紫血，常左腹痛及胃脘隐痛，晚上心烦口干思饮，但饮不多，纳尚可，但食不香，时有头晕，自感四肢发凉，苔白腻，脉沉细。证属饮久生热，伤络血溢。治以温化寒饮，养血止血，与黄土汤加减：

生地黄 24 克，党参 10 克，白芍 10 克，干姜 6 克，当归 10 克，川芎 6 克，艾叶 10 克，川附子 6 克，炙甘草 6 克，伏龙肝 60 克（煎汤代水）。

结果：上药服 9 剂，腹痛胃脘痛已，便血渐止。

十、八味丸（又名肾气丸）方证

【方剂组成】干地黄八两，山茱萸四两，薯蓣四两，茯苓三两，丹皮三两，泽泻三两，桂枝一两，附子（炮）一两。

【用法】上八味，末之，炼蜜和丸梧子大，酒下十五丸，日再服。

【参考处方】干地黄 24 克，山萸肉 10 克，山药 10 克，茯苓 10 克，丹皮 10 克，泽泻 18 克，桂枝 3 克，炮附片 6 克。

上 8 味，以凉水 800 毫升浸泡 1 小时，煎取 100 毫升，温服。续水再煎一次温服。

【方解】主用生地，佐以补中益气的山药，和收敛固脱的山萸肉，以滋精气壮血脉。复以茯苓、泽泻利小便，以丹皮祛瘀血，桂枝通利关节，附子振兴沉衰，故此治瘀血水毒交互为患而陷于阴虚证，以至下焦痿痹、少腹不仁、小便不利、失禁、腰腿酸软、痹痛、虚热烦者。

【仲景对本方证的论述】

《金匮要略·中风历节病》附方：崔氏八味丸，治脚气上入，少腹不仁。

注解：少腹不仁，即指小腹部知觉麻痹。若脚气病上入少腹，致该处麻木不仁者，宜本方主之。

《金匮要略·血痹虚劳病》第 15 条："虚劳腰痛，少腹拘急，小便不利者，八味肾气丸主之。"

注解：虚劳病，若腰痛，少腹拘急、小便不利者，八味丸主之。

按：少腹拘急与四逆汤的腹拘急，同属阴寒虚证。拘急在少腹为虚寒在下焦，故腰痛与小便不利，皆虚寒所作，因以本方主之。

《金匮要略·痰饮咳嗽病》第 17 条："夫短气有微饮，当从小便去之，苓桂术甘汤主之。肾气丸亦主之。"

注解：见苓桂术甘汤方。

《金匮要略·消渴小便利淋病》第 4 条："男子消渴，小便反多，以饮一斗，小便一斗，肾气丸主之。"

注解：五苓散证消渴而小便不利，今虽消渴而小便反多，竟饮一斗小便亦一斗，宜以八味丸主之。

按：本条所述，颇似今之糖尿病，但糖尿病用本方的机会很少，而反以石膏的配剂用之较多，宜注意。

《金匮要略·妇人杂病》第 19 条："问曰：'妇人病饮食如故，烦热不得卧而反倚息者，何也?'师曰：'此名转胞，不得溺也。以胞系了戾，故致此病，但利小便则愈。宜肾气丸主之。'"

注解：转胞之胞，指膀胱言，转胞为病名，胞系即输尿管、膀胱、尿道等排尿系统。胞系了戾，谓排尿不痛快。

病无关胃，故饮食如故。烦热有二因，半由于津血枯燥，半由于小便不利，水不得下行，上压胸膈，阻碍呼吸，因而倚息不得卧，此病名转胞，即以胞系了戾而不得小便也，宜以本方使小便利即愈。

按：排尿不畅顺，多由肾气虚，气化不利所致。本方强壮补虚，使肾气旺，气化正常，而使排尿正常。用本方治子宫下垂亦常有验。他如老人小便失禁，男子阳痿，妇人带下等亦多用本方。总之下焦虚证多用之，名为肾气丸，即由于此。

【辨证要点】瘀血水毒交互为患而陷于阴虚证，以至下焦痿痹、少腹不仁、小便不利、失禁、腰膝酸软、痹痛、虚热烦者。

【验案】王某，女性，75 岁，病历号 5157，初诊日期 1966 年 2 月 22 日。左半身不遂已半年，近 1 个月来尿频，遗尿，淋漓不尽，口干思饮，四肢逆冷，腰酸疼，苔白，脉沉细。证属肾气虚衰，气化不利，与肾气丸：

干地黄 24 克，山萸肉 10 克，山药 10 克，茯苓 10 克，丹皮 10 克，泽泻 18 克，桂枝 3 克，制附片 3 克。

结果：上药服 1 剂，诸症明显好转，继服 6 剂痊愈。

十一、炙甘草汤方证

【方剂组成】甘草（炙）四两，生姜（切）三两，人参二两，桂枝（去皮）三两，生地黄一斤，阿胶二两，麦门冬（去心）半升，麻仁半升，大枣（擘）三十枚。

【用法】上九味，以清酒七升，水八升，先煮八味，取三升，去滓，内胶烊消尽，温服一升，日三服。一名复脉汤。

【参考处方】炙甘草 12 克，生姜 15 克，党参 10 克，生地黄 50 克，桂枝 10克，阿胶 10 克，麦门冬 15 克，麻仁 15 克，大枣 10 枚。

上 9 味，除阿胶外，以冷水 800 毫升浸泡 1 小时，煎 15～20 分钟，取汤 150毫升，烊化入阿胶，加入黄酒 20 毫升，温服。再续水煎一次温服。

【方解】本方又名复脉汤。以生地、麦冬、麻仁、阿胶滋津血于内；以桂枝去芍药汤调荣卫于外，尤其增量甘草、大枣，更加人参大补中气以资血气之源。此治津血枯燥而脉结代以动悸的良法，不过重用甘寒，方后虽有复脉之名，若虚脱的阴虚寒重证，脉微欲绝或无脉者，本方不中与之。

【仲景对本方证的论述】

《伤寒论》第 177 条："伤寒，脉结代，心动悸，炙甘草汤主之。"

注解：伤寒，由于过用汗、吐、下，亡津液、亡血液，以至血不足以养心，则心动悸。血不足以荣脉，则脉结代，宜以炙甘草汤主之。

《金匮要略·血痹虚劳病》附方（一）："《千金翼》炙甘草汤，治虚劳不足，汗出而闷，脉结悸，行动如常，不出百日，危急者，十一日死"。

注解：虚劳不足的病，若汗出而闷，脉结代心悸者，虽行动如常，若不治，则不出百日死。若已不能行动，病危急者。则于十一日死，治之宜本方。

按：久病虚极而脉结代心悸，确多凶险，亦只可与本方治之。如病还不十分危急者，亦间有得救者。肺结核后期多此证。平人脉结并不足虑，即不服药亦可自愈。

《金匮要略·肺痿肺痈咳嗽上气病》附方（一）："《外台》炙甘草汤，治肺痿涎唾多，心中温温液液者。"

注解：心中温温液液，即恶心剧甚心中烦恼的意思。病肺痿，若涎唾多，心中温温液液者，本方治之。

按：本方补虚润燥，若肺结核后期骨瘦如柴，往往有用之的机会。劳热咯血

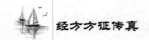

不止，以本方去桂姜治之有效。

【辨证要点】心动悸，脉结代，气阴两虚者。

【验案】张某，女性，32岁，病历号153250，1965年3月12日初诊。心悸气短5年多，在哈尔滨市诊断为"风湿性心脏病"，住院治疗5个月，关节疼痛缓解。但仍心慌惊悸，多梦，少劳即喘，二便如常，两颧红，苔白，舌有瘀点。脉沉细结代。证属气阴两虚，血不养心，治以两补，养血安神，与炙甘草汤：

生地30克，麦冬12克，火麻仁10克，炙甘草10克，党参10克，桂枝6克，生姜10克，大枣8枚，生龙骨15克，生牡蛎15克，阿胶10克（烊化）。

结果：上药服用2个月，心慌心悸好转，走五六里地不感气喘，来信告之参加轻工作。

十二、酸枣仁汤方证

【方剂组成】酸枣仁二升，甘草一两，知母二两，川茯二两，川芎二两。

【用法】上五味，以水八升，煮酸枣仁，得六升，内诸药，煮取三升，分温三服。

【参考处方】酸枣仁30克，炙甘草6克，知母10克，茯苓12克，川芎6克。

上5味，以冷水500毫升浸1小时，煎15～20分钟，取汤100毫升，温服，再续水煎一次温服。

【方解】酸枣仁为一收敛性的强壮药，尤其有强壮神经安神作用。本方用为主要药，取其补虚敛神以安眠，复以川芎、甘草和血缓急，知母、茯苓解烦安悸，故治虚烦不得眠而心悸者。

【仲景对本方证的论述】

《金匮要略·血痹虚劳病》第17条："虚劳虚烦不得眠，酸枣仁汤主之。"

注解：虚劳虚烦，暗示血虚而致的心烦悸，因致不得眠者，酸枣仁汤主之。

按：本方证的虚烦不得眠，与栀子豉汤证形似而实非。本方证的虚烦，虽烦而无热或少热，而栀子豉汤证的虚烦，则烦而多热。又本方证确属虚证，而栀子豉汤证只是胃中不实而其人并非真虚也，临证时须细辨之。

【辨证要点】因血虚见心悸虚烦不得眠者。

【验案】张某，女性，65 岁，病历号 16248，1965 年 12 月 13 日初诊。多年失眠，久治无效。现症：头晕、口干、心悸、心烦、汗出，轻时虽得暂时入睡，但梦扰连绵；重时则连续一二日不得暂时入眠，苔白，舌质红而少津，脉象虚数，左手为甚。证属阴血虚损，阳不得入于阴，治以养血益阴，敛阳入阴，与酸枣仁汤加减：

生枣仁 30 克，知母 12 克，茯苓 15 克，川芎 10 克，炙甘草 6 克，生牡蛎 24 克，生龙骨 12 克。

结果：上药服 3 剂后，睡眠已稍安，但心悸烦，自汗出，头晕口干不欲饮等仍明显，上方加当归 10 克，白芍 12 克，桂枝 10 克，白术 10 克，继服 3 剂，一切症状均消，为巩固疗效，继服 3 剂。

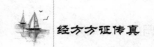

第二十三章　麦门冬汤类方证

一、麦门冬汤方证

【方剂组成】麦门冬七升，半夏（洗）一升，人参三两，甘草（炙）二两，粳米三合，大枣十二枚。

【用法】右六味，以水一斗二升，煮取六升，温服一升，日三夜一服。

【参考处方】麦冬 30 克，姜半夏 15 克，党参 10 克，炙甘草 6 克，粳米 15 克，大枣 4 枚。

上 6 味，以冷水 800 毫升浸 1 小时，煎 15～20 分钟，取汤 100 毫升，温服，再续水煎一次温服。

【方解】麦冬为一补虚润燥药，而有健胃镇咳等作用，本方用为主药，佐以人参、甘草、粳米、大枣补中益气，伍以半夏下气逐饮，故此治虚火夹痰因而咳逆上气、咽中枯燥、痰涎粘着不去者。

【仲景对本方证的论述】

《金匮要略·肺痿肺痈咳嗽上气病》第 10 条："大逆上气，咽喉不利，止逆下气者，麦门冬汤主之。"

注解：上气，指咳逆喘息言。火逆上气，谓此喘咳由于火逆所致。咽喉不利，指咽喉枯燥，痰涎胶着不去，若止此火逆而下其气，则宜以麦门冬汤主之。

【辨证要点】咳逆上气、咽干口燥者。

二、竹叶石膏汤方证

【方剂组成】竹叶二把，石膏一斤，半夏（洗）半升，麦门冬（去心）一升，人参二两，甘草（炙）二两，粳米半升。

【用法】上七味，以水一斗，煮取六升，去滓，内粳米，煮米熟，汤成去米，温服一升，日三服。

【参考处方】淡竹叶 10 克，生石膏 45 克，清半夏 15 克，麦门冬 30 克，炙甘草 6 克，粳米 15 克，党参 10 克。

上 7 味，以凉水 800 毫升浸泡 1 小时，煎 15～20 分钟，取汤 150 毫升，温服。续水再煎一次温服。

【方解】此于麦门冬汤去大枣，加竹叶、石膏，故治麦门冬汤证热甚而烦渴者。

【仲景对本方证的论述】

《伤寒论》第 397 条："伤寒解后，虚羸少气，气逆欲吐，竹叶石膏汤主之。"

注解：伤寒病愈后，由于不善摄生，因而精气虚衰，故其人虚羸少气。若复虚热上炎而气逆欲吐者，宜以竹叶石膏汤主之。

按：肺结核后期常现以上二方证，宜注意。

【辨证要点】虚羸少气，烦渴者。

【验案】吕某，女性，18 岁，初诊日期 1965 年 6 月 17 日。因高热住院治疗，半月热仍不退，用激素治疗热退亦不明显。每天体温在 38℃～39℃ 之间波动，症见身热、自汗、盗汗、恶心，呕吐，食入即吐，苔白，脉细数。胡老会诊，认为是津液大虚，必以养胃生津方能抗邪外出，与竹叶石膏汤：

淡竹叶 12 克，生石膏 45 克，半夏 12 克，党参 10 克，炙甘草 6 克，粳米 15 克，麦冬 15 克，生姜 10 克，枣仁 15 克。

结果：服 3 剂，热退，呕吐止，自汗、盗汗亦止。他医用补中益气汤欲补其虚，又致大汗不止乃至虚脱，无奈输液救急。再请胡老会诊，仍给原方 6 剂诸症渐已。

第二十四章 木防己汤类方证

一、木防己汤方证

【方剂组成】木防己三两，石膏（鸡子大）十二枚，桂枝二两，人参四两。

【用法】上四味，以水六升，煮取二升，分温再服。

【参考处方】木防己 12 克，生石膏 45 克，桂枝 10 克，党参 10 克。

上 4 味，以冷水 600 毫升浸泡 1 小时，煎开锅后 15～20 分钟，取汤 150 毫升温服，再续水煎一次温服。

【方解】木防己逐水饮，佐人参以治心下痞硬，桂枝以治气上冲，石膏解烦渴而主喘满，故治水饮、其人喘满、心下痞硬而烦渴欲饮者。

【仲景对本方证的论述】

《金匮要略·痰饮咳嗽病》第 24 条："膈间支饮，其人喘满，心下痞坚，面色黧黑，其脉沉紧，得之数十日，医吐下之不愈，木防己汤主之。虚者即愈；实者三日复发，复与不愈者，宜木防己汤去石膏加茯苓芒硝汤主之。"

注解：支饮，即指咳逆倚息，气短不得卧，其形如肿等的为证言。水饮自心下逆迫于膈因谓为膈间支饮，侵及胸肺，故其人喘满。胃虚饮聚，故心下痞坚。面色黧黑，为病水之征。其脉沉紧，为里饮之应。审证与脉明系水饮为患，宜以木防己汤主之。医不详审查，妄施吐下，故数十日而不愈，其症状仍在者，仍宜以木防己汤主之。若服后喘满解，按之心下已虚软者，则病即当愈；若按之心下仍坚实者，三日后，喘满复发，再与本方而不愈者，则宜木防己汤去石膏加茯苓芒硝汤。

【辨证要点】喘满心下痞坚烦渴者。

【验案】辛某，男性，36 岁，首都机场木工，初诊日期 1965 年 6 月 16 日。右手臂颤抖三四年，左手、腿亦有轻微颤抖，不能持物，每用力则颤动而酸疼，自觉精神紧张，时有心悸、怔忡不安，心下痞满，口渴思饮。曾以养血熄风，养肝柔筋等法及针灸治疗不效。苔白，脉右弦，左沉弦。证属心下停饮、痰阻经络，治以温中化饮，因饮久化热，故佐以清标热，与木防己汤：

木防己 12 克，生石膏 45 克，桂枝 10 克，党参 10 克，生龙骨 15 克，生牡蛎 15 克。

结果：上药服 6 剂，心悸好转，继服 3 个月手颤抖好转。

二、木防己去石膏加茯苓芒硝汤方证

【方剂组成】木防己、桂枝各二两，人参、茯苓各四两，芒硝三合。

【用法】上五味，以水六升，煮取二升，去滓，内芒硝，再微煎，分温再服，微利则愈。

【参考处方】木防己 12 克，桂枝 10 克，党参 10 克，茯苓 12 克，芒硝 12 克。

前 4 味，以冷水 500 毫升浸泡 1 小时，煎开锅后 15 ～ 20 分钟，取汤 150 毫升，冲入芒硝 6 克温服。再续水煎一次温服。

【方解】茯苓利小便，芒硝除坚满，于木防己汤去石膏加此二味，故治木防己汤证心下痞坚甚、二便不利而烦渴者。

【仲景对本方证的论述】

《金匮要略·痰饮咳嗽病》第 24 条："膈间支饮，其人喘满，心下痞坚，面色黧黑，其脉沉紧，得之数十日，医吐下之不愈，木防己汤主之。虚者即愈；实

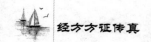

者三日复发，复与不愈者，宜木防己汤去石膏加茯苓芒硝汤主之。"

注解：见木防己汤方。

【辨证要点】木防己汤证心下痞坚甚，二便不利者。

三、防己茯苓汤方证

【方剂组成】防己三两，黄芪三两，桂枝三两，茯苓六两，甘草二两。

【用法】上五味，以水六升，煮取二升，分温三服。

【参考处方】防己10克，黄芪15克，桂枝10克，茯苓18克，炙甘草6克。

上5味，以冷水600毫升浸泡1小时，煎开锅后15~20分钟，取汤150毫升，温服，再续水煎一次温服。

【方解】防己、茯苓利尿逐水，复以黄芪补虚实表，桂枝、甘草降冲气而和荣卫，表气实荣卫调则不使水气复留于皮中。此治皮水的正法，茯苓重用亦所以治四肢聂聂动者。

【仲景对本方证的论述】

《金匮要略·水气病》第22条："皮水为病，四肢肿，水气在皮肤中，四肢聂聂动者，防己茯苓汤主之。"

注解：皮水为病则四肢肿，正不足于表，故水气乃得据于皮肤中而不去。聂聂动，即微动状，与瞤动同属水气的为患，若皮水病而四肢聂聂动者，宜以防己茯苓汤主之。

【辨证要点】四肢浮肿，四肢聂聂动者。

【验案】冯某，女性，30岁，病历号6422，1959年4月25日。发现慢性肾炎已5年，常四肢浮肿，腰痛，头晕或痛，月经量多后期，查P.S.P第一小时60%，第二小时10%，苔白厚腻，脉沉弦，证属气血俱虚，水气据于皮中，治以益气养血，调荣利水，与防己茯苓汤合当归芍药散加减：

防己10克，茯苓24克，桂枝10克，生黄芪12克，炙甘草6克，当归10

克，白芍 12 克，川芎 10 克，苍术 6 克，白术 6 克，猪苓 10 克，生姜 10 克。

结果：上药服 6 剂，服药期间诸症瘥，但停药浮肿又复发，继加减服用 1 月余，浮肿未再复发。

四、防己黄芪汤方证

【方剂组成】防己一两，黄芪一两一分，甘草（炙）半两，白术三分。

【用法】上剉麻豆大，每抄五钱匕，生姜四片，大枣一枚，水盏半，煎八分，去滓，温服，良久再服。喘者加麻黄半两。胃中不和者，加芍药三分。气上冲者，加桂枝三分。下有沉寒者，加细辛三分。服后当如虫行皮中，从腰下如冰，后坐被上，又以被绕腰以下，温令微汗差。

【参考处方】防己 10 克，生黄芪 18 克，炙甘草 6 克，白术 15 克，生姜 15 克，大枣 4 枚。

上 6 味，以冷水 800 毫升浸泡 1 小时，煎开锅后 15～20 分钟，取汤 150 毫升，温服，再续水煎一次温服。

【方解】此与上方虽均主水气浮肿，但以无桂枝、茯苓，故不治气冲肉瞤。以有白术、生姜、大枣，增量黄芪，则治胃虚于里而气更不足于外，见身重、汗出恶风的证候者。

【仲景对本方证的论述】

《金匮要略·水气病》第20条："风水，脉浮，身重，汗出恶风者，防己黄芪汤主之。"

注解：脉浮为病在外，身重为有湿，表虚不固故汗出而恶风。

按：此脉浮汗出恶风，有似桂枝汤证，其实是由于表虚不固，与外感无关，故重用黄芪补虚即治。又此恶风极其敏感，虽居密室亦感风寒的来袭，与桂枝汤证亦易区别。

《金匮要略·痉湿暍病》第22条："风湿，脉浮，身重，汗出，恶风者，防

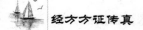

己黄芪汤主之。"

注解：解同上。

《金匮要略·水气病》附方："《外台》防己黄芪汤，治风水，脉浮为在表，其人或头汗出，表无他病，病者但下重，从腰以上为和，腰以下当肿及阴，难以屈伸。"

注解：表无他病，指无头项强痛，身疼痛等表证言。水气集中于下体部，故但下重，从腰以上无异于平时，故谓为和，腰以下当肿及阴，以至两下肢难以屈伸者，本方治之。

【辨证要点】脉浮，汗出恶风，身重，身肿，下肢肿重者。

【验案】姚某，男性，23 岁，病历号 183376，初诊日期 1965 年 12 月 11 日。1965 年 5 月发现肾小球肾炎，服激素治疗未能治愈，近仍乏力，纳差，心悸，双下肢浮肿，口干思饮，汗出恶风，苔白腻，脉细弦滑。尿常规：比重 1.020，蛋白（＋＋＋），白细胞 1～3，红细胞 15～20。证属里有水饮，外有表虚营卫不和，治以固表利水，与防己黄芪汤：

防己 10 克，生黄芪 12 克，炙甘草 6 克，苍术 10 克，生姜 10 克，大枣 4 枚。

结果：上药服 3 剂后，小便增多，双下肢肿减，汗出减少。继加减服用 1 个月，浮肿消除，唯感乏力，查尿常规：尿比重 1.016，尿蛋白（＋），白细胞 0～1，红细胞 1～10，再继续随证治之。3 个月后查尿蛋白为（±）。

第二十五章　薏苡附子散类方证

一、薏苡附子散方证

【方剂组成】薏苡仁十五两，大附子（炮）十枚。

【用法】上二味，杵为散，服方寸匕，日三服。

【参考处方】生薏仁 30 克，炮附子 15～30 克。

上 2 味，以凉水 800 毫升浸泡 1 小时，先煎附子 40 分钟，加入生薏仁煎 15～20 分钟，取汤 150 毫升温服。再续水煎一次温服。

【方解】薏苡仁味甘微寒，有利尿排脓、消炎、止痛、解痹、解痉等作用，今与附子为伍，以治胸痹痛。

【仲景对本方证的论述】

《金匮要略·胸痹心痛短气病》第 7 条："胸痹，缓急者，薏苡附子散主之。"

注解：胸痹缓急者，谓胸痹痛，时缓时急，而久不愈也，薏苡附子散主之。

【辨证要点】寒湿痹痛，胸痹疼痛，时缓时急者。

二、薏苡附子败酱散方证

【方剂组成】薏苡仁十分，附子二分，败酱五分。

【用法】上三味，杵为末，取方寸匕，以水二升，煎减半，顿服。

【参考处方】生薏仁 30 克，败酱草 30 克，炮附片 6 克。

上 3 味，以凉水 600 毫升浸泡 1 小时，煎取 100 毫升，温服。续水再煎一次温服。

【方解】此于薏苡附子散增大薏苡仁的用量，更加有祛瘀排脓作用的败酱草，因治瘀血痈脓之变。

【仲景对本方证的论述】

《金匮要略·疮痈肠痈浸淫病》第 3 条："肠痈之为病，其身甲错，腹皮急，按之濡，如肿状，腹无积聚，身无热，脉数，此为肠内有痈脓，薏苡附子败酱散主之。"

注解：其身甲错，指腹皮如鱼鳞。腹皮外虽拘急，但按之则虚软无力。腹胀满虽形似肿状，但细按其腹内并无凝结物之感。脉数主热，今身无热，其为肠内有痈脓无疑，宜薏苡附子败酱散主之。

按：附子的配剂，其腹证，按之虚软无力，腹皮急，按之濡如肿状，即本方的腹证。又由于本条其身甲错的说明，故活用于皮炎，痂癞等亦验，1972 年于河南曾治一女孩，手掌肿痒流黄水，即所谓鹅掌风的剧证，久治不愈，思与本方，因当时无败酱草，即以生苡仁 30 克，附子 6 克为方与之，1 剂知，连服 6 剂即复常，为效之速，实出意料。

【辨证要点】肠痈腹痛，皮肤甲错，或肿痒流黄水者。

【验案】董某，男性，10 岁。头面及四肢发黄水疮，瘙痒而流黄水，此起彼伏，已 2 个月不愈，曾用西药青霉素等消炎治疗无效。饮食如常而大便干燥，苔白厚，脉细数。此属内有瘀热，郁久成痈毒而发于外，为薏苡附子败酱散的适应证，与薏苡附子败酱散加味：

生苡仁 30 克，制附片 3 克，败酱草 30 克，山栀 10 克，连翘 18 克，银花 18 克，甘草 6 克。

结果：上药服 2 剂，流黄水减，服 6 剂，黄水疮消失。

三、苇茎汤方证

【方剂组成】苇茎二升，薏苡仁半升，桃仁五十枚，瓜瓣半升。

【用法】上四味，以水一斗，先煮苇茎得五升，去滓，内诸药，煮取二升，服一升，再服，当吐如脓。

【参考处方】苇茎 15 克，生苡仁 30 克，桃仁 10 克，冬瓜仁 12 克。

上 4 味，以凉水 600 毫升浸泡 1 小时，煎取 100 毫升，温服。续水再煎一次温服。

【方解】苇茎亦一解热除烦渴之药，并有排脓的作用，与薏苡仁、桃仁、冬瓜仁协力消痈肿而排脓，故治肺痈之有脓者。

【仲景对本方证的论述】

《金匮要略·肺痿肺痈咳嗽上气病》附方（六）："《千金》苇茎汤，治咳有微热，烦满，胸中甲错，是为肺痈。"

注解：热壅于肺，故咳有微热而烦满。胸中甲错，为内有痈脓，宜本方治之。

按：以本方治肺脓疡确有验，热多增苇茎，脓多增薏苡仁，效缓亦可与桔梗汤合用。

【辨证要点】咳吐黄脓痰、微热烦满者。

【验案】王某，女，47 岁，病历号 62409，初诊日期 1979 年 8 月 5 日。咳嗽，咳吐脓痰反复发作 1 年余，经支气管镜检查确诊为：支气管扩张症。近 1 周来，咳嗽，咳大量黄黏痰，纳差，口干不欲饮，胸闷，晚上身微热，恶寒，苔白腻厚，脉沉细滑。证属痰饮阻肺，郁久化热，治以化痰清热，与千金苇茎汤合桔梗汤加减：

鲜苇茎 30 克，生苡仁 15 克，桃仁 10 克，冬瓜仁 15 克，桔梗 10 克，炙甘草 6 克，杏仁 10 克，苏子 10 克，竹茹 6 克。

结果：上药服 6 剂，咳痰减少，身热、恶寒消除。原方加减服 1 个月，咳痰基本消失。

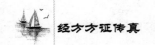

第二十六章　猪苓汤类方证

一、猪苓汤方证

【方剂组成】 猪苓（去皮）、茯苓、泽泻、滑石（碎）、阿胶各一两。

【用法】 上五味，以水四升，先煮四味，取二升，去滓，内阿胶烊消，温服七合，日三服。

【参考处方】 猪苓10克，茯苓10克，泽泻10克，生阿胶10克，滑石10克。

上5味，以凉水500毫升浸泡4味1小时，煎15～20分钟，取汤100毫升，阿胶烊化兑入5克温服。再续水煎一次，兑入阿胶5克温服。

【方解】 猪苓为一寒性有力的利尿药，而有消炎解渴的作用，与茯苓、泽泻、滑石为伍，协力利尿，复用阿胶止血润燥，故治小便不利，或淋沥，或出血而渴欲饮水者。

【仲景对本方证的论述】

《伤寒论》第221～223条：阳明病，脉浮而紧，咽燥口苦，腹满而喘，发热汗出，不恶寒，反恶热，身重。若发汗则躁，心愦愦，反谵语。若加温针，必怵惕，烦躁不得眠。若下之，则胃中空虚，客气动膈，心中懊恼，舌上胎者，栀子豉汤主之。若渴欲饮水，口干舌燥者，白虎加人参汤主之。若脉浮发热，渴欲饮水，小便不利者，猪苓汤主之。

注解：见白虎加人参汤方证。

《伤寒论》第 224 条："阳明病，汗出多而渴者，不可与猪苓汤，以汗多胃中燥，猪苓汤复利其小便故也。"

注解：阳明病，由于汗出多，胃中燥而渴者，为白虎加人参汤证，则万不可与猪苓汤，因为猪苓汤利小便更使胃中燥，而渴当更甚。

《伤寒论》第 319 条："少阴病，下利六七日，咳而呕渴，心烦不得眠者，猪苓汤主之。"

注解：小便不利，水谷不别，故下利。湿热上犯故咳而呕渴。心烦不得眠，猪苓汤利尿解热，故主之。

按：少阴病，往往传里为呕吐下利的太阴病，不过本方为寒性利尿药治阳热证，不治阴寒证，此所以冒之以少阴病者，不外证候有似少阴、太阴的并病，示人以鉴别之意，又本方解热消炎，故用于泌尿系炎症多效。加大量薏苡仁治肾盂肾炎、膀胱、淋疾、泌尿系感染等均有验。痛甚者可加甘草，灼热甚者可更加少量大黄。

【辨证要点】小便不利，或淋痛尿血而渴欲饮水者。

【验案】韩某，女性，31 岁，病历号 5157，1965 年 1 月 25 日初诊。尿急、尿痛 4 个多月，13 年前曾诊断为急性膀胱炎，治愈后有轻微尿痛，腰痛，未彻底治愈。去年 11 月又急性发作，尿频尿急，日达 50 余次，夜达 30 余次，尿时痛如刀割，有血丝血块，尿道灼热，腰痛腹胀，经服中西药不效，曾用益肾降火及补中益气等法也不效，近症：仍尿频，日 10 余次，尿痛热如刀割，左腰痛引及下肢亦疼，时头晕，心悸，少腹里急，口干渴甚，脉细数，苔白舌红。证属湿热瘀阻，治以利湿化瘀，与猪苓汤加减：

猪苓 10 克，茯苓皮 10 克，泽泻 10 克，生苡仁 45 克，滑石 15 克，阿胶珠 10 克，大黄 1 克。

结果：上药服 3 剂，尿色变清，尿道痛已，腰痛亦减未尽除，尿频减，脉仍细数，仍服上方，同时间服肾着汤，2 月 17 日复诊时，已无不适，吃东西也增加一倍。

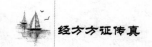

二、猪苓散方证

【方剂组成】猪苓、茯苓、白术各等分。

【用法】上三味，杵为散，饮服方寸匕，日三服。

【参考处方】猪苓10克，茯苓12克，白术10克。

上3味，以冷水600毫升浸1小时，煎15～20分钟，取汤100毫升，温服，再续水煎一次温服。

【方解】此与上方同属利尿剂，因有猪苓并亦治渴，但有白术，故治胃中停饮，呕渴而小便不利者。

【仲景对本方证的论述】

《金匮要略·呕吐哕下利病》第13条："呕吐而病在膈上，后思水者，解，急与之。思水者，猪苓散主之。"

注解：饮上于膈则呕吐，故谓呕吐而病在膈上。吐后胃中干则思水，此时则呕亦必解，应急与水以和其胃，若思水不已者，猪苓散主之。

按：呕吐后，饮去胃中干则思水而呕止，饮多水聚则呕当复作，以是呕渴往复，无有已时。本方止渴逐饮为此证最理想的治疗手段。

【辨证要点】呕渴而小便不利者。

三、泽泻汤方证

【方剂组成】泽泻五两，白术二两。

【用法】上二味，以水二升，煮取一升，分温再服。

【参考处方】泽泻15克，白术10克。

上2味，以冷水500毫升浸1小时，煎15～20分钟，取汤100毫升，温服，再续水煎一次温服。

【方解】泽泻与白术虽均属利尿健胃药，但泽泻性寒，宜于热证，而白术性温，宜于寒证。泽泻较术尤长于治水毒性的头冒眩，今取二药合用，故治胃中有水饮，小便不利而冒眩者。

【仲景对本方证的论述】

《金匮要略·痰饮咳嗽病》第 25 条："心下有支饮，其人苦冒眩，泽泻汤主之。"

注解：心下有支饮，即胃中有水饮，谓为支饮者，以头冒眩，为水上迫的征候也，泽泻汤主之。

【辨证要点】 心下停饮见眩晕，小便不利者。

四、茯苓泽泻汤方证

【方剂组成】 茯苓半斤，泽泻四两，甘草（炙）二两，桂枝（去皮）二两，白术三两，生姜四两。

【用法】 上六味，以水一斗，煮取三升，内泽泻，再煮取二升半，温服八合，日三服。

【参考处方】 茯苓 24 克，泽泻 12 克，炙甘草 6 克，桂枝 10 克，白术 10 克，生姜 15 克。

上 6 味，以冷水 600 毫升浸泡 1 小时，煎开锅后 15～20 分钟，取汤 150 毫升，温服，再续水煎一次温服。

【方解】 既用茯苓、泽泻、白术等大量利尿药以逐水饮，又用治呕的生姜和镇冲气的桂枝，另以甘草缓其急迫，故此治胃有蓄饮呕吐、气冲、小便不利而渴欲饮水者。

【仲景对本方证的论述】

《金匮要略·呕吐哕下利病》第 18 条："胃反，吐而渴欲饮水者，茯苓泽泻汤主之。"

注解：胃反，解见前，病胃反，吐后而渴欲饮水者，茯苓泽泻汤主之。

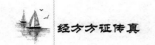

【辨证要点】呕吐、小便不利、渴欲饮水者。

五、甘草干姜茯苓白术汤方证

【方剂组成】甘草二两，白术二两，干姜四两，茯苓四两。

【用法】上四味，以水五升，煮取三升，分温三服，腰中即温。

【参考处方】炙甘草6克，白术10克，干姜15克，茯苓12克。

上4味，以冷水600毫升浸1小时，煎15~20分钟，取汤100毫升，温服，再续水煎一次温服。

【方解】虽苓术并用，但因来自于甘草干姜汤，故反治小便自利。干姜重用伍苓术反更治湿痹，此方所以治肾着而腰以下冷痛也。

【仲景对本方证的论述】

《金匮要略·五脏风寒积聚病》第16条："肾着之病，其人身体重，腰中冷，如坐水中，形如水状，反不渴，小便自利，饮食如故，病属下焦，身劳汗出，衣里冷湿，久久得之，腰以下冷痛，腹重如带五千钱，甘姜苓术汤主之。"

注解：古人以腰属肾，湿痹在腰，故名为肾着。腰被寒湿，故其人身体重而腰中冷，如坐水中，形如水肿状，但反不渴而小便自利，与一般的水气病不同，水不在胃，故饮食如故。病在下焦，故腰以下冷痛，腹重如带五千钱。此病多由于身劳汗出、衣里冷湿而久久得之者，宜以甘姜苓术汤主之。

按：以腰冷重为目的应用，本方于腰痛水肿以及遗尿等证均有验。

【辨证要点】腰冷重小便自利者。

【验案】刘某，女性，16岁，外地串联学生，初诊日期：1966年10月19日。自8岁遗尿，经中西医久治无效，串联至此，特来求医。自感无特殊不适，唯腰稍酸沉，苔白润，脉细缓。证属寒湿下注，治以温化寒湿，与甘姜苓术汤：

茯苓12克，干姜10克，苍术10克，炙甘草6克。

结果：上药服2剂证已，12月1日特来索处方以备后患。

六、茯苓杏仁甘草汤方证

【方剂组成】茯苓三两，杏仁五十个，甘草一两。

【用法】上三味，以水一斗，煮取五升，温服一升，日三服，不差，更服。

【参考处方】茯苓12克，杏仁10克，炙甘草6克。

上3味，以冷水500毫升浸1小时，煎15～20分钟，取汤100毫升，温服，再续水煎一次温服。

【方解】茯苓利尿祛饮，杏仁下气定喘，甘草缓急，故此治痰饮而短气喘急、小便不利者。

【仲景对本方证的论述】

《金匮要略·胸痹心痛短气病》第6条："胸痹，胸中气塞，短气，茯苓杏仁甘草汤主之，橘枳姜汤亦主之。"

注解：见橘枳姜汤方。

【辨证要点】咳喘胸闷，小便不利者。

七、牡蛎泽泻散方证

【方剂组成】牡蛎（熬）、泽泻、蜀漆（暖水洗，去腥）、海藻（洗，去咸）、栝楼根、商陆根（熬）、葶苈子（熬）各等分。

【用法】上七味，异捣，下筛为散，更于臼中治之。白饮和服方寸匕，日三服。小便利，止后服。

【参考处方】生牡蛎15克，泽泻12克，蜀漆10克，葶苈子10克，商陆根10克，海藻10克，栝楼根12克。

上7味，以凉水800毫升浸泡1小时，煎15～20分钟，取汤150毫升，温服。小便利止后服。

【方解】牡蛎、栝楼润燥止渴，余皆逐水利尿之品，故此治水肿、渴而小便

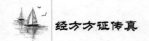

不利者。

【仲景对本方证的论述】

《伤寒论》第 395 条："大病差后，从腰以下有水气者，牡蛎泽泻散主之。"

注解：伤寒病愈后，若其人从腰以下有水肿者，牡蛎泽泻散主之。

按：《金匮要略》谓："诸有水者，腰以下肿，当利小便，腰以上肿，当发汗乃愈。"本方为一利尿药，故亦治腰以下肿，不过本方并不是所有腰以下肿的特效药，须适证用之乃验。

【辨证要点】 浮肿，小便不利而口渴者。

八、葵子茯苓散方证

【方剂组成】 葵子一斤，茯苓三两。

【用法】 上二味，杵为散，饮服方寸匕，日三服，小便利则愈。

【参考处方】 冬葵子 30 克，茯苓 12 克。

上 2 味，以冷水 500 毫升浸 1 小时，煎 15～20 分钟，取汤 100 毫升，温服，再续水煎一次温服。

【方解】 葵子甘寒利小便而有强壮作用，与茯苓为伍，用治妊娠有水气、小便不利者最为稳妥。

【仲景对本方证的论述】

《金匮要略·妇人妊娠病》第 8 条："妊娠有水气，身重，小便不利，洒淅恶寒，起即头眩，葵子茯苓散主之。"

注解：妊娠由于小便不利，往往水气外溢而浮肿，组织中有水气，故身重。身如被水，洒淅恶寒，里亦有饮，故起则头眩，宜以葵子茯苓散主之。

【辨证要点】 妊娠浮肿者。

第二十七章 其他类方证

一、乌梅丸方证

【方剂组成】乌梅三百枚，细辛六两，干姜十两，黄连十六两，当归四两，附子（炮，去皮）六两，蜀椒（出汗）四两，桂枝（去皮）六两，人参六两，黄柏六两。

【用法】上十味，异捣筛，合治之，以苦酒渍乌梅一宿，去核，蒸之五斗米下，饭熟捣成泥，和药令相得，内臼中，与蜜杵二千下，丸如梧桐子大，先食饮服十丸，日三服，稍加至二十丸。禁生冷、滑物、臭食等。

【参考处方】乌梅15克，细辛6克，干姜10克，黄连6克，当归10克，炮附子15～30克，川椒10克，桂枝10克，人参10克，黄柏3克。

上10味，以凉水800毫升浸泡1小时，煎取100毫升，温服。续水再煎一次温服。

【方解】既以黄连、黄柏清在上之热，又以辛附姜椒祛在下之寒。另以人参当归补其气血，桂枝降其冲气。妙在主用乌梅渍之苦酒，大酸大敛，一方面有助人参、当归以补虚，一方面有助黄连、黄柏以治泄，并可以制辛附姜椒的过于辛散。此为中虚寒自下迫，虚热上浮，固脱止利的治剂。酸苦辛甘并用，亦驱虫的妙法。

【仲景对本方证的论述】

《伤寒论》第338条："伤寒脉微而厥，至七八日肤冷，其人躁，无暂安时者，此为脏厥，非蛔厥也。蛔厥者，其人当吐蛔。今病者静，而复时烦者，此为脏寒，蛔上入其膈，故烦，须臾复止，得食而呕，又烦者，蛔闻食臭出，其人常自吐蛔。蛔厥者，乌梅丸主之。又主久利。"

注解：脉微而厥，为虚寒之候，至七八日更进而周身肤冷，不烦而躁，无暂安时者，此为纯阴的脏厥，而非阴阳错杂的蛔厥。蛔厥者，其人当吐蛔，病此者静，不似脏厥的躁无暂安时，其所以复时烦者，以胃中寒，蛔上入其膈故烦，须臾蛔得暖而安，则烦亦即止。得食而呕又烦者，以蛔闻食臭出，因使呕且烦，故其人当自吐蛔，乌梅丸主之。本方不仅治上述的蛔厥，若久利不止者，并亦主之。

【辨证要点】厥逆，烦躁，或腹痛呕吐时缓时作，或虚寒久利者。

【验案】索某，男性，57岁，初诊日期1965年7月16日。胃脘疼，心下痞满，腹痛腹泻2年余，西医诊断为过敏性结肠炎，长期服中西药物皆罔效，近服香砂六君子汤加减，诸症更加重。近1周来每日大便2~3次，质溏，伴见肠鸣、头痛、口苦咽干思饮、四肢逆冷，苔白腻，脉沉弦细。证属半表半里虚寒证，寒热交错，为乌梅丸的适应证，给予汤剂：

乌梅15克，细辛6克，干姜6克，黄连6克，当归6克，制附片10克，川椒10克，桂枝10克，党参10克，黄柏6克。

结果：上药服6剂，口苦减，四肢觉温，大便日1~2行。上药继服14剂，胃腹痛消除，大便日1行。

二、柏叶汤方证

【方剂组成】柏叶、干姜各三两，艾叶三把。

【用法】上三味，以水五升，取马通汁一升，合煮，取一升，分温再服。

按：《外台》引张仲景《伤寒论》作：青柏叶三两，干姜二两切，艾三把，上三味以水五升，煮取一升，去滓，别绞取新马通汁一升，相合煎，取一升，绵滤之，温分再服。马通是马屎汁也，一方有阿胶，无艾。

【参考处方】侧柏叶10克，炮姜10克，艾叶10克，阿胶10克，灶心土90克。

上5味，以冷水800毫升煎灶心土，取其水煎前三味，取汤100毫升，内阿胶，温服，再续水煎一次温服。

【方解】柏叶为一止血药。马通汁即马粪取水化开，以布滤汁澄清，此物亦善治吐衄，故本方实一强有力的止血药，但性偏温，宜于寒证，而不宜于热证。又马通汁秽臭难服，可以黄土汁代之，或加阿胶更佳。

【仲景对本方证的论述】

《金匮要略·惊悸吐衄下血胸满瘀血病》第14条："吐血不止者，柏叶汤主之。"

注解：服诸止血药而还吐血不止者，宜以本方主之。

【辨证要点】吐衄下血，烦热腹痛而脉无力者。

三、蜀漆散方证

【方剂组成】蜀漆（洗去腥）、云母（烧二日夜）、龙骨等分。

【用法】上三味，杵为散，未发前，以浆水服半钱。温疟加蜀漆半分，临发时，服一钱匕。

【方解】蜀漆引吐除饮，为截疟要药，云母、龙骨补中镇静，此治牝疟胸腹动悸或烦惊者。

【仲景对本方证的论述】

《金匮要略·疟病》第5条："疟多寒者，名目牝疟，蜀漆散主之。"

注解：心为牝脏，心为痰阻，则多寒少热，因称之为牝疟，宜以蜀漆散主之。

【辨证要点】疟寒多热少者。

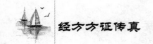

四、栝楼牡蛎散方证

【方剂组成】栝楼根、牡蛎（熬）等分。

【用法】右为细末，饮服方寸匕，日三服。

【参考处方】栝楼根 12 克，生牡蛎 15 克。

上 2 味，以凉水 500 毫升浸泡 1 小时，煎 15～20 分钟，取汤 100 毫升，温服。再续水煎一次温服。

【方解】栝楼根润燥止渴，与牡蛎为伍，故治虚热而渴，或胸腹动悸不安者。

【仲景对本方证的论述】

《金匮要略·百合狐惑阴阳毒病》第 7 条："百合病，渴不差者，栝楼牡蛎散主之。"

注解：百合病复成渴者，经过百合洗法的治疗而渴不解者，宜以栝楼牡蛎散主之。

【辨证要点】虚热而渴，或胸腹动悸者。

五、百合地黄汤方证

【方剂组成】百合（擘）七枚，生地黄汁一升。

【用法】上以水洗百合，渍一宿，当白沫出，去其水。更以泉水二升，煎取一升，去滓，内地黄汁，煎取一升五合，分温再服。中病，勿更服。大便当如漆。

【参考处方】干百合 15 克，生地黄 30 克。

上 2 味，以凉水 500 毫升浸泡 1 小时，煎 15～20 分钟，取汤 100 毫升，温服。再续水煎一次温服。

【方解】百合甘平，补中益气，利大小便。与生地为伍，故治血证而虚热者。

【仲景对本方证的论述】

《金匮要略·百合狐惑阴阳毒病》第 5 条："百合病不经吐、下、发汗，病形如初者，百合地黄汤主之。"

注解：百合病是病名，《金匮要略》谓："论曰：百合病者，百脉一宗，悉致其病也。意欲食，复不能食，常默默，欲卧不能卧，欲行不能行，饮食或有美时，或有不用闻食臭时，如寒无寒，如热无热，口苦，小便赤，诸药不能治，得药则剧吐、利，如有神灵者，身形如和，其脉微数……"

本条所谓病形如初，即以上之证，还未经吐、下、发汗等误治而有所变化的意思，则宜以百合地黄汤主之。

按：百合病，即全身性的血脉病，如上所述"意欲食复不能食，欲卧不能卧，欲行不能行，常默默"等，显然是无暂安时的精神失常证。此与桃核承气汤证的其人如狂一样，均属瘀血为患，只是证有虚实罢了。方后谓"大便当如漆"，即是服药祛下瘀血的效验。口苦、小便赤，其脉微数，亦正是虚热的为候，本方解虚热并兼祛瘀血，故主之。

【辨证要点】百合病口苦、小便赤、脉微数者。

六、猪膏发煎方证

【方剂组成】猪膏半斤，乱发如鸡子大三枚。

【用法】上二味，和膏中煎之，发消药成，分再服，病从小便出。

【参考处方】猪油 24 克，乱发 10 克。

上 2 味，乱发加入猪油中，煎至发消，分 2 次温服。

【方解】猪膏润燥通便，乱发利尿，故治大便难而小便不利者。

【仲景对本方证的论述】

《金匮要略·黄疸病》第 17 条："诸黄，猪膏发煎主之。"

注解：诸黄以一方主之不合理，可能有脱简。

《金匮要略·妇人杂病》第 22 条："胃气下泄，阴吹而正喧，此谷气之实也，膏发煎导之。"

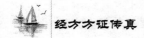

注解：胃气下泄，本宜出后阴，但由于谷气实，大便难，因致阴吹有声，以本方导使大便通畅即治。

按：此证妇人多有，宜注意。

【辨证要点】少腹满，大便干结，小便不利者。

七、文蛤散方证

【方剂组成】文蛤五两。

【用法】上一味，杵为散，以沸汤五合，和服方寸匕。

【参考处方】文蛤 15 克。

上 1 味，以凉水 300 毫升，煎 15 ~ 20 分钟，取汤 100 毫升，温服。再续水煎一次温服。

【方解】文蛤，《神农本草经》谓"主恶疮蚀五痔"，其为一寒性收敛药甚明。寒能解燥，敛能养液，当治津液枯燥而渴欲饮水不止者。

【仲景对本方证的论述】

《金匮要略·消渴小便利淋病》第 7 条："渴欲饮水不止者，文蛤散主之。"

注解：渴欲饮水，虽饮而渴不止者，文蛤散主之。

【辨证要点】渴欲饮水者。

八、矾石汤方证

【方剂组成】矾石二两。

【用法】上一味，以浆水一斗五升，煎三、五沸，浸脚良。

【方解】矾石收涩，用以浸脚，可有燥湿祛水之效，可能为宋人所附。

【仲景对本方证的论述】

《金匮要略·中风历节病》第 12 条："矾石汤，治脚气冲心。"

注解：脚气痿弱不仁，而气上入冲心者，宜本方洗之。

【辨证要点】脚气痿弱不仁，气上冲心者。

九、蛇床子散方证

【方剂组成】蛇床子仁。

【用法】上一味，末之，以白粉少许，和令相得，如枣大，绵裹内之，自然温。

【参考处方】蛇床子200克。

上1味，以冷水300毫升浸1小时，煎开锅10分钟，去滓，置温，坐浴30分钟。

【方解】蛇床子苦平，有温子脏、逐寒湿、疗阴中肿痛等作用。铅粉杀虫、杀菌，合为坐药，当治阴中寒下白物，或有肿痛湿痒者。

【仲景对本方证的论述】

《金匮要略·妇人杂病》第20条："妇人阴寒，温阴中坐药，蛇床子散主之。"

注解：阴寒，即阴中寒，暗示有白物或湿痒诸症，宜温中坐药，本方主之。

【辨证要点】妇人阴部寒湿肿痛，或瘙痒下白浊者。